JN298677

救急医療・当直現場で役立つ

チェックポイント X線撮影と画像評価

監修 辺見　弘　災害医療センター院長
　　 倉本 憲明　災害医療センター中央放射線部部長

編著 谷崎　洋　災害医療センター中央放射線部
　　 大棒 秀一

医療科学社

監修者　序

　救急患者は安静が保てないことや，良い撮影ポジションをとることに苦痛を感じることも少なくなく，検査中に病状の急な変化に遭遇したり，迅速な対応が求められることがしばしばある．

　正確に描出されたX線写真から得られる多くの情報は救急領域の診断を支援し，治療方針の確定，救急患者の予後を飛躍的に改善する重要な鍵である．

　本書は撮影方法，X線画像のポイント，撮影技術のポイント，そして適切な画像診断をするため何をチェックすべきかを示している．

　症例は災害医療センターの救命救急センターに入院した三次救急患者の疾患を網羅して，各部位ごとに発症の状況，画像から得られた病変について適切な解説がなされている．さらに各種疾患の学会分類，治療にいたるフローチャートも示されている．

　適切な画像を得る努力は必要だが，患者状態の評価なしに行うCT検査が死のガントリーになってしまえば本末転倒である．本書では安全管理の徹底，急変した場合に備える救急資機材についても触れられている．

　本書による安全で正確に情報の高いX線画像を得る撮影技術，想定した疾患の持つ画像診断の特徴の理解，診断から治療にいたるフローチャートは，救急の場に立ち会う診療放射線技師にとどまらず，臨床研修医にとっても白衣のポケットに収める必須アイテムである．

2007年2月5日
独立行政法人国立病院機構災害医療センター
院長　辺見　弘

推薦のことば

　救急・災害時の救急受入体制は，それぞれの施設基準に応じて常に万全のことと思います．その際，とかく医療スタッフが手薄といわれがちな日曜・祭日・当直業務における最初の一般撮影やCT検査による画像診断が，救急対応により貴重な命を支えているといえます．そのためには医療スタッフが一丸となり短時間にて適切な判断をしなければなりません．したがって，日常において救急医療に携わる初心者はもちろんのこと，ある程度救急医療現場に習熟したスタッフも初心に帰り，常に的確な判断から敏速に最新の画像が提供できる医学的知識，技術的基本事項と作業手順の励行のための努力と研鑽をしなければならない状況にあります．

　私たちが住んでいる地球上では，温暖化現象による大規模自然災害が多発しています．異常気象における台風，豪雨，干ばつ現象などの報道に戸惑いを覚える一方，大地震発生，津波の到来など，予想をはるかに超えた災害に突然遭遇することで，一度に多数の人たちが精神的，身体的苦痛を被り脅えております．そのために，これまで想像だにしなかった災害・人災などを予測し，パニック的状態に陥った状況への予想対策も急務と考えられます．したがって各施設においては，地域医療連携と医療施設内における定期的な訓練，緊急連絡網の確立を求めることも，チーム救急医療に対する周知と心構えとして持続していかなければならない課題といえます．

　さて，わが国では世界に類を見ない高齢者社会に突入しており，高齢者層の人口比率が急激に増加しております．そこでこれまでになく高齢者による事故などへの対応の機会が多くなりました（転落・転倒事故，自動車・自転車・横断歩道時の交通事故・認知症患者との対応など）．そのため，正確な画像による撮影情報の必要性はますます増し，高齢型救急に対応した実務的な専門書も求められています．

　本書はそうした背景も踏まえ，第1章〜第8章にわたり，日常の撮影検査において，また救急撮影検査時の一般撮影からCT検査への一連の流れと画

像処理を重視し，救急時に遭遇する機会の多い幅広い診療領域を手短かに指摘し，的確に捉えた内容にて構成されています．撮影・検査対応と救急現場に即したチェックポイントを明解に指摘するチェックシートとして記述されており，緊急時画像処理の基本となる胸部，腹部領域の解剖学を重視し，骨領域，軟部組織領域における撮影手順の"生"の秘訣が盛り込まれたマニュアルテキストとして完成されました．編集にあたられた谷崎洋，大棒秀一両先生や災害医療センター中央放射線部のスタッフの皆様のご努力を祝福いたします．

1741年，パリ大学の内科学教授のニコラ・アンダレが『整形外科（orthopaedics）』という本を出版しました．そこでorthopaedicsという言葉が最初に使われました．これはギリシャ語のorthos（まっすぐな）とpaideia（育児）という2つの言葉をつないだもので，その言葉の意味するところは，「成長する過程で曲がった若木をまっすぐにする」というものでした．以来，若木に添え木された"絵"は，整形外科学のシンボルマークとなっております．同様に，まさに救急医療とは精神的，身体的苦痛に脅えた救急患者をまっすぐにするものという基本に立ち返り，救急医療本来の姿に育成・回復する手助けとなるチェックポイントが本書であります．

長年にわたり数多くの救急医療に携わったスタッフの実践的な積み重ねのうえに，必須プロセスが詳細かつわかりやすく教育的な内容で執筆されている本書は，第一線にて救急医療に従事する医療スタッフの皆さま方に大いに役に立てるものと確信し，患者さまのためとなる本書を推奨いたします．

2007年2月吉日

東京労災病院　技師長
骨軟部診断情報研究会　会長　　小林　満

自　序

　本書は，当院で行われているX線撮影マニュアルと時間外の救急医療現場でのX線撮影の実践をもとに，救急医療，時間外撮影に携わる診療放射線技師に必要な知識と医療事故防止を目的に作成した書である．特に時間外撮影については技師1人での対応が一般的で，「適切な状況判断」「撮影から画像チェック」「結果の伝達・確認」が重要である．

　しかし，最近の救急医療における医療事故などの報道に接し，救急現場で撮影された画像情報の扱い，診療放射線技師のあり方に疑問を感じてきた．そこで災害・救急医療を政策医療として掲げ，24時間365日救急医療を実践している診療放射線技師として，何らかの発信ができればと思い続けていたところ，全国国立病院療養所放射線技師会・編による『患者さんのために知っておきたい―画像診断情報100』と題した著書が発刊された（2006年3月，医療科学社刊）．同書刊行のきっかけは，東京都内の病院で，腸がねじれて急激に悪化する腸閉塞により5歳の男児が亡くなった医療事故における診療放射線技師の対応について，救急医療の一端を担っている診療放射線技師として，腹部の撮影を担当しながら撮影した画像情報を医師へ伝達できなかったための事故であったという無念さから，二度とこのようなことを起こさないようにとの思いで編集されたと序文に記されている．同書は部位別による100症例の画像をもとに，検査フロー，ワンポイント，必要な対応事項，緊急対応事項でまとめられた良書でもある．

　私どもも同様な思いで，一番はじめに画像を手に取る職種として，画像の訴えを医師に伝えられる，伝えなければならない職種であるとの思いから，月例の勉強会で「イメージ・インフォメーション」と題して，時間外の撮影を対象とした撮影のポイントについて多くの症例について検討を加えてきた．そして救急医療現場における「適切な判断」「撮影から画像チェック」「結果の伝達・確認」について整理し，診療放射線技師が救急医療に携わる心構えについてまとめた．その結晶がこのたび『救急医療・当直現

場で役立つ――チェックポイント　X線撮影と画像評価』として出版されることとなった．災害・救急医療の政策医療業務に携わる立場として，念願の「救急医療・時間外撮影」に必要な知識と「医療事故防止」について発信ができる達成感で一杯である．

これまでは救急・当直の医療現場において，診療放射線技師がX線写真の情報を医師に伝えるのは勇気がいることであったが，チーム医療，医療事故防止を推進するには必要不可欠な行動であり，これからはチーム医療の一員として本書を活用して，画像が訴える所見を伝達・共有する実力を身につけ，診療放射線技師が医療事故防止に努める職種として位置づけられる一助となれば幸いである．

本書を生かすも殺すも，救急・当直の医療現場に携帯して活用していただき，X線写真の所見を医師に確実に伝えられることにある．結果として重大な医療事故の発生を防ぐことに大いに役立つものと確信している．

末筆になりますが，本書発刊にあたり過分な推薦のお言葉を東京労災病院技師長・骨軟部診断情報研究会会長の小林満先生より，また貴重な監修のお言葉を当院院長の辺見弘先生に頂き衷心より感謝致します．加えて，本書を作成するにあたり所見のとらえ方，医師と技師のかかわりについてご指導頂きました当院中央放射線部部長の倉本憲明先生には大変感謝いたしております．さらに，本書を作成するにあたりご指導とご協力を賜りました医師の皆様とわがスタッフに感謝するとともに，本書出版にご尽力頂きました医療科学社・古屋敷信一社長，齋藤聖之氏はじめ出版社の皆様に深謝いたします．

2007年2月吉日
独立行政法人国立病院機構災害医療センター
中央放射線部　技師長　　大棒　秀一

目次

監修者　序 ———————— 辺見　弘
推薦のことば ———————— 小林　満
自序 ———————————— 大棒　秀一

第1章　——————　胸　部

A．胸部撮影 ———————— 1
　胸部立位正面（P→A）——— 2
　胸部立位側面（Lat）———— 4
　胸部斜位（RAO/LAO）——— 6
　肺尖（A→P）——————— 8
　胸部臥位正面（A→P）—— 10
　胸部側臥位正面（デクビタス）- 12

B．胸部画像診断 ————— 15
　Ⅰ．胸部外傷 —————— 16
　Ⅱ．その他の胸部疾患 —— 23
　Ⅲ．心・大血管 ————— 24

第2章　——————　腹　部

A．腹部撮影 ——————— 29
　腹部立位正面（P→A）—— 30
　腹部臥位正面（A→P）—— 32
　腹部側臥位正面（デクビタス）- 34
　骨盤計測（グースマン，
　　　マルチウス）———— 36

B．腹部画像診断 ————— 39
　Ⅰ．急性腹症 —————— 40
　Ⅱ．腹部外傷 —————— 60

第3章　——————　頭　部

A．頭部撮影 ——————— 75
　頭部2方向 ——————— 76
　頭部3方向 ——————— 78
　顔面3方向 ——————— 80
　副鼻腔3方向 —————— 82
　頬骨2方向 ——————— 84
　眼窩2方向，視束管（仰臥位）— 86
　鼻骨2方向 ——————— 88
　下顎骨2方向
　　（下顎骨頭から下顎角）— 90
　下顎骨2方向
　　（下顎角から顎先）——— 92
　頭蓋底 ————————— 94
　アデノイド ——————— 96
　パントモ ———————— 98
　セファロ（頭部規格）—— 100
　聴器 —————————— 102
　顎関節 ————————— 106
　視束管 ————————— 108
　頭部CT ———————— 110
　臥位のポジション ——— 112

B．頭部画像診断 ————— 115
　Ⅰ．頭部 ———————— 116
　Ⅱ．頭部外傷 ————— 119
　Ⅲ．脳卒中（脳血管性病変）— 123

Ⅳ．顔面骨の骨折 ── 130
　　Ⅴ．顎顔面 ── 133

第4章　脊　椎
A．脊椎撮影 ── 135
　頸椎4方向 ── 136
　頸椎（開口位）── 138
　頸椎機能 ── 140
　上部胸椎側面（スイマー）── 142
　胸椎2方向 ── 144
　胸腰椎移行部2方向 ── 146
　腰椎4方向 ── 148
　腰椎機能 ── 152
　全脊椎2方向 ── 154
　頸椎CT（MPR）── 156
　臥位のポジション ── 157
B．脊椎画像診断 ── 159
　　Ⅰ．頸椎 ── 160
　　Ⅱ．頸椎外傷 ── 162
　　Ⅲ．胸腰椎 ── 168
　　Ⅳ．胸腰椎外傷 ── 169
　　Ⅴ．脊椎 ── 170

第5章　骨　盤
A．骨盤撮影 ── 175
　骨盤正面（A→P）── 176
　骨盤アウトレット，インレット ── 178
　仙腸関節2方向 ── 180
　仙骨2方向 ── 182
　尾骨2方向 ── 184
　腸骨2方向（右側の場合）── 186
　恥骨2方向（両側の場合）── 188
　恥骨2方向（右側の場合）── 190
　坐骨2方向（右側の場合）── 192
B．骨盤画像診断 ── 195
　　Ⅰ．骨盤 ── 196
　　Ⅱ．骨盤外傷 ── 197

第6章　胸　郭
A．胸郭撮影 ── 205
　肋骨2方向 ── 206
　胸骨2方向 ── 208
　胸鎖関節2方向，3方向 ── 210
　鎖骨2方向 ── 212
　肩鎖関節2方向 ── 214
　肩甲骨2方向 ── 216
　肩関節2方向 ── 218
　スカプラY ── 220
　ストライカー法，挙上位 ── 222
　肩荷重位 ── 224
　臥位のポジション ── 226
B．胸郭画像診断 ── 229
　　Ⅰ．肩部 ── 230

第7章　上　肢
A．上肢撮影 ── 235
　上腕骨2方向 ── 236
　肘関節2方向 ── 238
　肘関節斜位（内旋，外旋）── 240
　肘関節尺骨神経溝 ── 242

前腕骨2方向 ──── 244
　　手関節2方向 ──── 246
　　手関節斜位（内旋，外旋）- 248
　　手根管 ──── 250
　　舟状骨
　　　（Ⅰ，Ⅱ，Ⅲ，Ⅳ，Ⅴ）- 252
　　手2方向 ──── 256
　　拇指2方向 ──── 258
　　示指2方向 ──── 260
　　臥位のポジション ──── 262
B．**上肢画像診断** ──── 265
　　Ⅰ．肘関節 ──── 266
　　Ⅱ．前腕骨 ──── 267
　　Ⅲ．手関節 ──── 269

第8章 ─── 下　肢

A．**下肢撮影** ──── 271
　　股関節2方向 ──── 272
　　ラウエンシュタイン，開排位 - 274
　　大腿骨2方向 ──── 276
　　膝関節2方向 ──── 278
　　膝関節斜位（内旋，外旋）- 280
　　膝関節顆間窩 ──── 282
　　膝蓋骨軸位
　　　（45°，30°，60°，90°）── 284
　　膝関節側面最大伸展，屈曲 - 286
　　膝関節立位 ──── 288
　　下腿骨2方向 ──── 290
　　足関節2方向 ──── 292
　　足関節斜位（内旋，外旋）- 294
　　踵骨2方向 ──── 296
　　踵骨アントンセン ──── 298
　　足2方向 ──── 300
　　足2方向（立位） ──── 302
　　下肢全長2方向 ──── 304
　　臥位のポジション ──── 306
B．**下肢画像診断** ──── 309
　　Ⅰ．股関節 ──── 310
　　Ⅱ．下肢骨 ──── 315

資料 ──── 317
　　救急医療における
　　診療放射線技師の役割 ── 318
　　ペイシェント・ケア ──── 319
　　安全管理 ──── 320
　　救急カート ──── 321
　　装置・機器故障時の対応── 326
　　インシデント・アクシデント── 327
　　地震防災システムにおける
　　放射線科の対応 ──── 329
　　造影剤の副作用 ──── 330
　　造影剤投与時の注意と対応方法── 330
　　診療フローチャート ──── 334

索引 ──── 340

後記（谷崎　洋） ──── 343

第1章　胸　部

A．胸部撮影
胸部立位正面（P→A）
胸部立位側面（Lat）
胸部斜位（RAO/LAO）
肺尖（A→P）
胸部臥位正面（A→P）
胸部側臥位正面（デクビタス）

胸部　胸部立位正面（P→A）

■ 撮影方法

胸部立位正面（P→A）	120kV　200mA　フォトタイマ　200cm　（＋）
体　位	立位．後前方向．手背を腰部に当て，肘を前方に出す．立位が不可能な場合は坐位前後方向にて撮影する．最大吸気停止にて撮影する．
中心線	立位撮影台に対して垂直に肩甲骨下縁（第7～8胸椎の高さ）で正中面に入射する．A→Pの際は胸骨中心に入射する．

胸部立位正面（P→A）

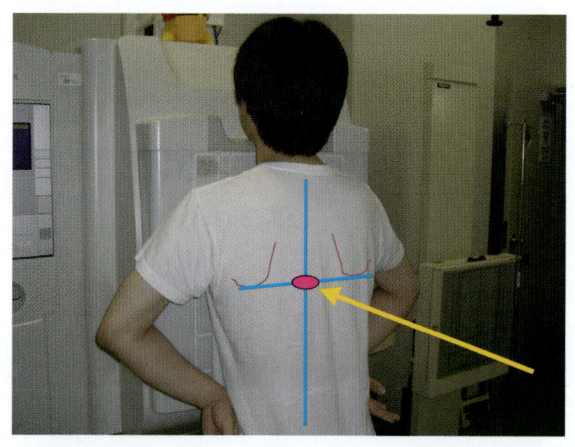

肩甲骨下縁（第7～8胸椎の高さ）に垂直に入射

■画像評価

X線画像のポイント

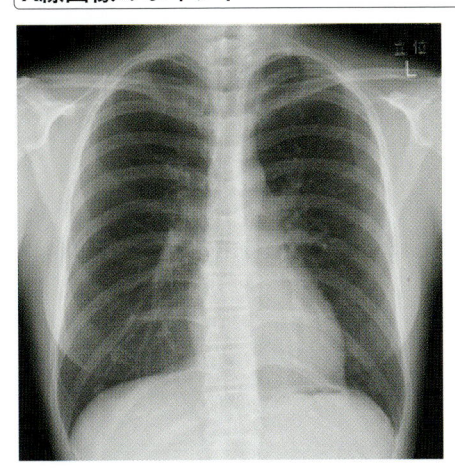

胸鎖関節の幅が左右均等で，肩甲骨は肺野の外側に描出する．写真濃度は左右肩が同程度で，全肺野にわたってほぼ均一に描出する．肋骨，横隔膜角を左右描出する．

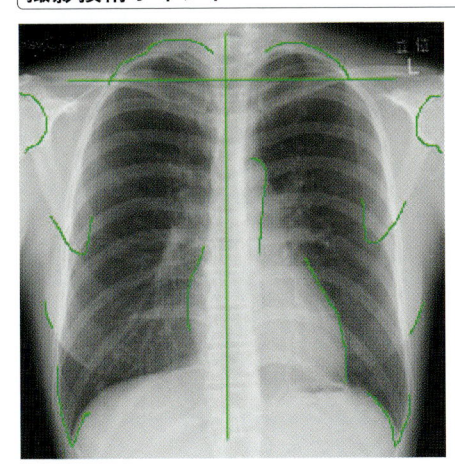

撮影技術ポイント

① 適正な撮影条件にて撮影する（条件，マーク位置）
② 正面は左右対称に撮影する（鎖骨は左右対称で挙上していない体位とする）
③ 両側の上腕骨骨頭を十分に含めて撮影する
④ 肩甲骨は肺野からできるだけ除かれるような体位とする
⑤ 横隔膜が十分に含まれ，肋骨，横隔膜角が欠けないようにする
⑥ 心陰影側の肺野が観察できるような撮影条件にする

胸部　胸部立位側面（Lat）

■撮影方法

胸部立位側面（Lat）	120kV　200mA　フォトタイマ　200cm　（＋）
体　　位	立位．右→左方向．方向指示のない場合は基本的に胸部左側を撮影台につけ，上半身を軽く前傾する．両手は挙上し補助具を握らせる．撮影指示や右肺に病変がある場合は，右側を撮影台（左→右方向）につける．最大吸気停止にて撮影する．
中 心 線	胸部正面の中心線の高さで胸部側面中央に入射する．

胸部立位側面（Lat）

胸部正面の中心線の高さで胸部側面中央に入射

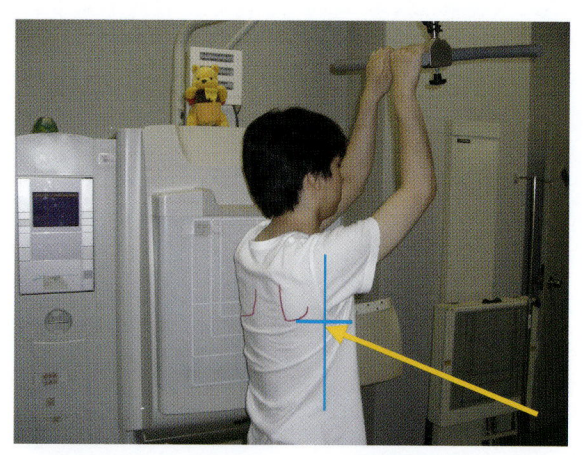

■ 画像評価

X線画像のポイント

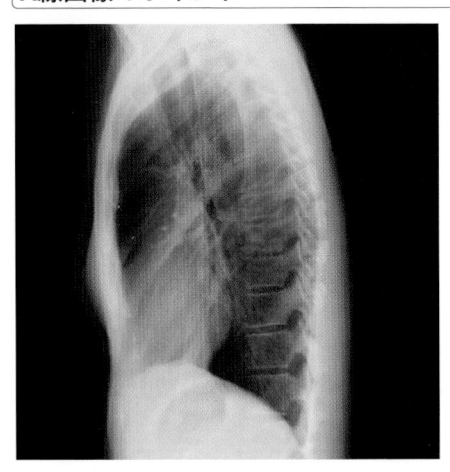

胸椎にねじれがなく，真側面になり左右肋骨が重複して描出する．左右横隔膜角が見える．

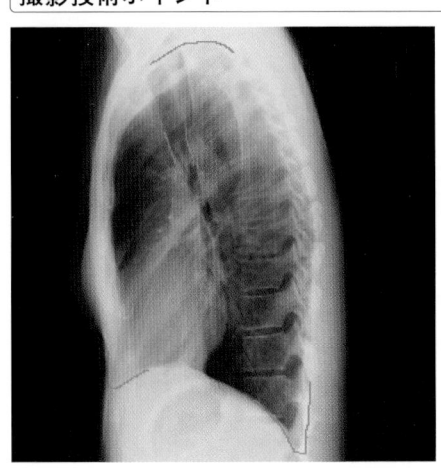

撮影技術ポイント

① 適正な撮影条件にて撮影する（条件，マーク位置）
② 正確な側面像を描出する
③ 横隔膜が十分に含まれ，肋骨，横隔膜角が欠けないように描出する
④ 心陰影側の肺野が観察できるような撮影条件にする

| 胸部 | 胸部斜位（RAO/LAO）

■撮影方法

胸部斜位（RAO/LAO）	120kV　200mA　フォトタイマ　200cm　（+）
体　位	立位．後前方向第一斜位または第二斜位撮影．最大吸気停止にて撮影する．胸部の前額面をカセッテに対して30°にする．第一斜位の場合左上肢は上腕をできるだけ外転させ，肘を曲げ手は腰に当てる．右上肢は挙上する．第二斜位はその左右逆に行う．心臓形態の場合は，RAO45〜55°，LAO50〜60°の斜位．
中心線	肩甲骨下縁の高さで胸部の中央．

胸部斜位（RAO/LAO）

心臓形態の場合は，RAO45〜55°，LAO50〜60°の斜位

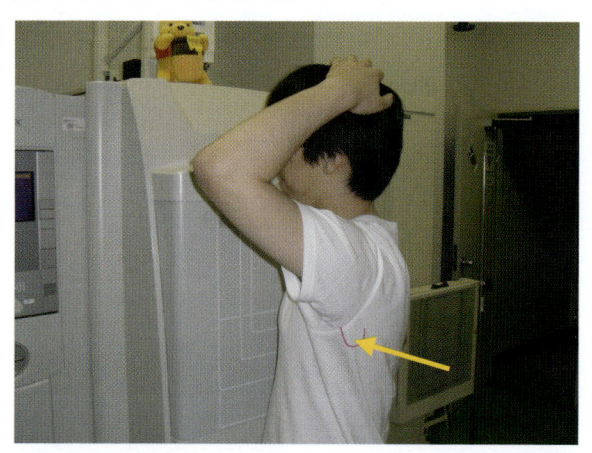

■ 画像評価

X線画像のポイント

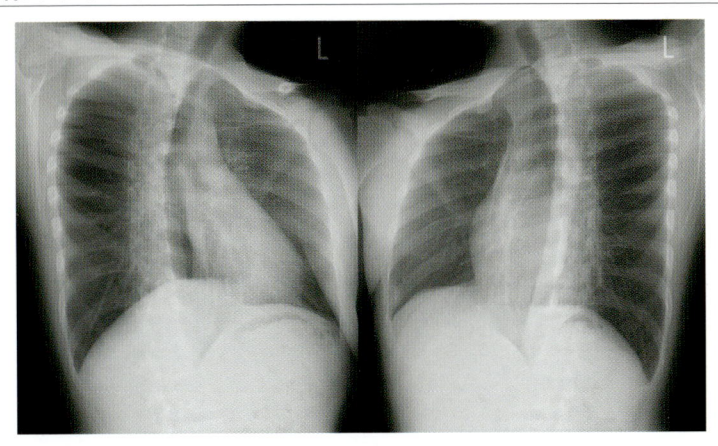

写真濃度は肺野ほぼ均一に描出し，血管影などを明瞭に描出する．肋骨，横隔膜角を左右描出し，体位によじれがなく正確な斜位であること．

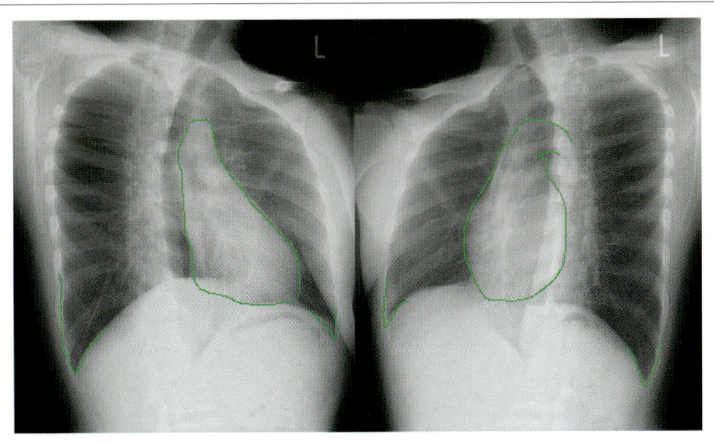

撮影技術ポイント

① 適正な撮影条件にて撮影する（条件，マーク位置）
② 横隔膜が十分に含まれ，肋骨，横隔膜角が欠けないようにする
③ 心陰影側の肺野が観察できるような撮影条件にする
④ RAO/LAOの角度はあらかじめ決めておく（災害医療センターではRAO45°/LAO60°）

胸部 肺尖（A→P）

■撮影方法

肺尖（A→P）	120kV　200mA　フォトタイマ　200cm　（+）
体　位	立位．前後方向．最大吸気停止にて撮影する．カセッテから前方約40cmの位置に立ち，脚を肩幅に広げ上体を30°後傾する．両手を腰に当て肩甲骨をできるだけ肺野から外すようにする．
中心線	水平より尾頭方向に10°で胸骨中央に入射する．

肺尖（A→P）

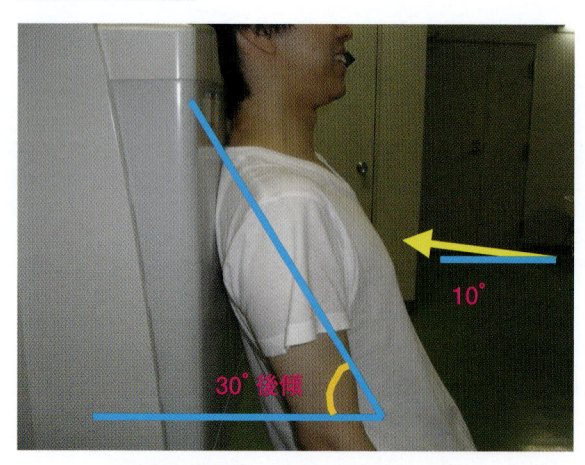

尾頭方向に10°で胸骨中央に入射

■画像評価

X線画像のポイント

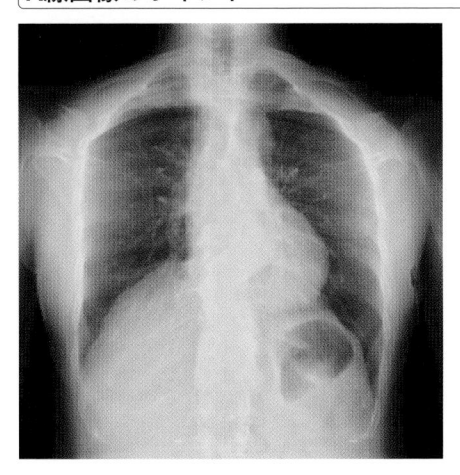

鎖骨は肺野上方に描出する．この撮影は肺尖を主に描出する撮影であるが，右中葉の無気肺の描出や横隔膜付近の病変の描出にも有効であるため，撮影範囲を肺野全体とする．

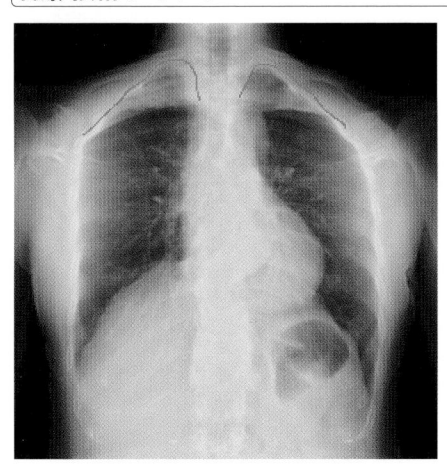

撮影技術ポイント

①適正な撮影条件にて撮影する（条件，マーク位置）
②肺尖が鎖骨と重なっていない
③体を反らすことができない場合は，管球を尾頭方向から斜入する

胸部　胸部臥位正面（A→P）

■撮影方法

胸部臥位正面（A→P）	93kV　3.2mAs　100cm　　（＋）
体　位	背臥位．前後方向．最大吸気停止にて撮影する．呼吸停止できない場合は最大吸気時に撮影する．
中心線	カセッテに対して垂直に入射する．胸骨中心にする．

胸部ポータブル撮影の注意点：胸部X線撮影の基本は立位PA方向である．しかし救急患者の場合，立位不能のため，ポータブル装置により多くの撮影が行われる．この場合，心陰影は立位での写真より拡大され大きく写る．撮影時間が長くなる場合があり，呼吸を停止させて撮影したとしても，心臓の拍動によって肺血管影にブレが生じる場合がある．また，背臥位撮影は腹部臓器による横隔膜の挙上などもあり，いつもの写真と違って見える．

正確な正面位での撮影：身体の回転は，鎖骨の内側端と椎体の棘突起の距離が左右で均等かを見ることでわかる．もし，片方の距離が近ければ，患者は回転していることになり，そちら側の肺野は，反対側よりやや白く見えることになる．

リスによる濃度差が出ないように描出：患者の状態によって，すばやく撮影を行わなければならないときに特に注意が必要となる．

ベットの周りや点滴チューブ類，患者の状態を把握して撮影：十分なポジショニングができない状態では介助してもらい撮影する．

胸部臥位正面（A→P）

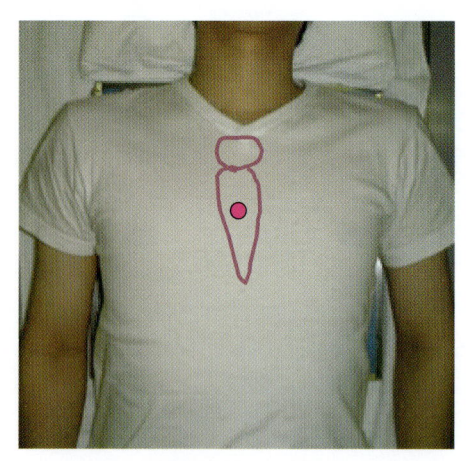

胸骨中心に入射

■ **画像評価**

X線画像のポイント

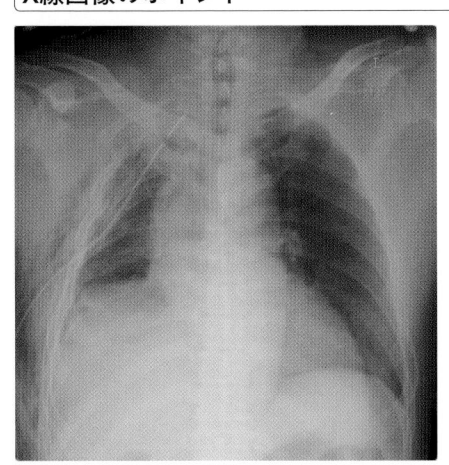

胸鎖関節の幅を左右均等に描写する．写真濃度は左右肩が同程度で全肺野にわたってほぼ均一に描出する〔リスホルムブレンデ（以後リスと略す）に斜入しないこと〕．

撮影技術ポイント

① 適正な撮影条件にて撮影する（条件，マーク位置）
② 正面は左右対称に撮影する（鎖骨は左右対称で挙上していない体位とする）
③ 両側の上腕骨骨頭を十分に含めて撮影する
④ X線入射角度に注意し，リスによる濃度差が出ないようにする
⑤ 横隔膜が十分に含まれ，肋骨，横隔膜角が欠けないように心陰影側の肺野が観察できるような撮影条件にする

| 胸部 | 胸部側臥位正面（デクビタス） |

■撮影方法

胸部側臥位正面（デクビタス）	93kV 3.2mAs 100cm （＋）
体　位	側臥位．前後方向．補助具として発泡スチロールを下に敷き，胸部正中がカセッテ中心になるようにする．カセッテ上縁は肺野上縁に合わせる．上肢は挙上し頭を抱えるようにする．
中心線	胸部正中の高さで胸骨の中心に入射する．

胸部側臥位正面（デクビタス）

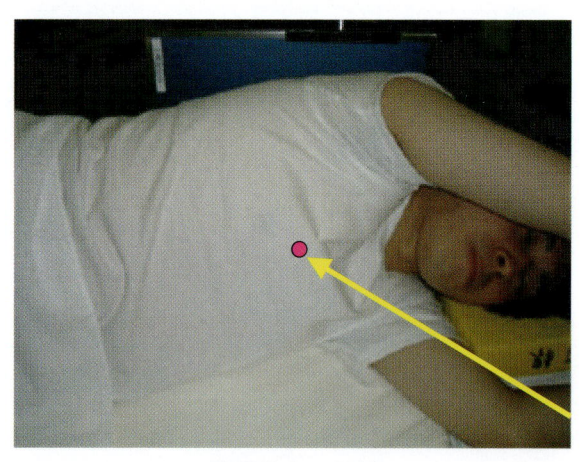

胸骨中心に入射

■ 画像評価

X線画像のポイント

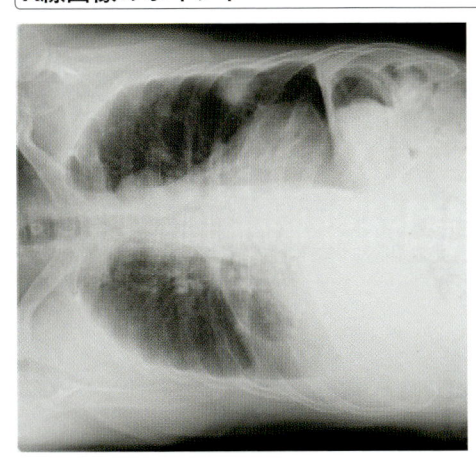

胸鎖関節の幅が左右均等で肩甲骨は肺野の外側に描出する．写真濃度は左右肩が同程度で全肺野にわたってほぼ均一に描出する．肋骨，横隔膜角は左右描出する．

特に胸水がある場合濃度が十分であり，その境界を明瞭に描出する．

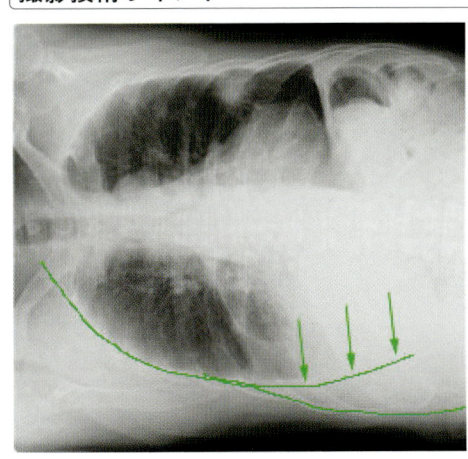

撮影技術ポイント

① 適正な撮影条件にて撮影する（条件，マーク位置）
② 正面はねじれのない体位にして撮影する
③ 検側の肺を十分に描出できるように，補助具（発泡スチロール）を上手に使用する
④ 胸水の確認などに用いられることが多いので，検側を下にする体位で行う（医師に確認する）

B．胸部画像診断
Ⅰ．胸部外傷
Ⅱ．その他の胸部疾患
Ⅲ．心・大血管

Ⅰ．胸部外傷

■ 胸部外傷の初療時の注意

　胸部外傷は，重篤な患者状態から軽症の患者状態まで救急搬送されてくる幅広い疾患である．比較的軽症とされた患者でも受傷時に身体に大きな外力が加わっていることが多いので，頭部外傷疾患や頚椎外傷疾患（頚損）を念頭において対応すべきである．まず，最初に問いかけに対してきちんと話ができるかどうかを確認する．その後は，気道の確保・頚椎保護の処置を行い，重傷度を見極め循環状態の確認，気道閉塞のときは口腔内吸引・異物除去など即座に開始する．また，出血があるときは止血を開始するなど，すばやく患者状態に対応しなければならない．そのためにはチームで働くことが大切である．

■ 胸部X線検査（立位，臥位）のチェックポイント

【胸部立位検査】⇒p2〜5参照

☞ 左右対称に撮影する
☞ 鎖骨は左右対称で挙上していない体位とする
☞ 両側の上腕骨骨頭を十分に含めて撮影する
☞ 肩甲骨は肺野からできるだけ除かれるような体位とする
☞ 肋骨，横隔膜角が欠けないようにする
☞ 心陰影側の肺野が観察できるような撮影条件にする

【胸部臥位検査】⇒p10〜11参照

☞ 左右対称に撮影する
☞ 鎖骨は左右対称で挙上していない体位とする
☞ 両側の上腕骨骨頭を十分に含めて撮影する
☞ 横隔膜が十分に含まれ，肋骨，横隔膜角が欠けないようにする
☞ 心陰影側の肺野が観察できるような撮影条件にする
☞ X線入射角度に注意しリブによる濃度差が出ないようにする

胸部X線検査（ポータブル撮影を含む）は患者状態の把握はもとより，気管挿管・ドレーン・カテーテルの位置確認まで，数多くのオーダーにより検査を施行している．胸部X線検査のチェックポイントを示したが，救急撮影時には患者状態に合わせた撮影方法や，疾患を見極めて臨機に患者対応を行わなければならない．また，代表的な疾患を理解することで，次に行わなければならない処置や検査の流れを知り，画像のチェックポイントを知ることで短時間に画像を見て患者へ対応できるようになる．

■ 致命的な胸部外傷

- ・心タンポナーデ
- ・緊張性気胸
- ・血気胸
- ・肺挫傷
- ・胸壁動揺
- ・開放性気胸
- ・気道閉塞，誤嚥
- ・大動脈損傷

心タンポナーデ

　心嚢腔内圧が上昇した結果，特に右心系の拡張充満が著明に制限された状態．胸部外傷では前胸部打撲や心窩部打撲のときにはこの疾患を考慮しながら検査施行していく．そのほか心膜炎，腎不全，胸部大動脈瘤，急性心筋梗塞，膠原病などでも起こり，胸部X線写真では心陰影の拡大，CTでは心嚢液の貯留を認める．CT値を求めることで浸出液の状態を把握できる．

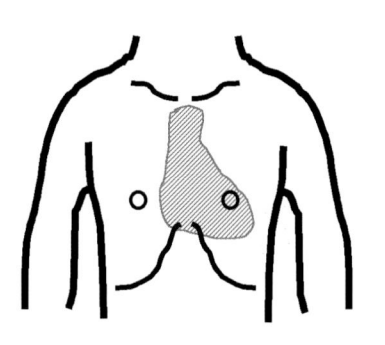

■ 胸部X線写真，CT画像上での検査時チェックポイント
- ☞ 心陰影の拡大を確認する
- ☞ 胸水を確認する
- ☞ 肺の含気（左右差）を確認する
- ☞ 心周囲のCT値を測定する
- ☞ その他大動脈の異常などを確認する

> 〈症例〉心タンポナーデ　心肺停止から心臓マッサージを受け現場にて心拍再開．縦隔および心拡大を認め，ascending aorta周囲にhematoma（CT値上昇）を認める．血性心嚢液も見られ（→），心タンポナーデとなっている．

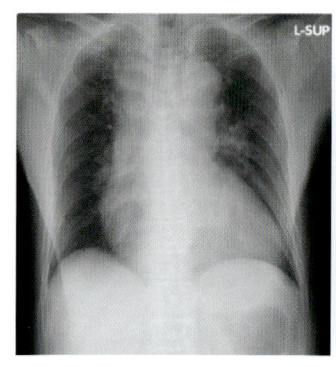

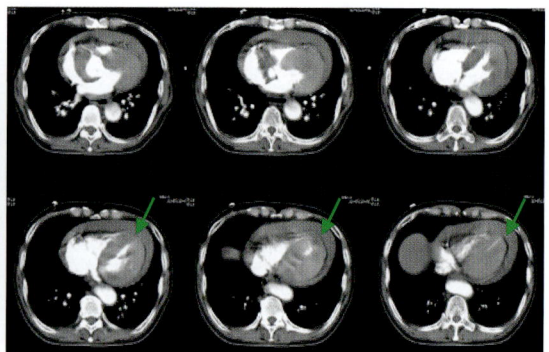

緊張性気胸
　胸膜腔に空気が入る部分の周囲にある組織が一方向の弁として働き，空気は中に入るが外に出られなくなる．これによって肺はつぶれた状態になる場合があり，ただちに治療しないと数分で死に至ることもある．

血気胸
　胸部の打撲では約30％に，刃物などによる胸部の刺し傷ではほとんどに血胸と気胸の2つを併発した血気胸が起こる．血液や空気によって肺は圧迫

されるので胸痛，呼吸困難になる．緊張性気胸が起こるとさらに危険で，息を吸うたびに胸腔内に空気がたまり，心臓や肺を圧迫してチアノーゼを起こす．そして高度の呼吸困難となり，血圧が下がってショック状態になる．

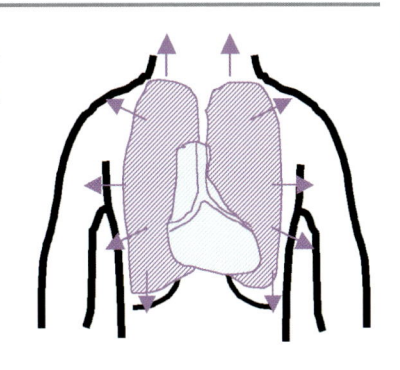

〈症例〉**血気胸**　縦隔縁の変位（----）．右側の血胸および緊張性気胸を認め，縦隔は強く左側に変位している（→）．右肋骨骨折（前方：右3〜6），（後方：右2〜9），左肋骨骨折（後方：右2, 3）を認める．多発外傷による骨盤骨折．両側内腸骨動脈領域の血管外漏出に対してTAEを行う．その直後よりショック状態を起こした．

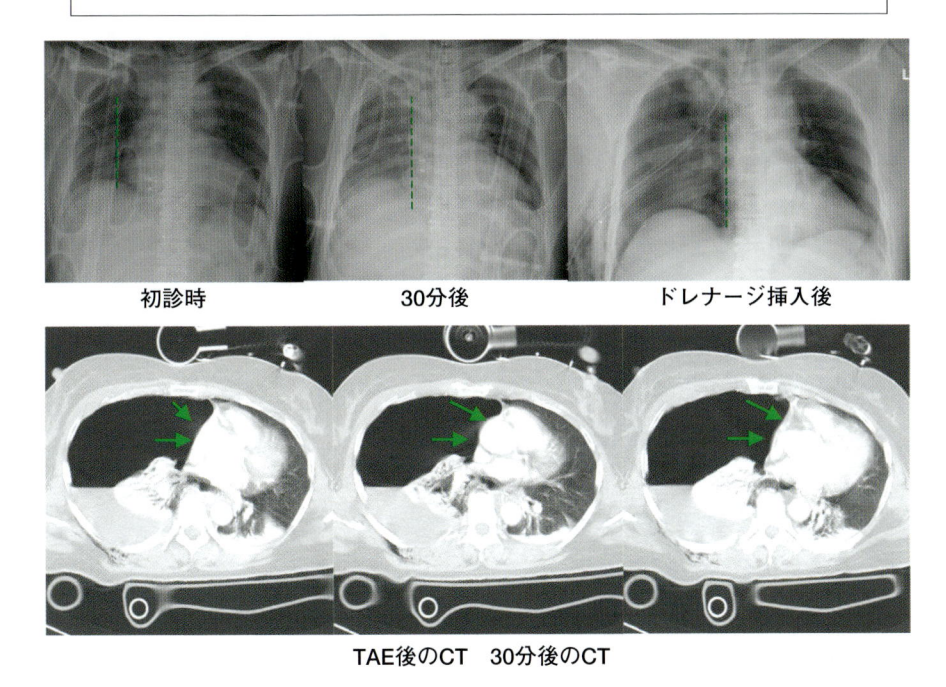

初診時　　　　　　30分後　　　　　　ドレナージ挿入後

TAE後のCT　30分後のCT

肋骨・骨折（胸壁動揺）

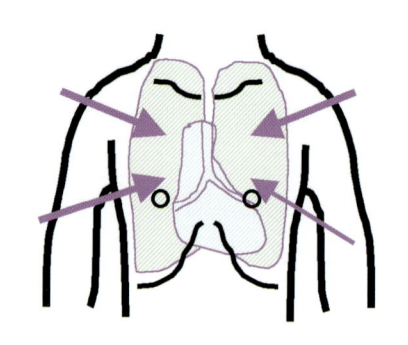

多発肋骨骨折にて胸壁動揺（flail chest）をきたし，著しい呼吸困難を訴える場合や，自発呼吸にすると肋骨の変形が強くなる場合には人工呼吸による内固定を行う．1～2週間の内固定でも，flail chestの状態が著しければ肋骨固定を考える．

肺挫傷，肺出血，肺内血腫，開放性気胸

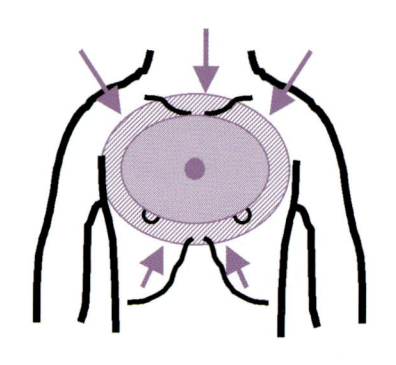

肺挫傷は胸部の鈍的外傷のなかで最も発生頻度が高い疾患である．肺組織に外力が直接作用し，または急激な肺胞内圧の上昇により肺胞や毛細血管が断裂して引き起こされる．原因は交通事故，高所転落，胸部圧迫などで，軽度の場合は無症状の場合が多くあるが，一般的には呼吸困難，頻呼吸，血痰，チアノーゼ，低酸素血症になる．検査は動脈血ガス分析や胸部X線検査，CT検査を行う．

■胸部X線写真，CT画像上での検査時チェックポイント

☞ 心陰影の拡大を確認する
☞ 胸水，肺内血腫を確認する
☞ 肺の含気（左右差）を確認する
☞ 皮下気腫を確認する
☞ その他骨折を確認する

〈症例〉気胸　飲酒後転落．呼吸困難．縦隔気腫，全身に広がる皮下気腫（→）．右側の気胸を認める．

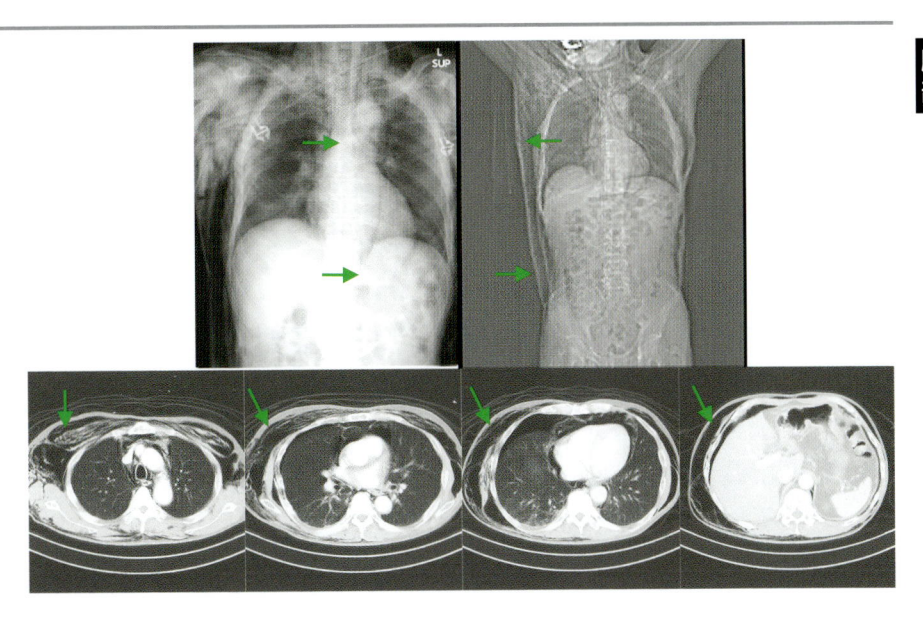

気道閉塞，誤嚥

気道入口部の閉塞・圧迫上気道内腔の閉塞：口腔内異物，気道異物（肉片，もち，ピーナッツ，飴，義歯），液体による閉塞（溺水，血液など）．

末梢気道の閉塞：液体による閉塞（溺水，血液など）．

〈症例〉異物（誤嚥）　意識消失中に食道道内に残存する入れ歯（→）．
救急時の胸部写真は，患者状態把握のために情報量の多い検査になる．異物の場所の確認や各ラインの位置確認のときに必要となる．

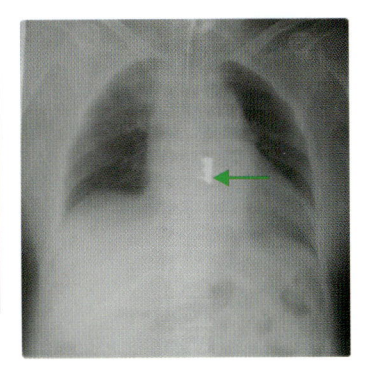

大動脈損傷

　左鎖骨下動脈分岐直下に好発し，80％は病院到着前に死亡する．上肢血圧の左右差，上肢高血圧，縱隔陰影の拡大を特徴とする場合が多い．ときに，左反回神経圧迫による嗄声を認めることがある．

■ **胸部X線，CT画像上での検査時チェックポイント**

- ☞ 大動脈陰影を確認する（不鮮明化と消失は要注意）
- ☞ 上縱隔の拡大を確認する（＞8cmは異常）
- ☞ 気管の右方偏位，左主気管支の下方偏位を確認する
- ☞ 左肺動脈陰影の消失を確認する

> 〈症例〉**外傷性大動脈損傷**　aortic knobから下大動脈近位の輪郭が不鮮明となっている（→）．血気胸はないが，右2nd-7th肋骨後外側に骨折を認める．CT画像では，大動脈弓部から下行大動脈にかけての周囲に血腫を認める．大動脈遠位部に連続した内膜の解離（→）を認める．外傷による大動脈損傷を示唆する．血管造影にて大動脈に軽度の膨らみとoutlineの乱れを認める（→）．

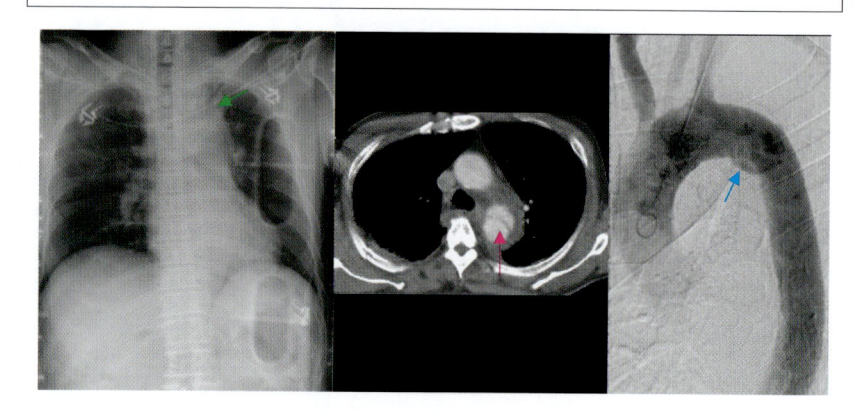

II. その他の胸部疾患

喘息発作

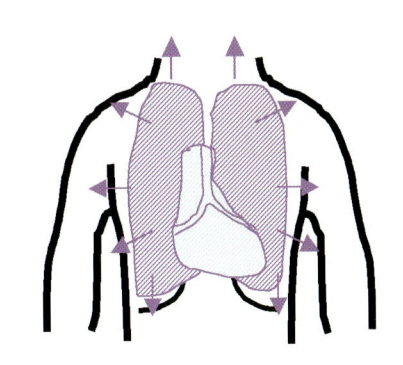

　喘息とは，発作性に起きゼイゼイ，ヒューヒュー（喘鳴），息が苦しい（呼吸困難），胸が苦しい，せきがひどいなどの症状が繰り返し見られる病気．発作を起しているとき，気管支の状態は平滑筋の収縮期間粘膜の浮腫，内分泌の増加などが起きた状態となっている．この状態が進み肺過膨張がひどい状態となると縦隔や皮下気腫を伴うことがある．

■胸部X線，CT画像上での検査時チェックポイント

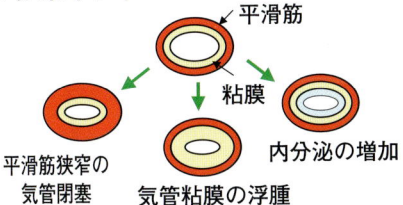

☞ 撮影条件の適正（肺過膨張気味なのでX線は透過しやすいため，線量は少なめに設定する）
☞ 肺の含気量（左右差）を確認する
☞ 縦隔気腫を確認する

〈症例〉喘息発作　縦隔にまで及ぶ皮下気腫（→）．喘息は気腫様所見となるので撮影条件が適正となるように努める．

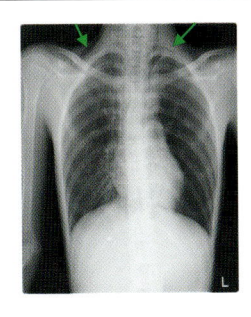

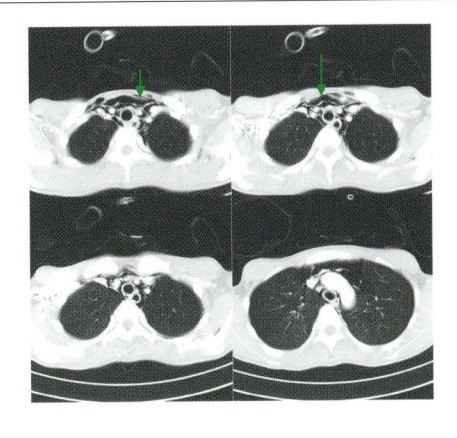

III. 心・大血管

解離性大動脈瘤

　通常，裂けるようなあるいは引きちぎられるような痛みが，突然身体の中央部を走ることによって自覚される．疼痛は前から後ろへ，頸や背中への放散痛を伴い，また中央部を下方に向かって腹部や背部下方へ放散する．

　解離性大動脈瘤は突然の激痛で発症する重篤な疾患で，放置すると24時間以内に25％，1週間以内に50％，1か月以内に75％，1年以内に90％が死亡するといわれる．解離の部位と広がりにより多彩な病態を呈することを念頭におき，迅速かつ的確に対応することが大切である．

胸，腹部大動脈瘤

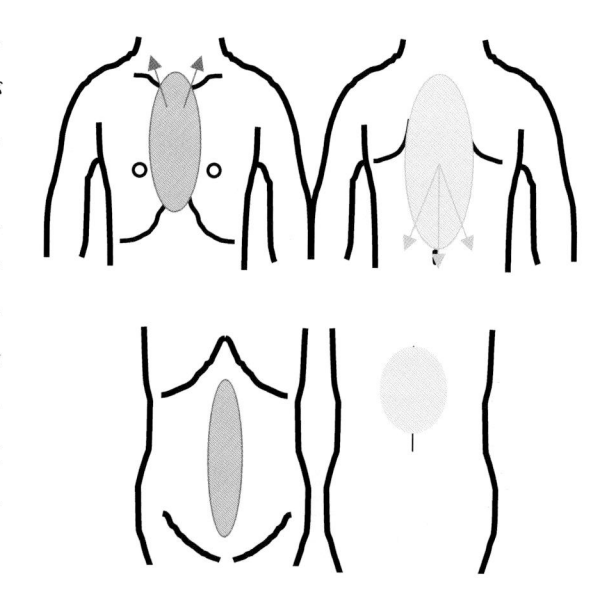

　動脈瘤も直径が5cmを越えると破裂の可能性が出てくる．最初は単なる原因不明の腹痛・腰痛として紹介されることが多い．腹部超音波検査にて必ず大動脈をチェックする癖をつけておく必要がある．原因不明の腹痛や腰痛があり，腹部超音波検査にて動脈瘤があれば，全例腹部造影CTを撮っておく．腹痛や腰痛，出血性ショックがあり，腹部超音波検査にて拡張した動脈瘤，動脈瘤に続く後腹膜血腫・動脈瘤から染み出た血性腹水を認めれば診断は確実である．すぐに腹部造影CTを撮る．確定診断・質的診断は造影CTで行い，動脈瘤周囲の後腹膜血腫，造影剤の漏出を確認して緊急手術を行う．

■ 症状

- 頸動脈以降で脈が消失する
- 左側の脈が減弱することが多い
- 脳虚血による失神発作
- 下肢の血流障害
- ショック
- 特に解離が心膜に波及すれば心タンポナーデをきたしてショックになる

■ 胸部X線画像上でのチェックポイント

☞ 大動脈弓の拡大を確認する
☞ 上縦隔の拡大を確認する
☞ 胸水貯留を確認する（多くは反応性で左に多い）

■ 胸部CT画像上でのチェックポイント

☞ 隔壁を持つ大動脈の断面像（解離像）を描出する

〈症例〉**Stanford B型：大動脈解離**　大動脈弓部の異常な形状（→）．解離腔は下行大動脈近位から左の総腸骨動脈遠位端に至る（→）．上腸間膜動脈においても起始部に解離による所見が確認できる．

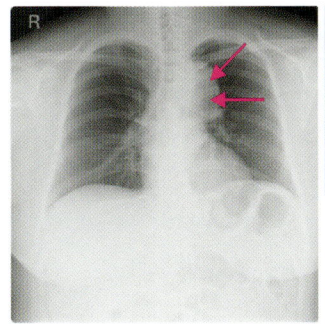

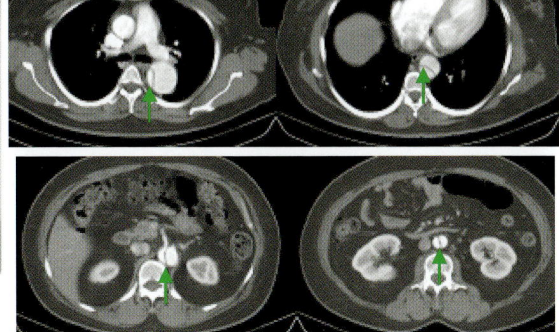

DeBakeyの分類
Ⅰ型：上行大動脈領域に流入口があり解離腔が上行大動脈から腹部大動脈に及ぶもの．
Ⅱ型：上行大動脈領域に流入口があり解離腔が上行大動脈から腹部大動脈に及ぶもの．
Ⅲa型：下行大動脈への移行部領域に流入口があり解離腔が胸部大動脈にとどまるもの．
Ⅲb型：下行大動脈への移行部領域に流入口があり解離腔が腹部大動脈に及ぶもの．

Stanfordの分類
A型：上行大動脈に解離を認める．
　　頭部への血流に影響があるため，積極的に外科的治療を行う．上行大動脈瘤に対しては体外循環下に人工血管置換術を行い，弓部大動脈瘤に対しては脳分離体外循環や超低体温循環下に行う．
B型：上行大動脈に解離を認めない．
　　降圧剤とモルヒネで内科的に治療する．降圧には瘤の拡大や破裂を予防する効果がある．

　分類上，DeBakeyⅠ，Ⅱ型およびStanford A型が緊急手術の対象となる．他の形態は基本的には降圧・安静といった保存的療法が第一選択であるが，血行再建術が必要になったり破裂を伴えばこれも緊急手術となる．

■腹部超音波画像上でのチェックポイント
☞大動脈をチェックする癖をつける
☞急性発症の腹痛と後腹膜血腫が認められれば大動脈疾患を疑う

■ 腹部CT画像上でのチェックポイント
☞ 造影検査が望ましい
☞ 大動脈内の石灰化の位置に注意する
☞ 動脈瘤の直径が5cmを越えると破裂の可能性が高くなる

肺静脈血栓塞栓症

塞栓子が静脈血流に乗って肺動脈を閉塞し，肺循環障害を起こした状態をいう．原因として深部静脈血栓症患者の約50％が肺塞栓症を合併し，肺塞栓症患者の約70％が深部静脈血栓症を合併している．この両者の疾患名称として静脈血栓塞栓症と総称される．血栓は，うっ滞，血管障害，血液凝固能の亢進という3つの因子が関係し，下肢深部静脈炎，長時間の飛行機搭乗，長期臥床状態，血液凝固異常を起こす疾患などが誘因となる．

肺塞栓症

症状として，急性発症の場合は突然の呼吸困難，全身倦怠感，胸部痛が多く，慢性の場合は労作時の息切れが多い．正常な心肺状態であれば，閉塞が肺血管床の50％を超えることがなければ死亡は少ないとされているが，心肺機能の低下している場合は死亡率も上がる．

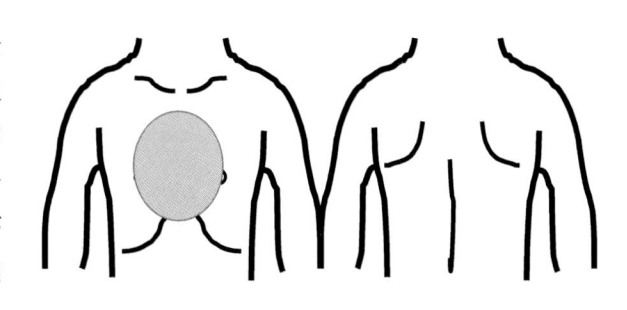

〈症例〉**肺塞栓症**　胸痛，呼吸苦認めSpO$_2$（90％）の低下を認め，救急搬送される．両側とも肺門部PAには上下幹に跨るような血栓（→）が見られ，区域動脈も広範に閉塞が見られる．20日前に腹部の開腹術の既往あり．血管造影検査にて血腫を吸引し，下大静脈フィルタ留置する．

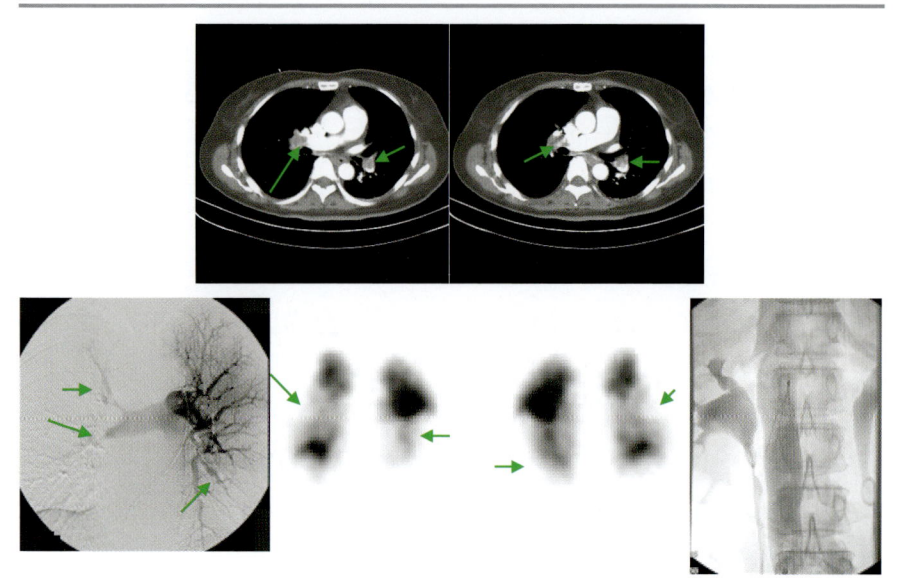

下静脈フィルタ設置後

第2章　腹　部

A. 腹部撮影
　　腹部立位正面（P→A）
　　腹部臥位正面（A→P）
　　腹部側臥位正面（デクビタス）
　　骨盤計測（グースマン，マルチウス）

| 腹部 | 腹部立位正面（P→A） |

■撮影方法

腹部立位正面（P→A）	85kV　400mA　フォトタイマ　150cm　（＋）
体　位	立位．後前方向．腹部正中と肋骨弓下縁を撮影台の中心にする．
中心線	肋骨弓下縁の高さで正中に入射する．

腹部立位正面（P→A）

肋骨弓下縁の高さで正中に入射

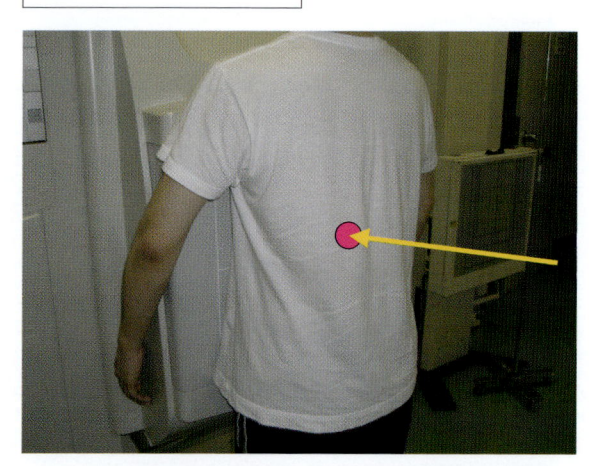

■ 画像評価

X線画像のポイント

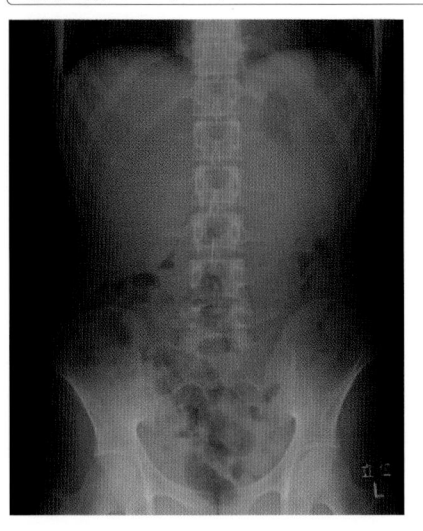

横隔膜を描出する．濃度は側腹線条が見える程度で，下腹部が濃度不足にならず腸管ガス像を明瞭に描出する．

撮影技術ポイント

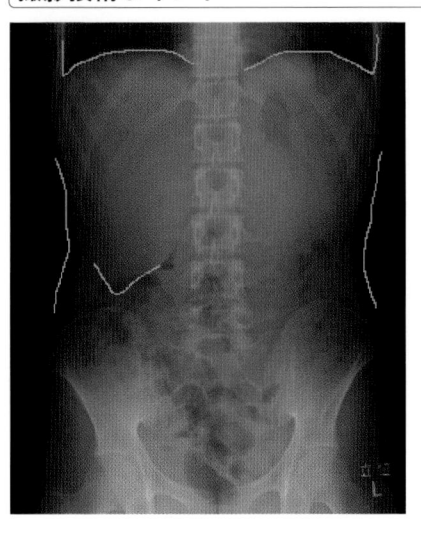

① 適正な撮影条件にて撮影する（条件，マーク位置）
② 横隔膜が十分に含まれるように撮影する
③ 側腹線条が観察できるような撮影条件にする

腹部　腹部臥位正面（A→P）

■撮影方法

腹部臥位正面（A→P）	85kV　400mA　フォトタイマ　150cm　（+）
体　位	背臥位．前後方向．腹部正中をカセッテの中心，下縁を恥骨結合下端に合わせる．最大呼気停止にて撮影する．
中心線	腸骨稜上縁に入射する．

腹部臥位正面（A→P）

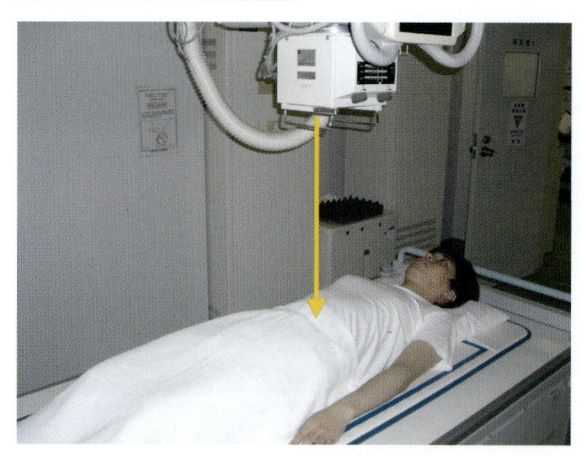

腸骨稜上縁に入射恥骨を含める

■ 画像評価

X線画像のポイント

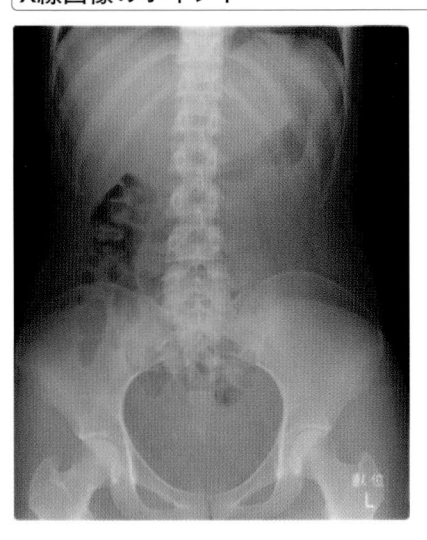

恥骨結合下端を必ず含み描出する．濃度は下腹部が濃度不足にならず，側腹線条・腸腰筋・腸管ガス像を明瞭に描出する．肝臓，腎臓，脾臓などの境界を描出する．

撮影技術ポイント

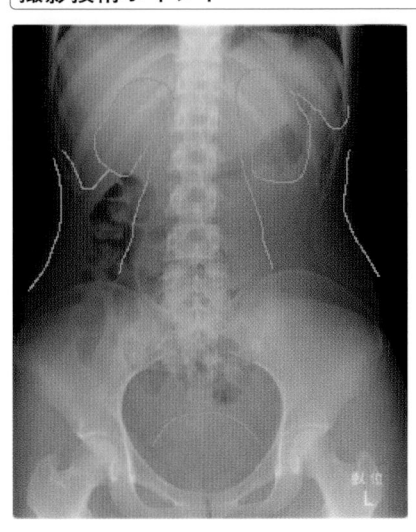

①適正な撮影条件にて撮影する（条件，マーク位置）
②基本的に恥骨部分，腎陰影が十分に含まれるように撮影する
③側腹線条が観察できるような撮影条件にする

腹部　腹部側臥位正面（デクビタス）

■撮影方法

腹部側臥位正面（デクビタス）	75kV　25mAs　120cm　　（＋）
体　位	左下側臥位．前後方向．補助具として発泡スチロールを下に敷き，腹部正中と肋骨弓下縁をカセッテの中心にする．通常はこの体位のまま3分程度経過後撮影する．
中心線	カセッテを中心に入射する．

腹部側臥位正面（デクビタス）

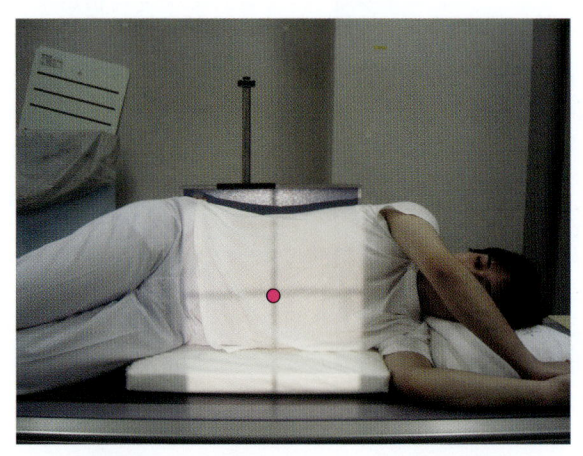

補助具として発泡スチロールを下に敷く

■画像評価

X線画像のポイント

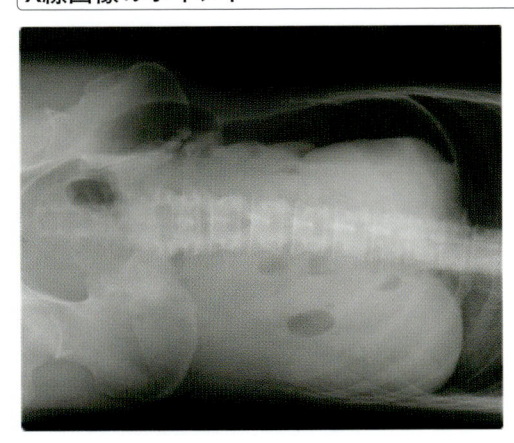

横隔膜を描出し，側腹線条が見えるようにする．穿孔疑いの場合はfree airが確認でき，イレウス疑いの場合は腸管ガスが明瞭に確認できる濃度にする．

撮影技術ポイント

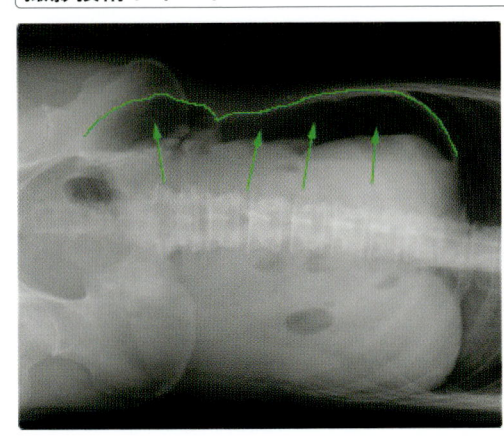

①適正な撮影条件にて撮影する（条件，マーク位置）
②検側の肺は十分に描出するように補助具（発泡スチロール）を上手に使用する
③腹腔内の穿孔などを確認するときに用いられることが多いので，肝臓を上にする体位で行う

| 腹部 | 骨盤計測（グースマン, マルチウス） |

■撮影方法

グースマン	100kV　500mA　0.1sec　200cm　（+）
体　位	立位．左→右方向．カセッテ中心と照射野中心を合わせ，カセッテ側大転子をカセッテ中心に密着させる．次に計測メジャーを挟み，照射野側の大転子を照射野中心に合わせる．
中心線	カセッテに対して垂直．大転子隆起部から垂直上方に5cm，水平方向に2cmの位置に入射する．

マルチウス	100kV　500mA　0.1sec　200cm
体　位	半座位．脚を伸ばして両手を撮影台につき，上体を半座位55°の状態で支える．矢状面は垂直にする．恥骨が欠けないように大腿部に鉛ゴムを置きハレーション防止を行う．患者撮影後，メジャーを大転子隆起部より3cm上方の高さに置き，指程度の低条件で再度撮影する．
中心線	カセッテに対して垂直．大転子隆起部より臀部側へ5cmの正中に入射する．

グースマン

マルチウス

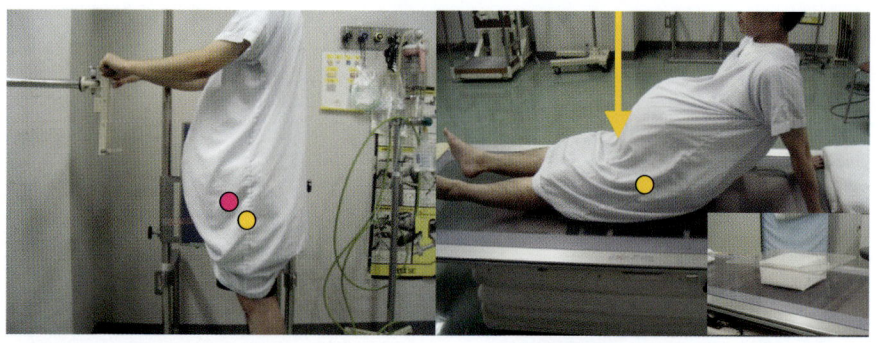

大転子隆起部（●）から垂直上方に5cm，水平方向に2cmの位置に入射（●）

大転子隆起部（●）より臀部側へ5cmの正中に入射

■ 画像評価

X線画像のポイント

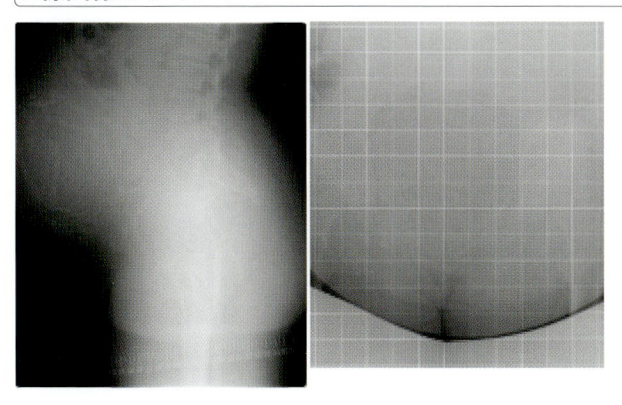

グースマン 左右の両大腿骨頭を同心円状に描出する．仙骨岬角，仙骨尖，恥骨結合内壁を明瞭に描出する．臀部の下方に計測用のメジャーを描出する．

マルチウス 仙骨は正中線と恥骨結合が一致し，閉鎖孔が閉鎖した像を描出する．骨盤腔の前縁は恥骨内縁が，後方は仙骨岬角および第1仙縁を接線像として描出する．

撮影技術ポイント

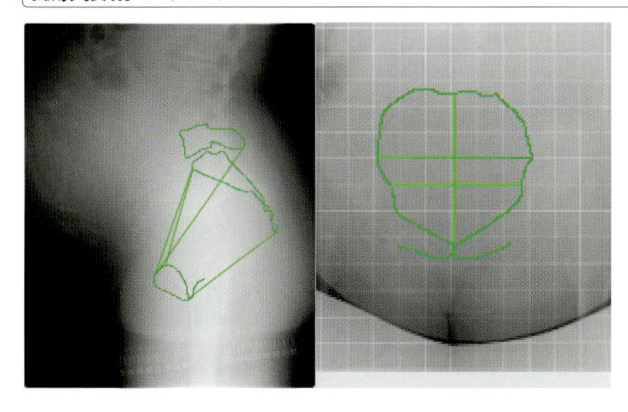

グースマン
① 恥骨から尾骨を明瞭に描出する
② 両大腿骨頭縁が重なり合うように描出する
③ 計測用メジャーを必ず入れる

マルチウス
① 恥骨結合を描出し，骨盤腔内を明瞭に描出する
② 計測用メジャーを必ず入れる

B．腹部画像診断

I．急性腹症
II．腹部外傷

Ⅰ. 急性腹症

　夜間診療時には，腹痛をはじめとしてさまざまな疾患を伴った患者が来院する．腹痛の多くは，食道や胃腸などの消化器系の病気や泌尿器系の病気，女性では子宮や卵巣などの婦人系の病気に見られる．また，心臓病でもときに腹痛が見られ，食べ過ぎや飲み過ぎ，便秘，精神的な緊張からでも腹痛は起こりうる．画像診断においては，基礎的疾患やガスの状態把握には超音波検査やX線検査を行うことが多い．

■急性腹症の初療時の注意

　急性腹症の患者にはまず病歴をしっかり聞くことが必要で，問診を行い次に触診や打診などの診察を行う．触診は腹痛のないところからゆっくり行い，鼠径部までしっかり視診・触診を行う．鼠径ヘルニア・大腿ヘルニアの嵌頓や精索炎・副睾丸炎なども見逃さないようにする．その後腹部超音波検査やX線検査を行う．腹部超音波検査は，腹部全体を見て閉鎖孔ヘルニアなどを見逃さないようにし，胸部，腹部（立位，臥位）は決められたルーチン検査法に従って行う．腹部の基本は仰臥位である．左側側臥位（デクビタス）撮影を追加する場合もある．

■急性腹症の原因を診断するために行われる検査について

- 触診：腹部の診察で多くの情報が得られる
- 血液検査：炎症反応の程度，肝臓，膵臓，腎臓などの機能検査（胆嚢炎，膵炎，腎結石），貧血の程度（消化管出血，腹腔内出血）を評価する
- 尿検査：血尿（腎・尿管結石），尿中アミラーゼ（膵炎）をチェック
- 胸部・腹部X線検査：異常ガス像のチェックなど
- 腹部超音波検査：腹水，虫垂腫大，膵炎，胆嚢炎，水腎症などの診断に有用
- 腹部CT：特に造影剤を使用した造影CTは有用で，虫垂腫大，膵炎，腸管の壁肥厚など胆道系以外では腹部超音波より多くの情報が得られる．しかし，全身状態が悪いとき腎機能も低下しており造影剤が使用

できないこともある
- 血管造影：腸間膜動脈閉塞症，消化管出血，肝臓からの出血を疑い，インターベンションが必要な場合に行う．診断目的では現在ほとんど行わない
- 腹腔穿刺：腹水が貯留しているとき，その性状を把握するために行う

■腹部X線検査（立位，臥位）のチェックポイント ⇒p30～35参照

☞ 立位は，横隔膜が十分に含まれるように撮影する
☞ 臥位は，恥骨部分，腎陰影が十分に含まれるように撮影する
☞ 側腹線条が観察できるような撮影条件にする

■腹部超音波検査のチェックポイント

☞ 肝臓・胆嚢・脾臓・膵臓・腎臓など，実質臓器の形態異常の有無
☞ 胃・小腸・大腸などの管腔臓器の壁肥厚や内容物貯留異常の有無
☞ モリソン窩・ダグラス窩・膀胱上窩・肝表面などにおける腹水の有無・性状
☞ 子宮・卵巣など婦人科的異常の有無，卵巣嚢腫の有無
☞ 大動脈瘤の有無，総腸骨動脈瘤・内腸骨動脈瘤の有無

これらは腹部超音波検査では必ず全部チェックしなければならない．しかし，異常所見があるところばかりを見ていると他疾患を見落とすことがあるため注意が必要である．

■疾患を原因別に分類

- 急性胆嚢炎
- 急性膵炎
- 胃十二指腸の穿孔
- 急性虫垂炎
- 大腸憩室炎
- 腸閉塞（イレウス）

- 泌尿器疾患：腎，尿管結石
- 婦人科疾患：チョコレート嚢腫，卵巣嚢腫などの捻転，急性卵管炎
- 悪性腫瘍によるもの

急性胆嚢炎

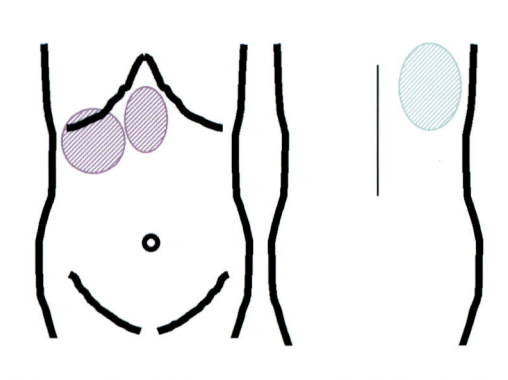

急性胆嚢炎の約95％は胆嚢結石が原因となり，炎症により壁が厚く拡張し，腹痛が出現する．超音波検査で腫大胆嚢内に結石を確認し，胆嚢壁肥厚と胆嚢に一致した圧痛が認められれば診断が可能である．約5％に結石を伴わないものがあり，無石胆嚢炎という．腫瘍などによる胆嚢管の閉塞や胆嚢動脈閉塞，長期絶食により，胆汁のうっ滞が起こり胆嚢炎を生じることがある．急性胆嚢炎に対して早期に手術を行う場合と，炎症鎮静後待機的に胆嚢摘出を行う治療法がある．

■腹部CT検査時のチェックポイント

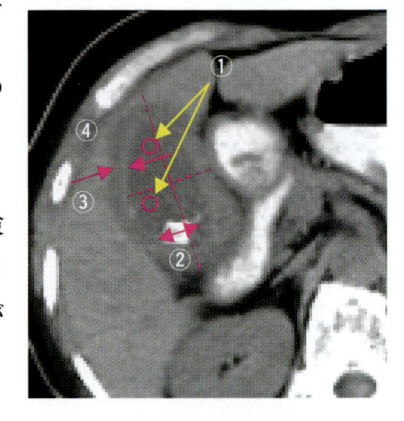

- ☞ 絶食状態か？（食事している場合はどれくらい経っているか）
- ☞ 胆嚢内部のCT値は上下2か所以上の値を測定する（胆泥の確認）（①）
- ☞ 胆石のCT値は？ 大きさは？（150HU以上を石灰化とする．CT検査にて描出されない場合がある）（②）
- ☞ 胆嚢および胆嚢壁の計測（7×3cmが正常で，8cm以上を腫大とする．3mm以上は壁肥厚）（③）
- ☞ 胆嚢壁肥厚のときは壁の外側のCT値を！（急性炎症：水っぽい，慢

性炎症：脂肪変性）（④）

〈症例〉胆石（コレステロール結石）　CT検査施行するが，結石は描出できず．MRI検査にて結石認めた症例（→）．胆道系の結石はCTにて描出できない場合があり，結石を疑うときは超音波が優先される．

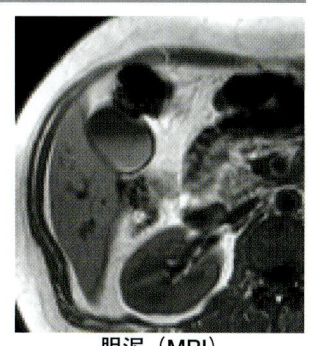

胆泥（MRI）

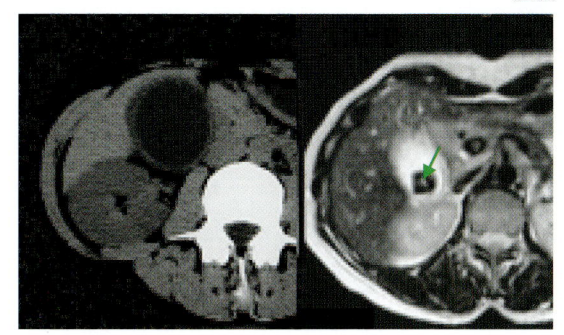

急性膵炎

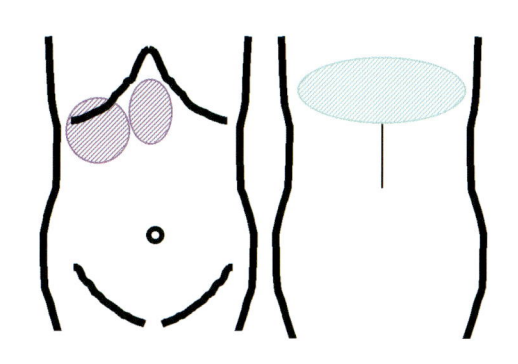

　膵臓の酵素が細胞の外に漏れ出して膵実質の破壊，脂肪壊死，膵出血などをきたす疾患で，膵臓のみならず他の臓器にも影響を与え，死亡率も50～80％ときわめて高い重篤な疾患である．症状は心窩痛から背中にかけて放散する激しい痛みが続く．特に暴飲暴食，飲酒，脂肪の多い食事後に起こりやすく，吐き気や嘔吐を伴うことがある．原因としては胆石膵炎，アルコール膵炎，特発性膵炎が1/3ずつを占める．腹部超音波検査にて膵腫大と膵周囲の浮腫を認める．通常の軽度の浮腫性膵炎であれば，絶飲食，抗生剤投与にて炎

症は治まる．注意すべきは急性壊死性出血性膵炎で，後腹膜浮腫や腹水が急激に増加し，脱水となり，腎不全になりやすいことである．腹水を伴いショックがある急性膵炎はICU管理をしたほうが安全である．

CT検査によるグレード
0．膵肥大なし
Ⅰ．膵肥大（限局性）
Ⅱ．膵肥大（びまん性）
Ⅲ．膵周囲に炎症が波及
Ⅳ．多臓器に炎症が波及

■ 腹部CT画像上での検査時のチェックポイント

- ☞ 絶食状態か？（食事している場合は食後どれくらい経っているか）
- ☞ 膵臓の大きさは？（正常時の大きさの把握：頭部3cm以下，体部2.5cm以下，尾部2cm以下，主膵管は3mm以下）
- ☞ 膵臓周囲のCT値は？（急性炎症：水っぽい，慢性炎症：脂肪変性）
- ☞ 急性膵炎の造影は腎機能をチェックする
- ☞ 胆石症を伴うことが多いので胆道から胆嚢内の結石に注意する
- ☞ 肝内肝管の拡張ある場合は乳頭部を注意して見る
- ☞ 前腎傍腔への炎症の波及を確認する
- ☞ 急性膵炎の場合は計画像（スキャノ，トポ）を注意深く観察する

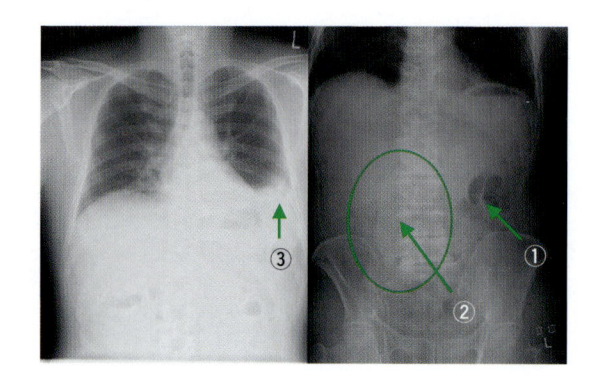

急性膵炎のX線写真の特徴（三兆候）
①sentinel loop sign（局所性イレウス）
②colon cut off sign（局所性イレウス）
③左胸水

〈症例〉急性膵炎　CT検査施行.
膵炎の画像チェックポイントは,
　①膵実質の大きさ
　②膵周囲の状態
　③結石（胆囊，胆管）の有無
　④腹水の有無　　である.

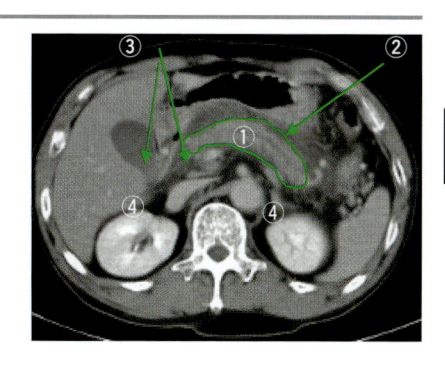

胃十二指腸潰瘍穿孔

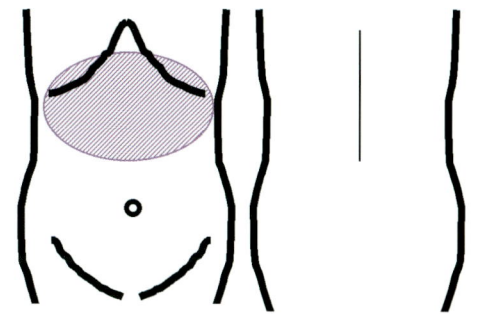

　突然，急激な心窩部痛にて発症し，腹筋が板状硬となる．多くはfree airを認めるが，場合によっては認められないこともあるので注意する．発症前からの空腹時痛（hunger pain）・夜間痛（night pain）があることが多い．胃潰瘍穿孔は比較的心窩部に疼痛が限局するのに対し，十二指腸潰瘍穿孔は心窩部から右上腹部→右下腹部へと痛みが移動するため，軽い場合には急性虫垂炎と間違うこともあり注意が必要である．胃潰瘍穿孔は癌を伴うことが多いため，内視鏡などにて病変部位を十分に観察診断してから開腹などに進むべきである．十二指腸潰瘍穿孔の場合は保存的治療が可能である．最初から腹水が多量に貯留しているものは保存的治療の対象とはならないが，腹水がまったくないか，モリソン窩に小量のみ存在し，増量傾向がないものなどが保存的治療の候補として経過を観察できる．

【デクビタス撮影】⇒p34〜35参照

　左下側臥位正面（デクビタス）撮影は，立位が困難な場合と，free airが少量の場合に追加する撮影法である．立位腹部X線撮影においても入射点の違いなどによりfree airを描出できない場合がある．立位でfree airを描出

するのであれば横隔膜中心に入射点を設定する．デクビタス撮影は基本的に肝臓側にfree airを描出するようにポジショニングを行うことが一般的で，free air少量の場合は腹部立位X線撮影では描出困難な場合があるため，しばらくの間デクビタスの体位を行った状態で時間（数分間）を待ってから撮影開始する．

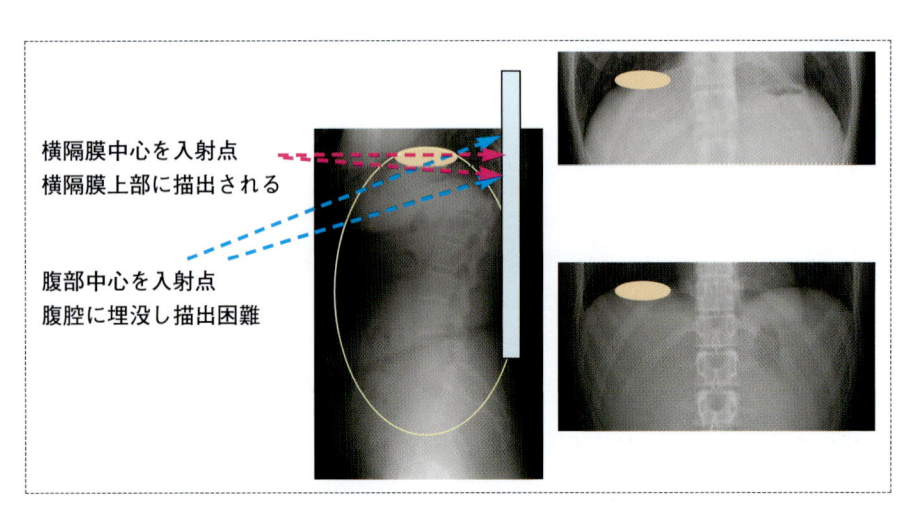

横隔膜中心を入射点
横隔膜上部に描出される

腹部中心を入射点
腹腔に埋没し描出困難

〈症例〉消化管穿孔　突然発症の圧痛，反跳痛，筋性防御あり．肝門部付近を中心にair bubbleが存在し，幽門部から球部にかけて壁肥厚の画像所見あり．消化管穿孔を疑っているが，通常の撮影法の胸部，腹部（立位）だけでは明らかなfree airを確認できない．濃度を調整することで横隔膜が二重線様に描出されるが，はっきりしないのでデクビタス撮影を追加した．肝右縁に少量のfree airを認め，消化管穿孔の確認をした（→）．このように少量のfree airは痛がる患者を無理に立たせて（坐位）描出できないことが多いので，デクビタス撮影を臨機に追加撮影することが大切である．CT検査ではウインドウ幅を広げてairの状態を観察することでfree airが確認できる（→）．

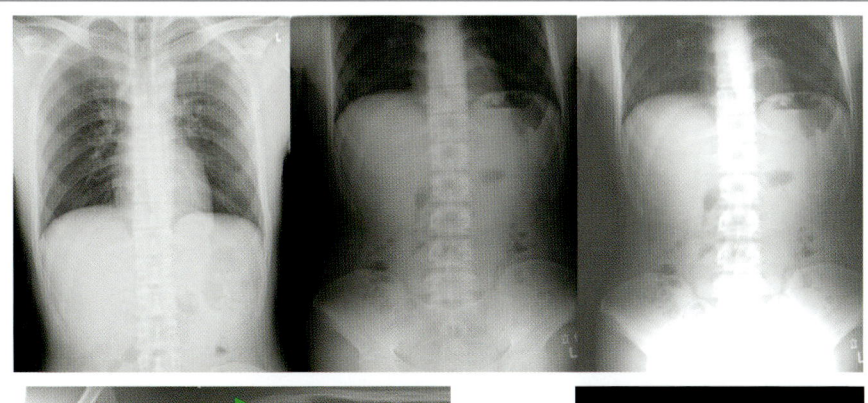

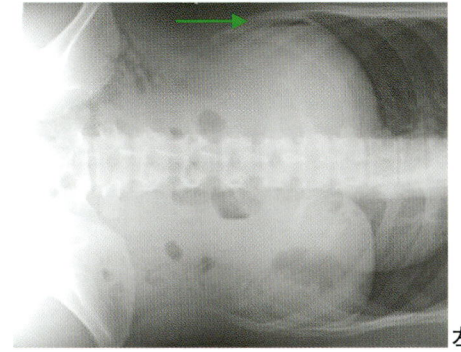

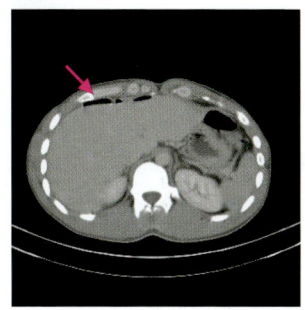

左下側臥位（デクビタス）

■ 腹部CT画像上での検査時のチェックポイント
　☞ ウインドウ幅を広げてairを確認する
　☞ 消化管の壁異常は？（胃穿孔は胃癌が多い）
　☞ 腹水を確認する（モリソン窩，ダグラス窩など）

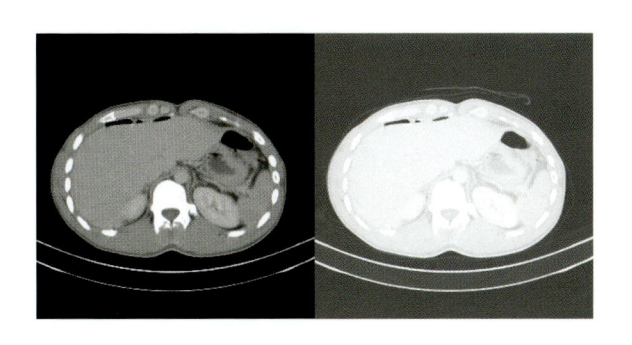

急性虫垂炎

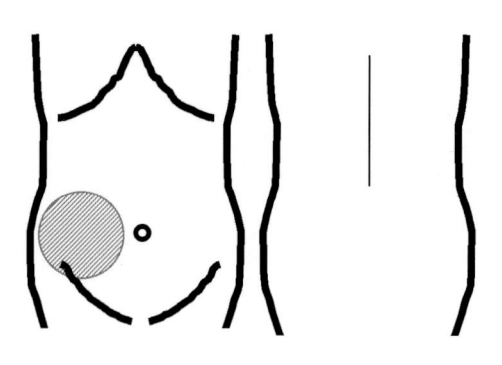

　腹部全体の痛み，特に心窩部痛また臍上部痛が起こり，並行して悪心・嘔吐，食欲不振などの消化器症状を伴う．右下腹部に限局した圧痛があり，発熱や血液検査で白血球増加の症状が揃っていれば，急性虫垂炎を最も疑う．炎症初期に穿孔を起こすと下腹部全体に腹膜刺激症状が顕著になり，右下腹部の腹膜刺激症状と，白血球増多（1万以上）などの炎症所見により開腹適応を決める．また，高齢者は穿孔を起こしていても発熱や白血球増加を伴わないことがあるので，慎重に診断すべきである．心窩部痛で来院した患者は，否定できるまでは虫垂炎の可能性があるものとして経過を観察する必要がある．

■ **腹部超音波画像上での検査時のチェックポイント** 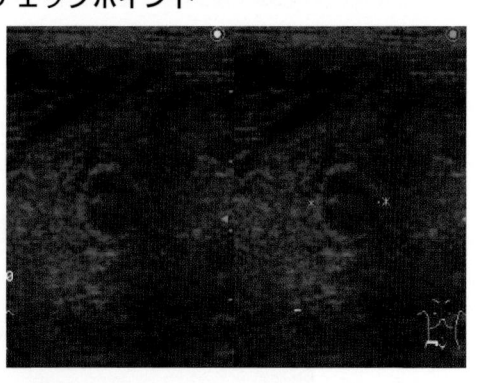
- ☞ 炎症初期には虫垂のみの壁肥厚腫大を伴うので確認する．三層構造として示されることが多い
- ☞ 炎症が進んだ場合には，虫垂周囲まで壁肥厚が及ぶので周囲まで確認する
- ☞ 炎症全体がlow echoicになり，糞石を伴うことが多いので注意する
- ☞ 右下腹部の麻痺性イレウス像とダグラス窩の腹水所見を確認する

■ **腹部CT画像上での検査時のチェックポイント**
- ☞ 虫垂周囲の炎症の波及（脂肪組織のCT値上昇）を確認する（①）

☞ 糞石を伴うことが多い（②）
☞ 右下腹部の麻痺性イレウス像を確認する
☞ ダグラス窩の腹水所見を確認する

> 〈症例〉**虫垂炎**　発熱，右下腹部痛を認め受診．血液検査にて白血球数の上昇と腹部の反跳痛，筋性防御を認めたためCT検査施行．虫垂と思われる付近に糞石を認め（→），周囲の脂肪組織のCT値上昇を認める（炎症症状）．

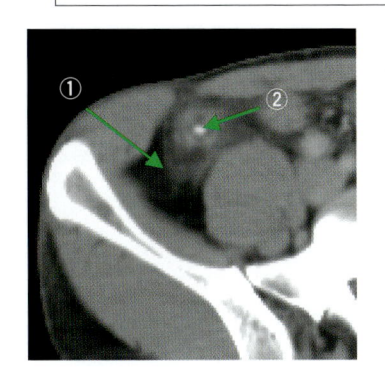

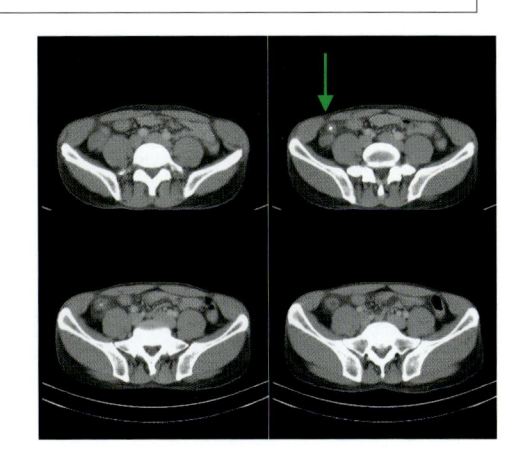

大腸憩室炎

心窩部痛が少なく，消化器症状が少ない．腹部症状からは急性虫垂炎と区別がつかないことがしばしばある．抗生剤投与にて改善した症例では，炎症が収まった段階で注腸透視を行って憩室の存在範囲を確認し，何回も憩室炎を繰り返すようであれば憩室部を含む回盲部切除を考慮したほうがよい．

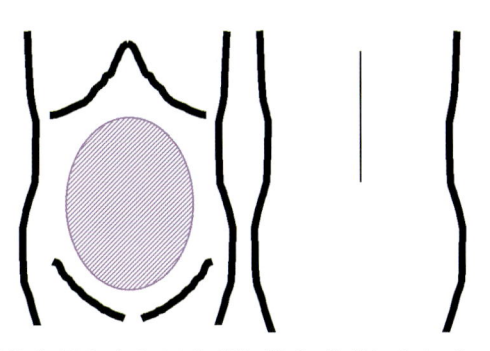

■腹部超音波画像上での検査時のチェックポイント
☞ 局所的な圧痛の部位に一致した偏在性の低エコー腫大病変を確認する
☞ 憩室が大腸壁より突出しているのを確認する
☞ 大腸の周辺の壁肥厚を確認する

■腹部CT画像上での検査時のチェックポイント
☞ 炎症部周囲の炎症の波及（脂肪組織のCT値上昇）を確認する（①）
☞ 憩室内の状態（出血，炎症など）を確認する（②）
☞ free airの有無（ウインドウ幅広げてair状態を確認）を確認する（③）
☞ ダグラス窩などの腹水所見も確認する

〈症例〉憩室炎　発熱，右下腹部痛を認め受診．CT検査施行．憩室（②）と思われる付近に脂肪組織のCT値上昇を認める（①，炎症症状）．腹部内のair状態（③）．

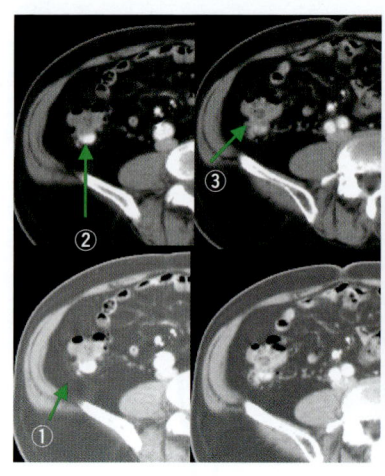

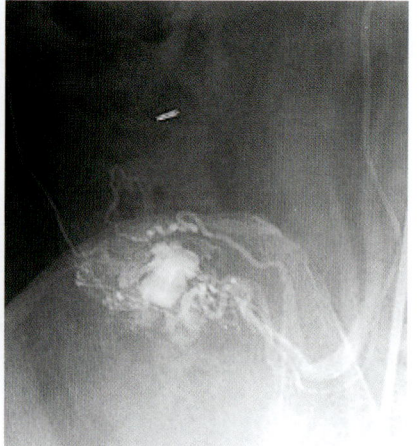

腸閉塞（イレウス）

　腸閉塞とは，なんらかの原因により腸管内容の通過障害が起こることであり，それに伴う腹痛，悪心・嘔吐，排ガス排便の停止などの症状が出現する．腫瘍や癒着などの器質的な原因があるものを機械的腸閉塞といい，このうち血行障害を伴わないものを単純性腸閉塞，血行障害を伴うものを複雑性腸閉塞と分類している．また，腸管内腔の器質的閉塞はないが，運動機能が障害されて腸内容が肛門側に運ばれない状態を機能的腸閉塞といい，腸管運動の減少した麻痺性腸閉塞と腸管の筋肉の痙攣による痙攣性腸閉塞に分けられる．

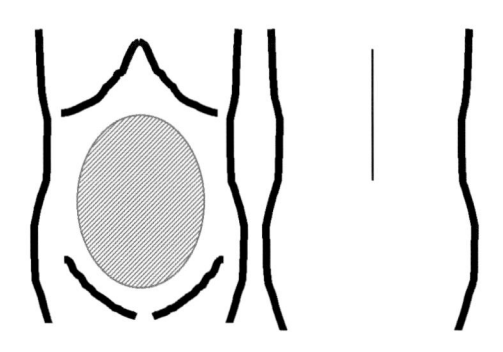

A. 機械的腸閉塞
　1. 単純性
　　a. 先天性：腸閉鎖，鎖肛
　　b. 腹腔内癒着：開腹手術後，外傷，腹腔内炎症，異物
　　c. 腸管壁の器質的変化：癌，その他の腫瘍，炎症性腸疾患，放射線性腸炎
　　d. 腸管外からの圧排：腹腔内腫瘍，癌転移，癌性腹膜炎，上腸間膜動脈症候群
　　e. 腸管内異物
　2. 複雑性
　　a. 絞扼性：腹腔内癒着（索状物，屈曲，捻転），内ヘルニア嵌頓
　　b. 腸管軸捻転
　　c. 腸重積
　　d. 外ヘルニア嵌頓

B. 機能的腸閉塞
　1. 麻痺性
　　a. 腹腔内急性炎症：開腹術後，急性化膿性腹膜炎，虫垂炎，膵炎，胆嚢炎，外傷
　　b. 腸間膜血管閉塞：血栓，塞栓
　　c. 脳脊髄疾患，中毒症，神経症，電解質不均衡
　2. 痙攣性
　　脳神経疾患，感染，鉛中毒

■腹部X線写真上での検査時のチェックポイント
☞ 腸閉塞と診断するのに最も有用で簡便な検査法である
☞ 小腸の異常なガス像，鏡面形成などで判断する

■腹部CT画像上での検査時のチェックポイント
☞ 液体貯留，腫瘤の存在，腸管の閉塞部位を同定するのに有用な検査法である
☞ 異常なガス像を確認する
☞ 腹水を確認する（肝周囲，モリソン窩，ダグラス窩など）
☞ 腹部全体を撮像する（ヘルニア疑いは鼠径部を含める範囲を撮像）
☞ 上腸間膜動脈が閉塞していないか確認する（造影検査が望まれる）
☞ 腸管の造影効果を確認する

〈症例〉絞扼性腸閉塞（イレウス）　5か月前に腹部叩打にて十二指腸破裂．腹部開腹手術歴あり．今回，腹痛出現し当院に搬送される．画像は，小腸ループの拡張が見られ（○），小腸壁の造影効果は弱く（→），壁の肥厚，周囲に腹水の貯留もあることから虚血の状態を示す．緊急開腹の適応である．

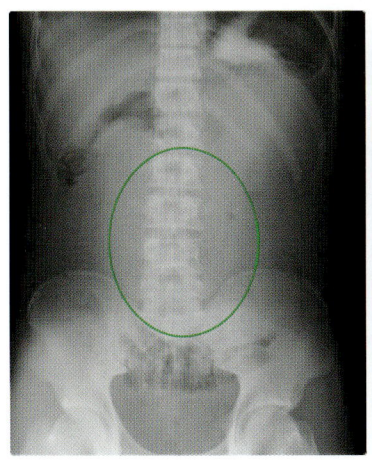

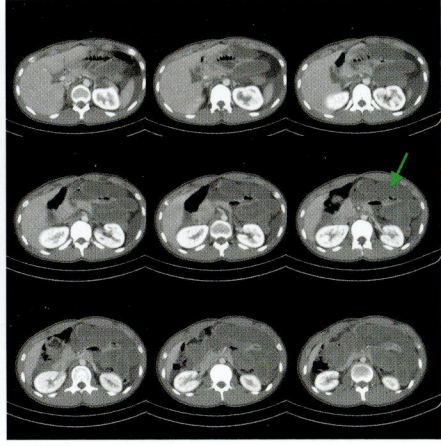

〈症例〉**遠位結腸閉塞型腸閉塞（イレウス）**　腹部エコーにてモリソン窩，ダグラス窩に腹水あり．精査目的にてCT検査を施行する．骨盤内のS状結腸付近に5cm長の全周性壁肥厚の腫瘤を認める（→）．周囲脂肪織浸潤の評価は困難であるが，明らかなリンパ腫大は認めない．小腸は全体に拡張し，液体貯留を伴っており，腫瘤による閉塞性イレウスが示唆される．盲腸の拡張は径9cmと高度であり穿孔の危険性がある（○）．遠位結腸閉塞の際に最も拡張するのは盲腸である．

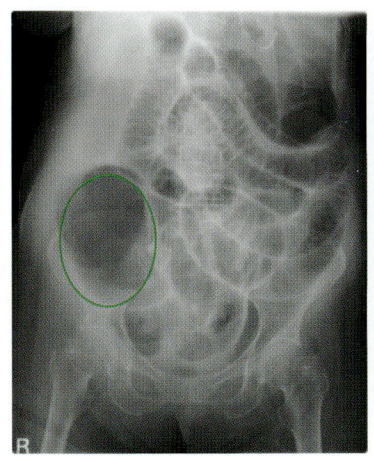

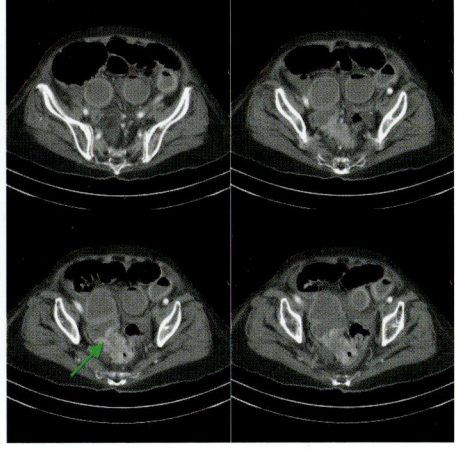

泌尿器疾患：腎，尿管結石など

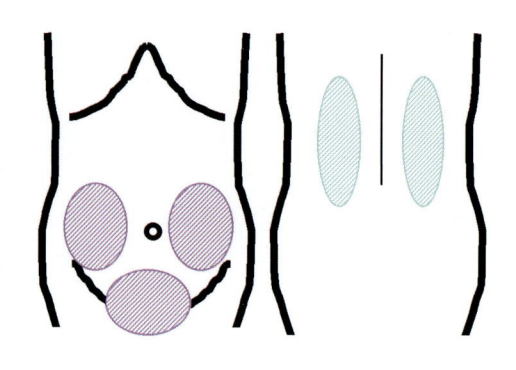

　尿管結石は急激な側腹部痛ではじまり，下腹部に放散し，尿管−膀胱移行部に嵌頓している場合には睾丸などに痛みが放散する．また尿管−膀胱移行部に嵌頓しているときには膀胱刺激症状を伴い，頻尿・残尿感を起こしてくる．ほとんどの場合に，尿潜血・血尿が陽性である．しかし完全嵌頓の場合には陰性になることもあり，尿潜血・血尿が陰性であることが必ずしも尿管結石を否定することにはならない．尿管結石による疝痛発作であることが確定したならば，十分量の鎮痛剤・鎮痙剤の使用にて痛みを和らげる．

■KUB画像上でのチェックポイント

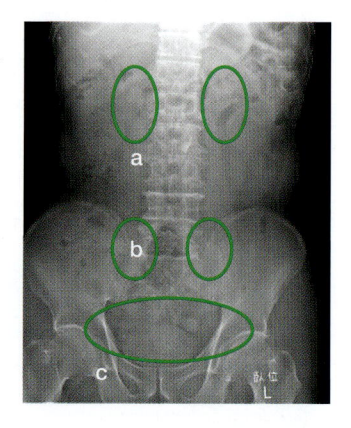

☞ 尿路系の石灰化を確認する（尿路系以外の石灰化の確認）
☞ 腰椎，骨盤を含めた骨の状態を確認する
☞ 結石のできやすい場所を確認する
　上端部（a），総腸骨動静脈交叉部（b），膀胱入口部（c）
☞ 腸腰筋の陰影を確認する

■腹部CT画像上でのチェックポイント

☞ 腎周囲の状態（溢流の状態），脂肪組織の状態を確認する（①）
☞ 結石の有無（結石のできやすい場所）を確認する（②）
　上端部（a），総腸骨動静脈交叉部（b），膀胱入口部（c）
☞ 腎盂，腎杯の拡張を確認する（③）
☞ 尿管の拡張を確認する（④）
☞ 尿管‐膀胱移行部を確認する（⑤）
☞ 造影CT検査を行ったときは左右腎の造影効果を確認する

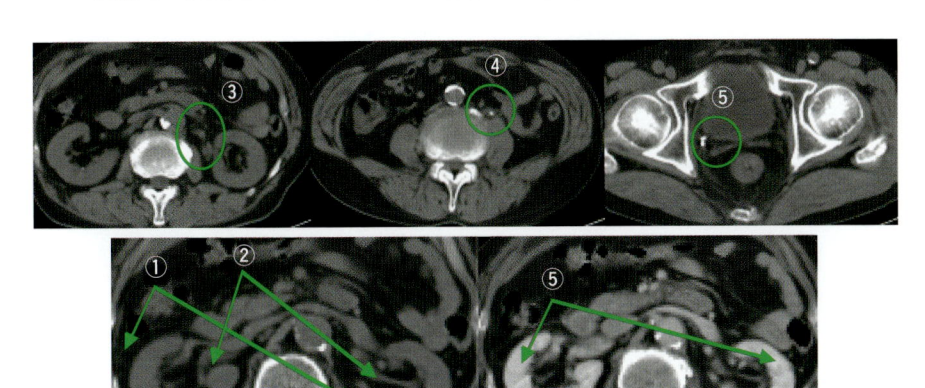

> 〈症例〉**腎溢流**　近医産婦人科にて掻爬施行．その後より腹痛，発熱，嘔吐あり．当院産婦人科受診し産婦人科的には問題ないが，腹部エコーにてにて右水腎症あり．原因検索のためCT検査を施行する．若干腫大した子宮と，子宮卵管造影による造影剤の骨盤腔貯留が認められる（→）．腹痛原因と考えられる右側腹部には尿管狭窄があり，水腎症を認め（○），腎実質部からの漏出を認める．

腹部CT造影検査後には，腹部臥位正面（KUB）を1枚追加することで腹部全体，とくに尿路系の画像情報が増える．

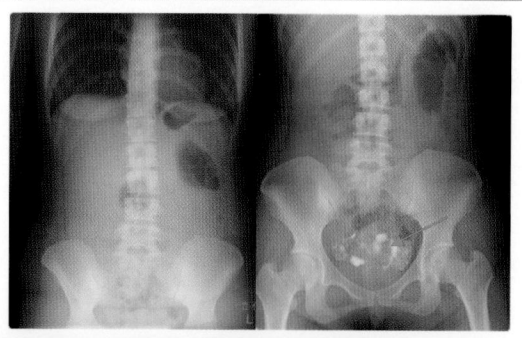

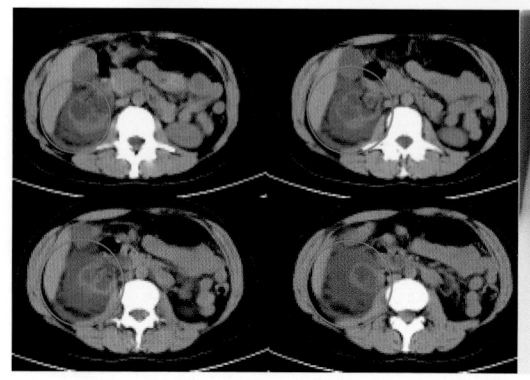

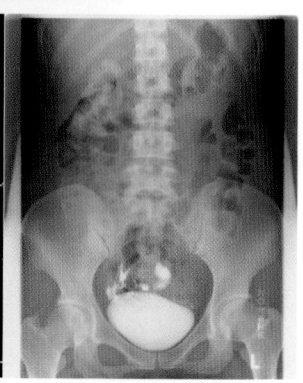

腹部CT造影検査後KUB

婦人科疾患：チョコレート嚢腫

　突然の下腹部痛にて発症し，腹部超音波検査にてダグラス窩に腹水およびチョコレート嚢腫を確認できる．腹水も少しhigh echoicである．子宮内膜症の一部であり，通常は月経困難症・生理痛を伴うが，必ずしも伴わないことがある．現在は保存的治療が主流であり，すぐには開腹しない．

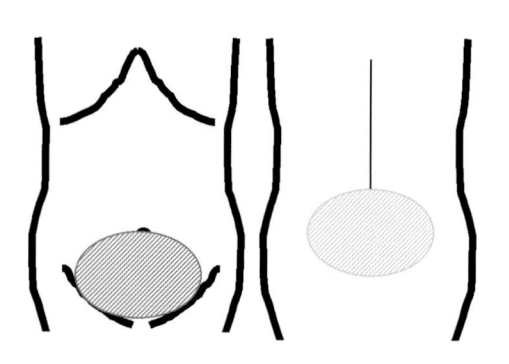

〈症例〉チョコレート嚢胞　突然の腹部，背部痛にて搬送されCT検査を施行．子宮には多発筋腫が見られるが，痛みの高さとは異なっている．左卵巣がやや腫大している．MR画像では同部位にT1短縮を示す嚢胞様所見が認められ，脂肪抑制はされない．内部はグラジエント状の状態（シェーディング）を示し，典型的なチョコレート嚢胞様の所見．

■腹部CT画像上でのチェックポイント

☞ 骨盤内臓器の状態（子宮，卵巣，卵管の配置）を確認する
☞ 腹水を確認する（①，ダグラス窩）
☞ 腫瘤の内部CT値を測定する（出血成分または水または脂肪）
☞ 腫瘤壁の状態（厚さ，造影効果など）を確認する

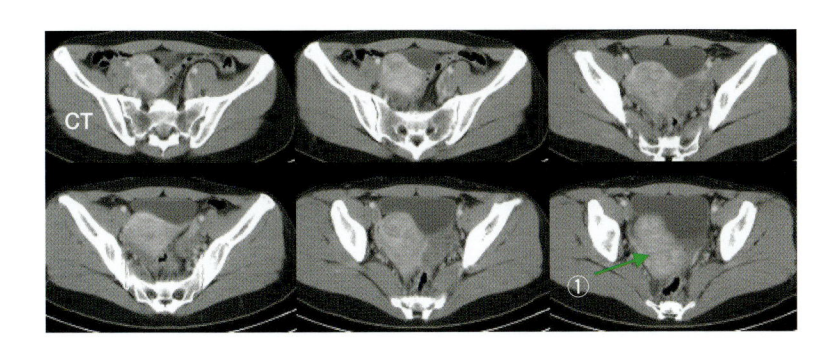

■腹部MR画像上でのチェックポイント

☞ 骨盤内臓器の状態（子宮，卵巣，卵管の配置）を確認する
☞ 腹水を確認する（①，ダグラス窩）
☞ 腫瘤の内部信号状態を確認する
　出血成分：T1画像—高信号

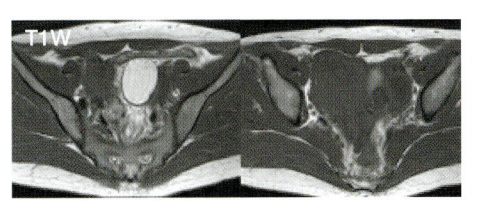

T2画像―高～等
　　　信号
脂肪抑制画像―
　　　高信号
水成分：T1画像―低信号
　　　T2画像―高～等
　　　　信号
　　　脂肪抑制画像―
　　　　低信号

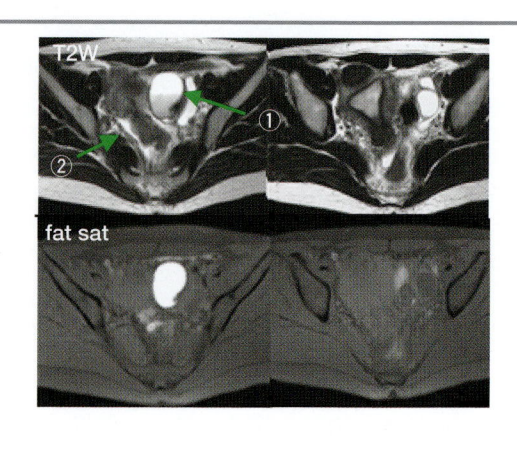

☞ T2画像にて腫瘤内部シェーディング（グラジエント状の信号，出血成分）を確認する（②）
☞ 腫瘤壁の状態（厚さ，造影効果など）を確認する

婦人科疾患：卵巣嚢腫茎捻転

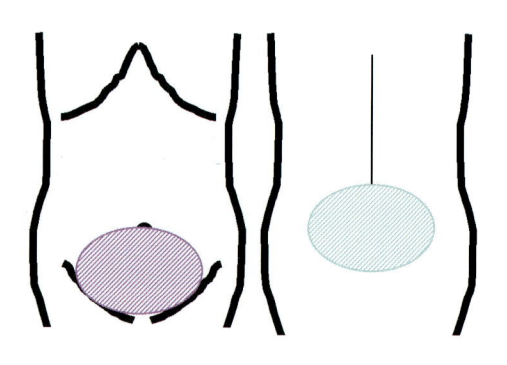

　腹部超音波検査にて圧痛部位に一致して緊満した卵巣嚢腫を確認できる．茎捻転を起こす卵巣嚢腫は直径が3cm以上ある．突然の下腹部痛で発症する．デルモイドシストが茎捻転を起こしてくる場合には，腹部X線写真にて石灰化した歯牙などが写り，卵巣内容は高エコー・低エコーの混在を示す．捻転が疑われれば，術前に腹部CTは必ず施行する．早めに手術すれば核出術のみで卵巣を残せる可能性もあるため，手術を急ぐ．

〈症例〉卵巣嚢腫茎捻転　突然の腹部，背部痛．超音波上，左側にcystic massを認めたためCT検査を施行．付属器由来と考えられるcystic massがある．造影を行い，腫瘍壁の造影効果は保たれている．左上縁付近に管状構造があり，渦巻状あるいは同心円状の卵管が描出されたなら捻転の可能性が高い．

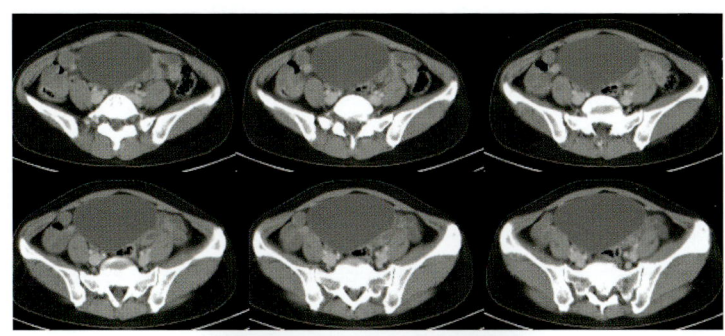

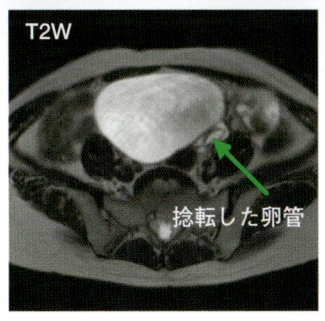

捻転した卵管

■腹部CT画像上でのチェックポイント
☞骨盤内臓器の状態（子宮，卵巣，卵管の配置確認）を確認する
☞腹水を確認する（ダグラス窩）
☞腫瘍の内部CT値を測定する（出血成分または水または脂肪を確認）
☞腫瘍壁の状態（厚さ，造影効果など）を確認する

Ⅱ. 腹部外傷

■ 腹部外傷の初療時の注意

　腹部外傷の患者が搬入されたらまずに腹部超音波検査を行い，腹腔内出血・free airの有無と損傷臓器の検索を行う．理学所見・腹部超音波検査にて所見があれば腹部造影CTを行い，損傷臓器の同定を確実なものとする．腹部外傷の腹部CTは造影検査が望ましく，造影CT後に腹部臥位正面（KUB）を撮ることで画像情報が増える．

　損傷臓器・腹腔内出血量を腹部超音波検査・腹部造影CTにて推定し，動脈性の持続出血があれば血管外漏出として描出されるので，この場合はIVRの対象となる．腹腔内出血・肝脾腎損傷の実質損傷があっても，バイタルが安定しており腸管破裂が否定できるときには保存的に加療できる．血圧・尿量が低下するようであれば損傷臓器の選択的緊急血管造影を行い，extravasationがあればスポンゼル細片もしくはコイルにて血管塞栓術を行う．

■ 実質臓器損傷の区分

- 肝臓（肝臓損傷）
- 脾臓（脾臓損傷）
- 腎臓（腎臓損傷）
- 膵臓（膵臓損傷）
- 消化管（消化管損傷）〔食道，胃，十二指腸，小腸，大腸〕
- 腹部刺創・切創
- 腹部銃創

肝臓損傷

　肝臓損傷における開腹適応は比較的少ないが，急速に出血が進行し血管造影を行っている余裕のない患者には緊急開腹を行わなければならない．右下部肋骨骨折がある場合は肝損傷の合併を常に考慮しなければならない．

Ⅰ型　被膜下損傷　subcapsular injury

　肝被膜の連続性が保たれている（腹腔内出血を伴わない）ものをいう．ただし，少量の腹腔内出血を認める場合でも，損傷の形態が肉眼的，画像診断的に被膜下血腫または中心性破裂と判断されるものはこれに含める．

a．被膜下血腫　subcapsular hematoma　　　b．中心性破裂　central rupture

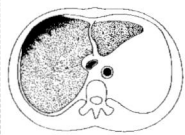

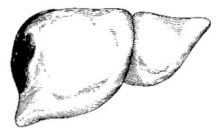

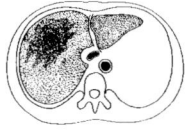

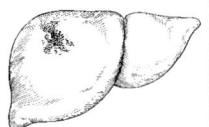

Ⅰa型　皮膜下血腫　　　　　　　　　　　　Ⅰb型　中心性破裂

Ⅱ型　表在性損傷　superficial injury

　深さ3cm以内の損傷をいう．

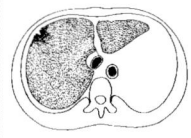

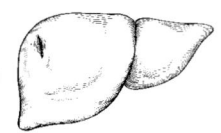

Ⅱ型　表在性損傷

Ⅲ型　深在性損傷　deep injury

　深さ3cm以上の深部に達している損傷をいう．
複雑型；創縁や破裂面など損傷の形態が複雑で，組織挫滅が広範に及ぶもの．組織の壊死を伴うものはここに入る．

a．単純型　simple type

　創縁や破裂面など損傷の形態がsimpleで，組織挫滅の少ないもの．組織の壊死は伴わない．

b．複雑型　complex type

　創縁や破裂面など損傷の形態が複雑で，組織挫滅が広範囲に及ぶもの．組織の壊死を伴うものはここに入る．

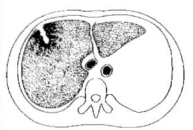

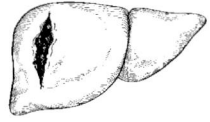

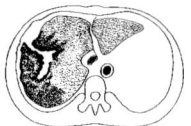

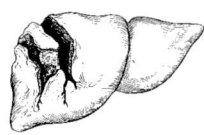

Ⅲa型　単純型深在性損傷　　　　　　　　Ⅲb型　複雑型深在性損傷

（日本外傷学会肝損傷分類委員会．日本外傷学会肝損傷分類．日外傷会誌．1997；11：29．）

〈症例〉**肝臓損傷（Ⅲb）**　交通外傷．腹部に打撲傷あり．肝右葉後区主体に一部被膜に達する不整な低濃度区域が広がり（→），S6/7には一部高濃度区域を認める．門脈後区域枝は一部不明瞭である．この低濃度域と連続してIVC周囲にも低濃度域を認めるが，IVCは保たれている．

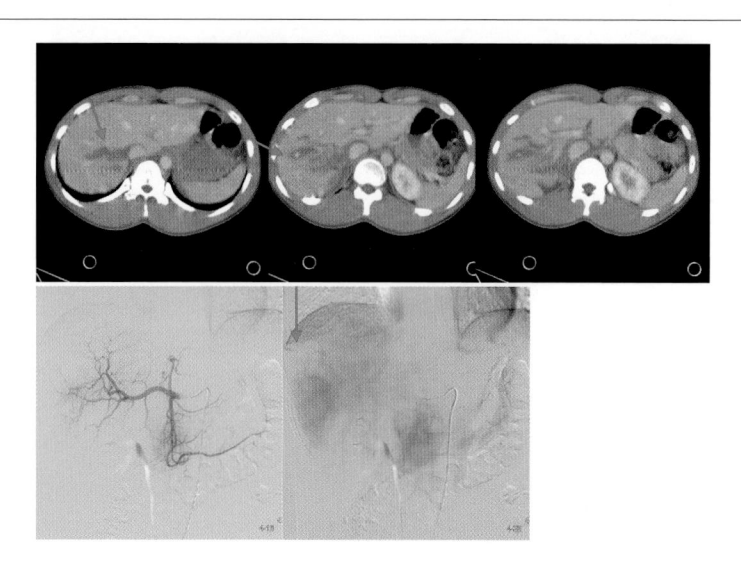

■ 肝損傷を疑うときの胸部CT画像上でのチェックポイント

- ☞ 肝の形状を把握する
- ☞ 造影効果は均一か
- ☞ 血管系（動脈，静脈，門脈）を確認する
- ☞ 門脈枝を確認する
- ☞ 肝周囲腔の状態（腹水など）を確認する
- ☞ free airはないか確認する
- ☞ その他臓器の状態を確認する
- ☞ 骨折はないか確認する

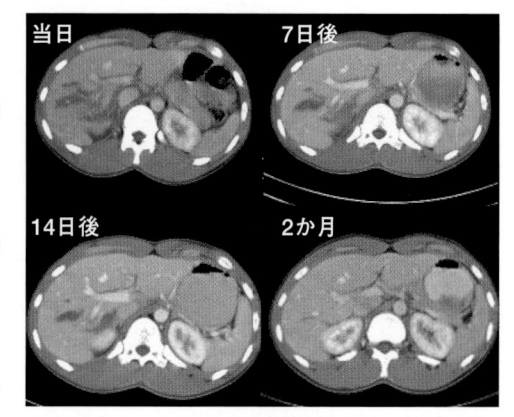

脾臓損傷

脾臓損傷は左側腹部打撲，左下部肋骨骨折，腹腔内出血があれば疑う．出血の持続と，遅発性脾破裂を十分に観察する必要がある．

I型　被膜下損傷　subcapsular injury

脾被膜の連続性が保たれている損傷をいう．これには脾被膜下血腫（subcapsular hematoma）および脾内血腫（intrasplenic hematoma）が含まれる．

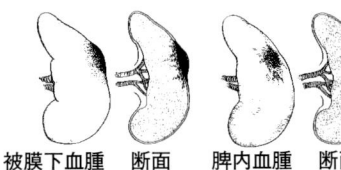

被膜下血腫　断面　　脾内血腫　断面

II型　被膜損傷　capsular injury

被膜損傷のみか，わずかの実質損傷を伴うものをいう．主な損傷は被膜の損傷である．実質損傷の深さは2～3mmくらいのもので，現在の画像診断学では診断困難な程度の損傷をいう．

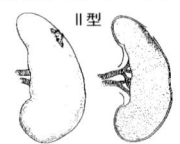

皮膜損傷　断面 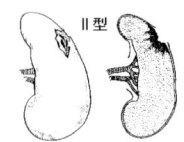　　実質損傷を伴う　断面

III型　実質損傷　parenchymal injury

　a．単純型　simple type　　　　b．離断型　transection

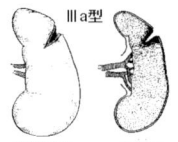

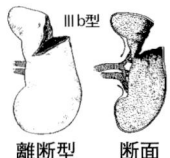

単純型　断面　　離断型　断面

単純な損傷で組織挫滅がないもの　　脾臓が完全に離断しているもの

c. 複雑型　complex type　　　d. 粉砕型　fragmentation

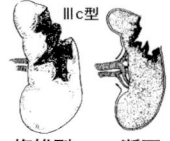

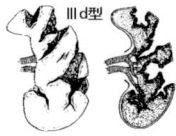

複雑型　断面　　　　　　　粉砕型　断面

複雑でない損傷で組織挫滅を伴うもの　　3つ以上の脾片に分断されているもの

Ⅳ型　脾門部血管損傷　hilar vessel injury

脾動・静脈本幹から脾実質に入るまでの血管のみの損傷をいう．

脾損傷に合併した脾門部血管損傷の表現，脾門部血管損傷．

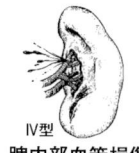

Ⅳ型
脾内部血管損傷 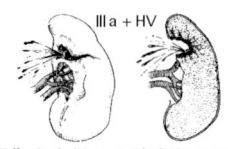　　　　　　　脾損傷を合併した脾内部血管損傷

（日本外傷学会脾損傷分類委員会．日本外傷学会脾損傷分類．日外傷会誌．1997；11：30．）

〈症例〉脾臓損傷（Ⅲc）　交通外傷．バイク単独事故．腹部打撲．肋骨X線検査にて左8-10 Th ribに骨折が認められる（→）．同部位のCT検査を施行し，直下の脾臓はほとんど離断に近い状態で，明らかなextravasationと腹腔内出血が見られる．脾損傷（typeⅢb）と考える．肋骨骨折近傍の左肺下葉には肺挫傷が見られ，ごく軽微な気胸も見られる．また周囲皮下組織にはair bubbleが見られる（→）．

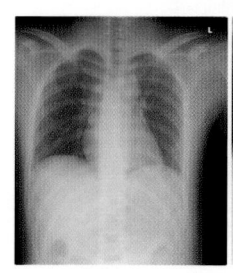

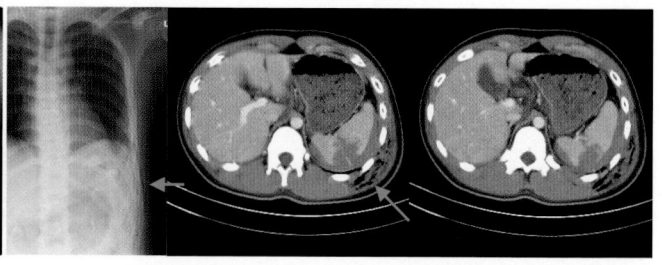

■脾損傷を疑うときの腹部CT画像上でのチェックポイント

☞ 脾の形状を把握する
☞ 造影効果は均一か
☞ 血管系（動脈，静脈，門脈）を確認する
☞ 脾周囲腔の状態（腹水など）を確認する
☞ free airはないか確認する
☞ その他臓器の状態（肺など）を確認する
☞ 骨折はないか確認する

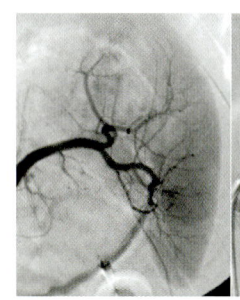

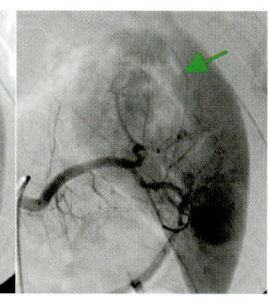

脾損傷部（→）

腎臓損傷

腎臓は後腹膜臓器であるため，腹腔内出血をきたすことは少ない．多少の損傷があっても保存的に経過を観察できることが多い．しかし，腎茎部損傷・増大する後腹膜血腫・多量の血尿があるときは急いで処置をしなければならない．

Ⅰ型　腎被膜下損傷　subcapsular injury

腎被膜の断裂を認めない損傷形態で，挫傷，被膜下血腫，実質内血腫を含む．そのうち挫傷は画像診断でとらえ難い場合が多いが，通常は臨床所見を加味して診断する．

　a. 挫傷　　　　　　b. 被膜下血腫　　　　　c. 実質内血腫
　　contusion　　　subcapsular hematoma　　parenchymal hematoma

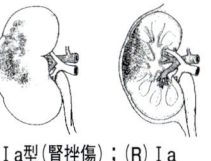

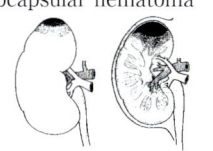

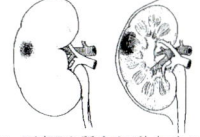

Ⅰa型（腎挫傷）；(R)Ⅰa　　Ⅰb型（腎皮膜下血腫）；(R)Ⅰb　　Ⅰc型（腎実質内血腫）(RI)Ⅰc

Ⅱ型　腎表在性損傷　superficial injury

裂傷がcollecting systemへ達していない損傷（表在性裂傷）を指し，尿

漏が認められない腎実質裂傷である．腎被膜の損傷を伴い腎周囲の血腫を合併することが多い．

表在性裂傷　superficial laceration

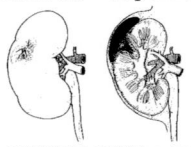

Ⅱ型（腎表在性裂傷）；(RI) Ⅱ (H_1)

Ⅲ型　腎深在性損傷　deep injury

裂傷がcollecting systemに波及している損傷をいう．ほとんどの場合に尿漏が見られるが，画像診断で尿漏が認められなくてもcollecting systemに損傷が波及していると考えられる．深在性裂傷，離断，粉砕の3損傷形態に分けることができる．

a. 深在性裂傷　deep laceration　　b. 離断　transection　　c. 粉砕　fragmentation

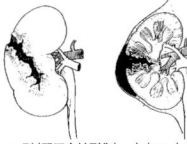

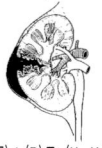

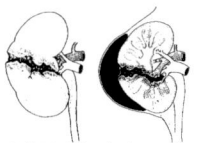

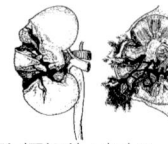

Ⅲa型（腎深在性裂傷）；(R) Ⅲa (H_1, U_1)　　Ⅲb型（腎離断）；(R) Ⅲb (H_1, U_1)　　Ⅲc型（腎粉砕）；(R) Ⅲc (H_2, U_2)

Ⅳ型　腎茎部血管損傷　pedicle injury

腎動静脈起始部から腎実質に入るまでの血管損傷を指す．腎動脈閉塞（a）と茎部動静脈損傷（b）に分ける．

a. 腎動脈閉塞　　　　　　b. 茎部動静脈損傷
renal artery occlusion　　avulsion or disruption of renal pedicle vasculature

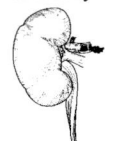

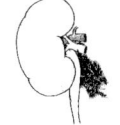

Ⅳa型（腎動脈閉塞）；(R) Ⅳa　　Ⅳb型（腎茎部静脈損傷）；(R) Ⅳb (H_3)

（日本外傷学会腎損傷分類委員会．日本外傷学会腎損傷分類．日外傷会誌．1997；11：32-33.）

〈症例〉**腎臓損傷（Ⅲc）**　交通外傷．バイク単独事故．腹部打撲．CT検査を施行する．右腎はwedge状の低濃度域が多発しており，部分損傷が示唆される．右腎動脈の明らかな断裂はない．明らかなextravasationは認めない．腎盂以降の尿路系は同定されない．perirenal space hematomaを認める（○）．

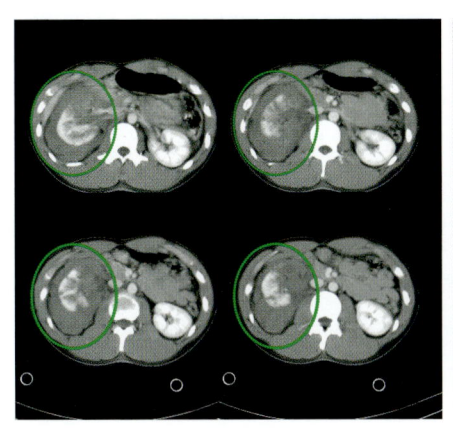

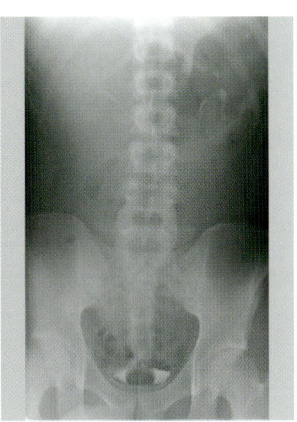

腹部CT造影検査後KUB

■ 腎損傷を疑うときのCT画像上でのチェックポイント

☞ 腎の形状を把握する
☞ 腎の左右は造影効果に差はないか確認する
☞ 血管系（動脈，静脈）を確認する
☞ 腎盂，尿路系を確認する
☞ 腎周囲腔の状態（腹水など）を確認する
☞ free airはないか確認する
☞ その他臓器の状態を観察する
☞ 骨折はないか確認する

腹部CT造影検査後には，腹部臥位正面（KUB）を1枚追加するだけで腹部全体，とくに尿路系の画像情報が増える．

膵臓損傷

　膵臓損傷で問題となるのが主膵管損傷の有無と膵挫傷の程度である．腹部CTや腹部超音波検査にて主膵管損傷の有無・損傷の程度を確認するが，断裂の有無は判断が難しい．主膵管の完全断裂は絶対手術適応になる．主膵管の不全断裂は主膵管からの漏れが多ければ開腹したほうが安全であるし，漏れが少なければ保存的に観察できる．末梢膵管からの造影剤の漏れは原則として保存的に加療する．膵挫傷にて膵周囲滲出液が増加してくるものは相対的手術適応である．

　膵損傷の原因として自損事故を起こした場合のハンドル外傷が多い．

Ⅰ型（挫傷）
　膵損傷は軽症で膵被膜（後腹膜）の連続性が保たれて直接に腹腔に膵液の漏出のないものをいう．損傷形態としては点状出血，血腫，軽度の挫滅を指す．

Ⅱ型（裂傷）
　膵実質の損傷はさまざまであるが主膵管損傷を伴わないもの．

Ⅲ型（膵管損傷）
　a型：膵体・尾部（distal）の主膵管損傷
　b型：膵頭部（proximal）の主膵管損傷，副膵管損傷，膵内胆管損傷の伴うものをいう．

膵管損傷が肉眼的，膵管造影で確認できなかった場合は，
1）直径の1/2以上の裂傷および穿通創
2）中心部の穿通創
3）高度の挫滅壊死あるいは浸軟壊死を伴うものは膵管損傷とみなす
（日本外傷学会膵損傷分類委員会．日本外傷学会膵損傷分類．日外傷会誌．1997；11：31．）

■膵損傷を疑うときの腹部CT画像上でのチェックポイント

☞ 膵の形状を把握する

☞ 膵の造影効果に差はないか確認する

☞ 膵周囲腔の状態（腹水など）を確認する
☞ free airはないか確認する
☞ その他臓器の状態を観察する
☞ 骨折はないか確認する

消化管損傷

　腸管破裂を疑わせる腹膜刺激症状があるとき，ある程度以上のfree airがあれば腹部超音波検査にて肝表面の腹膜直下にfree airが出現する．したがって腸管破裂を疑えば，まず腹部超音波検査にて丹念に肝表面を精査する必要がある．しかし超音波検査の所見のみではまだ確定診断とはならないため，必ずX線検査やCTにて確定診断をつけるようにする．腸管破裂を疑い，血圧が安定していれば立位もしくは坐位にて胸部X線写真・腹部X線写真を撮る．坐位の腹部X線写真では少量のfree airを描出することが困難なことが多いので，場合によっては左側臥位正面位（デクビタス）のほうがよい場合がある．また，血圧が安定しない症例，立位・坐位が取れない患者の場合には，左側臥位正面の腹部X線写真で，肝表面のfree airを捜すこととする．胸・腹部X線写真にてfree airは見つからないが，腸管破裂が強く疑われるときには腹部CTを撮り，微細なfree airを捜す．腹部CTにてもfree airが見つからないときは保存的に経過を観察してもよいが，腹膜刺激症状が増悪するようであれば，腹部CT・腹水穿刺などの検査を繰り返し，時期を逸せず開腹を行う．

食道損傷分類：

　部位はCe, I, Eで表し，前壁（ant），側壁（lat），後壁（post）のように記す．

　穿孔（Ⅱa）とは孔の長径が周径の1/3未満のもの，破裂（Ⅱb）とは周径の1/3以上であるが，食道壁の連続性が保たれているもの，離断（Ⅱc）とはその連続性が完全に断たれているものをいう．

　鋭的損傷の場合は型分類の前に刺創S，射創GSを付記．

Ⅰ型　非全層性損傷　non-transmural injury
　a．外膜・外膜筋裂傷　adventitia or adventitiomuscular tear
　b．壁内血腫　intramural hematoma
Ⅱ型　全層性損傷　transmural injury
　穿孔（Ⅱa）とは孔の長径が周径の1/3未満のもの，破裂（Ⅱb）とは周径の1/3以上であるが，食道壁の連続性が保たれているもの，離断（Ⅱc）とはその連続性が完全に断たれているものをいう．
　a．穿孔　perforation：孔の長径が周径の1/3未満のもの
　b．破裂　rupture：周径の1/3以上であるが食道壁の連続性が保たれているもの
　c．離断　transection：その連続性が完全に断たれているもの

胃損傷分類：

　部位はC，M，Aで表し，前壁（ant），後壁（post）に分ける（鋭的損傷の場合は型分類の前に刺創S，射創GSを付記）．
Ⅰ型　非全層性損傷　non-transmural injury
　a．漿膜・漿膜筋層裂傷　serosal or seromuscular tear
　b．壁内血腫　intramural hematoma
Ⅱ型　全層性損傷　transmural injury
　穿孔（Ⅱa）とは孔の長径が周径の1/3未満のもの，破裂（Ⅱb）とは周径の1/3以上であるが，胃壁の連続性が保たれているもの，離断（Ⅱc）とはその連続性が完全に断たれているものをいう．
　a．穿孔　perforation
　b．破裂　rupture
　c．離断　transection

十二指腸損傷分類：

　部位は球部をD1，下行脚をD2，水平脚をD3，上行脚をD4で記す〔Ⅱ型で後腹膜腔とのみ交通するものはrp（retro-peritoneal）と付記〕．
　Vater乳頭部または膵頭部損傷を合併するものは，VまたはPHを付記．
　穿孔（Ⅱa）とは孔の長径がその部の十二指腸周径の1/3未満のもの，破

裂（Ⅱb）とは孔の長径が十二指腸周径の1/3以上であるが，十二指腸壁の連続性が保たれているもの，離断（Ⅱc）とはその十二指腸壁の連続性が完全に断たれているものをいう．

　鋭的損傷の場合は型分類の前に刺創S，射創GSを付記．

Ⅰ型　非全層性損傷　non-transmural injury
　a．漿膜・漿膜筋層損傷　serosal or seromuscular tear
　b．壁内血腫　intramural hematoma

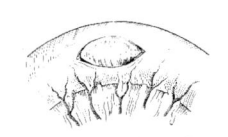

Ⅱ型　全層性損傷　transmural injury
　a．穿孔　perforation
　b．破裂　rupture
　c．離断　transection

小腸損傷分類：
　部位は小腸を二分し口側をO，肛門側をAで記す．Mは腸間膜．
　血行障害とは腸管の虚血または壊死を指し，血行障害の範囲を付記．

　　V1：血行障害の範囲が100cm未満
　　V2：血行障害の範囲が100cm以上

　鋭的損傷の場合は型分類の前に刺創S，射創GSを付記．

　穿孔（Ⅱa）とは孔の長径がその部分の腸管の周径の1/3未満のもの，破裂（Ⅱb）とは孔の長径がその部の腸管の周径の1/3以上であるが，腸管壁の連続性が保たれているもの，離断（Ⅱc）とはその腸管の連続性が完全に断たれているものをいう．

Ⅰ型　非全層性損傷　non-transmural injury

　Ⅰa．漿膜・漿膜筋層損傷　　　　　Ⅰb．壁内血腫
　serosal or seromuscular tear　　　　intramural hematoma

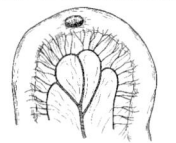

　　Ⅰa型　漿膜・漿膜筋層損傷　　　　Ⅰb型　壁内血腫

Ⅱ型　全層性損傷　transmural injury

Ⅱa．穿孔　perforation　Ⅱb．破裂　rupture　Ⅱc．離断　transection

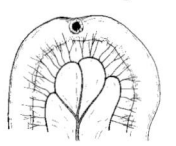

Ⅱa型　穿孔 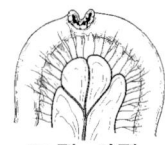　　　　　　　Ⅱb型　破裂 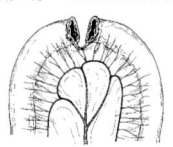　　　　　　　Ⅱc型　離断

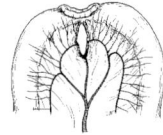

Ⅱb(M)型　破裂 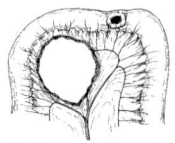　　　　Ⅱb＋M型　腸間膜損傷 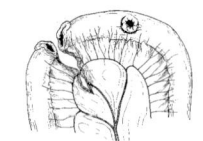　　Ⅱc＋Ⅱa型　離断＋穿孔

Ⅲ型　血行障害　devascularization

Ⅲ型とは血行障害により腸管に虚血または壊死をきたしたものをいう

Ⅲa．全層性損傷を伴わないもの　　　Ⅲb．全層性損傷を伴うもの
　　　without transmural injury　　　　with transmural injury

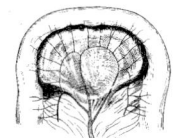

Ⅲa型　血行障害 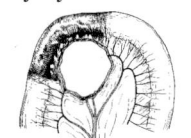　　　Ⅲa型　全層性損傷を伴わないもの 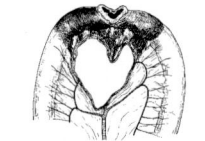　　Ⅲb型　全層性損傷を伴うもの

大腸損傷分類：

部位は図のように記す．

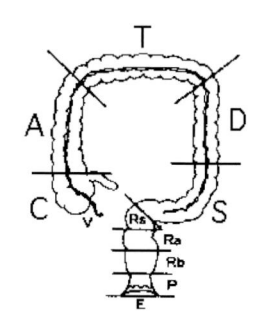

a型またはb型において，損傷が後腹膜や腸間膜内とのみ交通する場合はep（extra-peritoneal）を付記．

直腸・肛門管損傷に合併する肛門括約筋損傷にはsp（sphincter）を付記．

直腸・肛門管損傷における粘膜の裂傷はa，粘膜下血腫はbとして扱う．

穿孔（a）とは孔の長径がその部の大腸周径の1/3未満のもの，破裂（b）とは孔の長径がその部位の大腸周径の1/3以上で，腸管壁の連続性が保た

れているもの，離断（c）とは腸管壁の連続性が完全に断たれているものをいう．

　Ⅲ型とは血行障害により腸管に虚血または壊死をきたしたものをいう．

　鋭的損傷の場合は型分類の前に刺創S，射創GSを付記．

Ⅰ型　非全層性損傷　non-transmural injury
　a．漿膜・漿膜筋層損傷　serosal or seromuscular tear
　b．壁内血腫　intramural hematoma
Ⅱ型　全層性損傷　transmural injury
　a．穿孔　perforation
　b．破裂　rupture
　c．離断　transection
Ⅲ型　血行障害　devascularization
　a．全層性損傷を伴わないもの　without transmural injury
　b．全層性損傷を伴うもの　with transmural injury

（日本外傷学会消化管損傷分類委員会. 日本外傷学会消化管損傷分類. 日外傷会誌. 1999；13：172-176.）

腹部刺創・切創

　腹部刺創においての開腹の適用は，持続する腹腔内出血と腸管損傷が基準となり，傷が腹膜まで達しているかどうかは基準にはならない．傷口から大網のみが出ている場合には，腹膜－筋膜を縫合して経過を観察してよい場合が多く，腸管がはみ出している場合には腸管損傷を高率で伴うため，開腹したほうが安全である．また来院時に出血性ショックを伴うものは基本的に開腹する．

　果物ナイフ・出刃包丁の場合は，皮膚創は大きくともあまり深部に達していない場合が多いが，刺身包丁の場合，皮膚創は小さくとも深部に達していることが多く，多数の腸管・腸間膜を損傷していることが多いため，要注意である．

　腹水があればできるだけ腹水の性状を調べる（アミラーゼ・白血球数の上昇で腸管破裂が疑われる）．

腹部銃創

腹部銃創は原則として全例開腹しなければならない．開腹時にはまず出血点の止血を行い，腸管破裂部を腸鉗子ではさんでそれ以上の汚染を遮断する．それから弾道を詳しく調べる．また脊柱などに当たり弾道の方向が変わることがあるため，注意して調べる必要がある．

■腹部刺創・切創，銃創の腹部CT画像上でのチェックポイント

☞ vitalを確認する
☞ 受傷部位の血腫などを確認する
☞ 実臓器の損傷を確認する（深さ）
☞ 腹腔内のfree airの存在を確認する
☞ 腹水などを確認する

〈症例〉腹部刺創　総合失調症の既往あり．20cmの包丁で自傷．深さ不明で出血は少量．vitalは安定している．CT検査を施行．左腹直筋に血腫が存在し，extravasationを伴っている．その直下の腹腔内にも，腹膜に沿って血腫と漏出した造影剤が見られる（→）．pneumoperitoneumはなく，消化管の損傷はない．実臓器に異常なし．

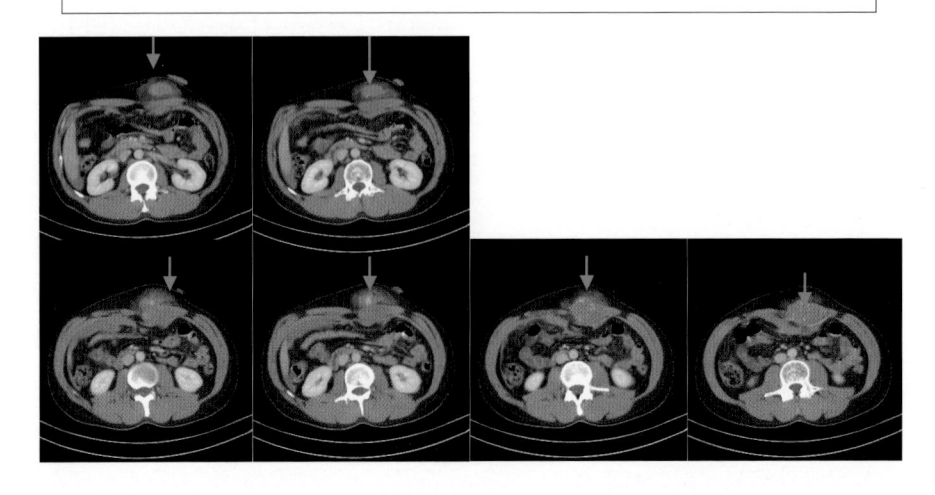

第3章 頭部

A．頭部撮影
頭部2方向
頭部3方向
顔面3方向
副鼻腔3方向
頬骨2方向
眼窩2方向，視束管（仰臥位）
鼻骨2方向
下顎骨2方向（下顎骨頭から下顎角）
下顎骨2方向（下顎角から顎先）
頭蓋底
アデノイド
パントモ
セファロ（頭部規格）
聴器
顎関節
視束管
頭部CT

頭部　頭部2方向

■撮影方法

頭部正面（A→P）	70kV　200mA　0.1sec　100cm　（＋）
体　位	背臥位．前後方向．カセッテに対し矢状面，OMラインを垂直にする．
中心線	眉間に向けカセッテに対し垂直に入射する．

頭部側面（L-R）	70kV　200mA　0.08sec　100cm　（＋）
体　位	背臥位．顎をやや上げる．正中矢状面がカセッテに平行．
中心線	外耳孔前方の2.5cm，上方2.5cmにカセッテに対し垂直に入射する．

頭部正面（A→P）

頭部側面

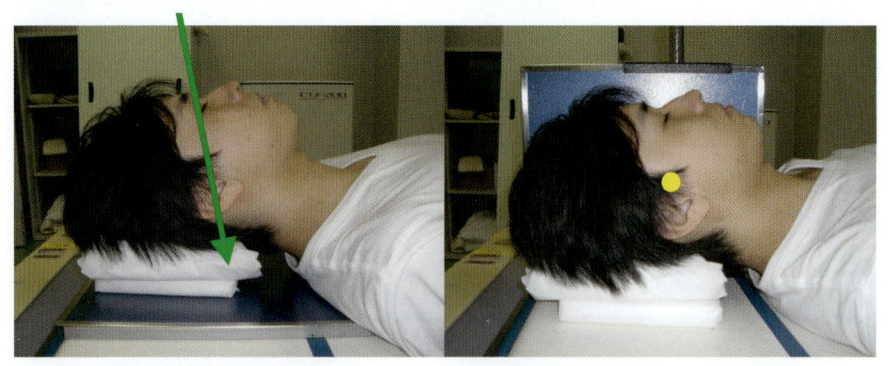

OMラインに沿って入射

外耳孔前方の2.5cm，上方2.5cm入射

■画像評価

X線画像のポイント

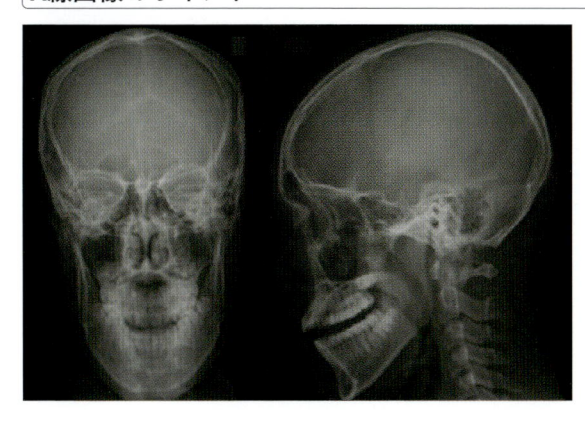

頭部正面 左右対称であり，眼窩中央に内耳道が見える．

頭部側面 両側の顎関節および前頭蓋底部が重なる．

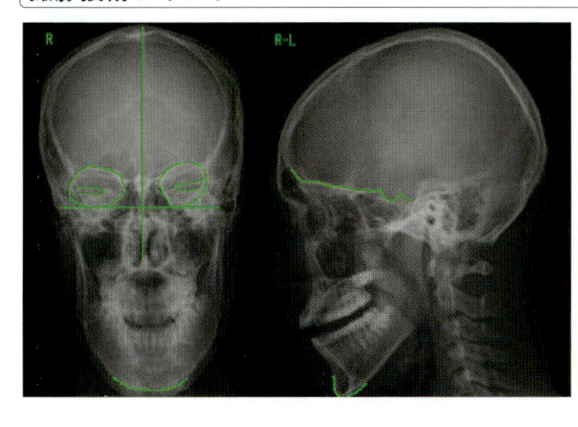

撮影技術ポイント

①適正な撮影条件にて撮影する（条件，マーク位置）

②正面，側面：顎の先端までできるだけ投影する

③正面：左右対称に描出する

④正面：眼窩内に内耳道を描出する

⑤側面：前頭頭蓋骨のずれがないように撮影する

第3章A．頭部撮影

頭部　頭部3方向

■撮影方法

頭部正面（A→P）	70kV　200mA　0.1sec　100cm　（＋）
体　位	背臥位．前後方向．カセッテに対し矢状面，OMラインを垂直にする．
中心線	眉間に向けカセッテに対し垂直に入射する．

頭部タウン	75kV　200mA　0.125sec　100cm　（＋）
体　位	背臥位．前後方向．カセッテに対し矢状面，OMラインを垂直にする．
中心線	頭尾方向30°．両外耳孔の中点に斜入する．

頭部側面（L-R）	70kV　200mA　0.08sec　100cm　（＋）
体　位	背臥位．顎をやや上げる．正中矢状面がカセッテに平行．
中心線	外耳孔前方の2.5cm，上方2.5cmにカセッテに対し垂直に入射する．

頭部タウン　頭尾方向30°両外耳孔の中点に斜入

頭部正面（A→P）　OMラインに沿って入射

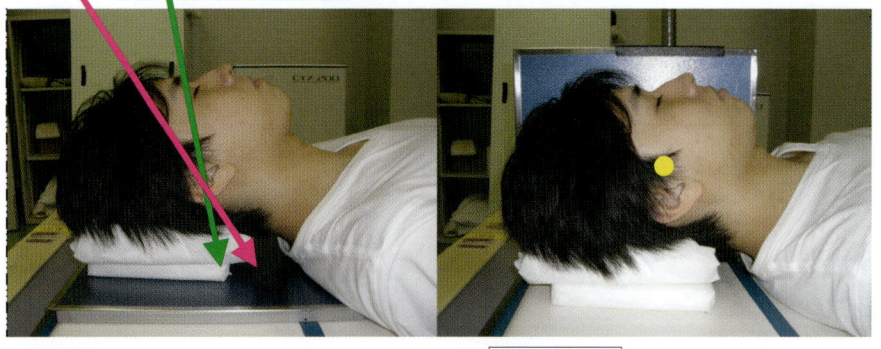

頭部側面　外耳孔前方2.5cm，上方2.5cm入射

■画像評価

X線画像のポイント

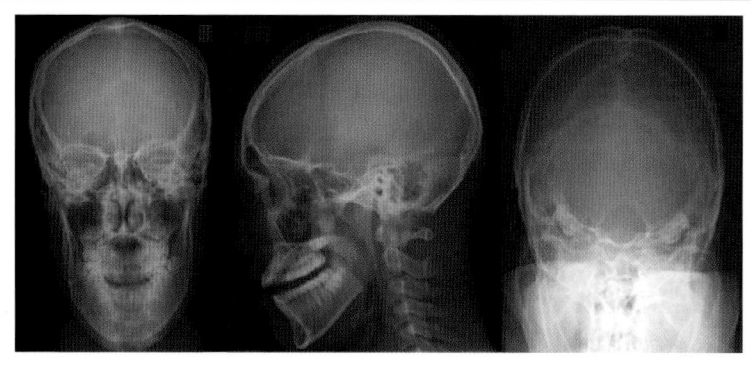

頭部正面　左右対称であり，眼窩中央に内耳道が見える．
頭部タウン　左右対称で後頭部が明瞭に見え，大後頭孔の中央に環椎の後結節が位置する．
頭部側面　両側の顎関節および前頭蓋底部が重なる．

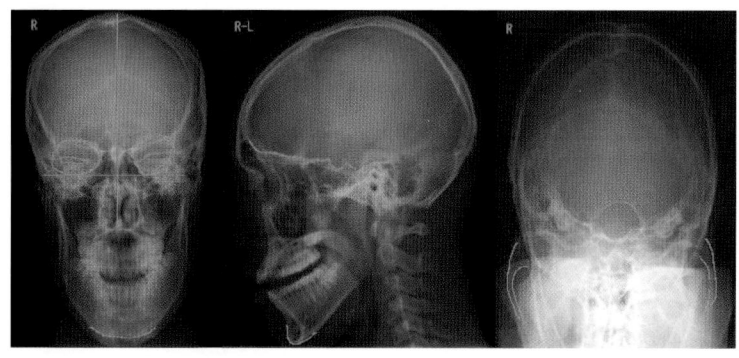

撮影技術ポイント

①適正な撮影条件にて撮影する（条件，マーク位置）
②正面，側面：顎の先端までできるだけ投影する
③正面：左右対称に描出する
④正面：眼窩内に内耳道を描出する
⑤側面：前頭頭蓋骨のずれがないように撮影する
⑥タウン：大後頭孔を投影する
⑦タウン：両頬骨弓を投影する

頭部　顔面3方向

■撮影方法

顔面正面（P→A）	70kV　200mA　0.1sec　100cm　（＋）
体　位	腹臥位．後前方向．カセッテに対し矢状面，OMラインを垂直にする．
中心線	鼻根部が射出点になるように垂直に入射する．

ウォーターズ	75kV　200mA　0.125sec　100cm　（＋）
体　位	腹臥位．後前方向．顎をカセッテにつけ，カセッテに対してドイツ水平線を45°，正中矢状面を垂直にする．
中心線	前鼻棘点が射出点になるように垂直に入射する．

顔面側面（L-R）	70kV　200mA　0.08sec　100cm　（＋）
体　位	頭部側面に準ずる．検側をカセッテ面につける．背臥位．顎をやや上げる．正中矢状面がカセッテに平行．
中心線	頬骨に入射する．

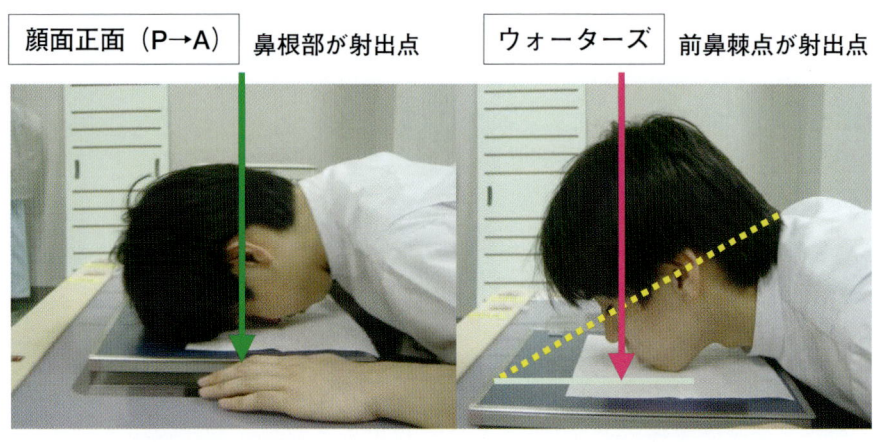

顔面正面（P→A）　鼻根部が射出点　　　ウォーターズ　前鼻棘点が射出点

OMラインを垂直　　　　　　　　　ドイツ水平線を45°

※臥位のポジション（逆ウォーターズ法）では⇒p112参照

■ **画像評価**

X線画像のポイント

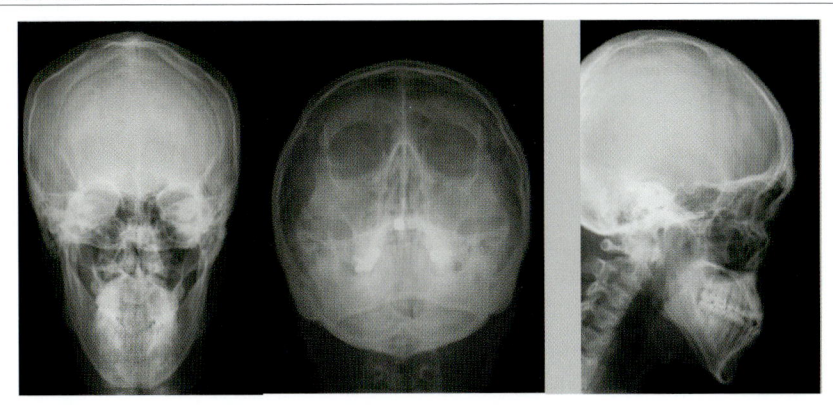

顔面正面 左右対称であり，眼窩中央に内耳道が見える．
ウォーターズ 両側の眼窩，副鼻腔が左右対称に見える．
顔面側面 両側の顎関節および前頭蓋底部が重なる．

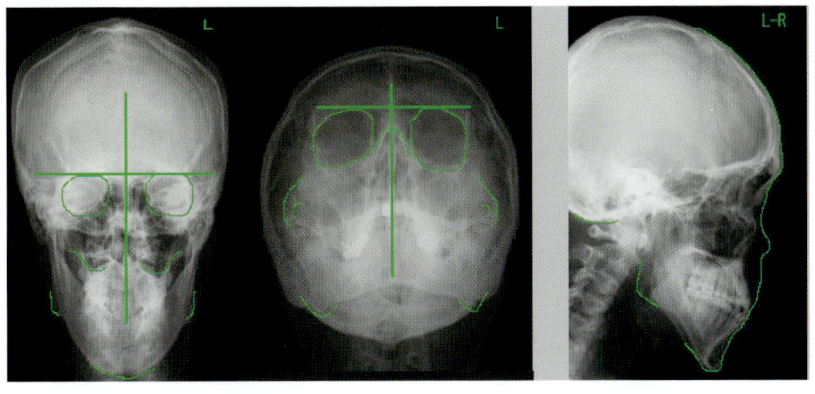

撮影技術ポイント

①適正な撮影条件にて撮影する（条件，マーク位置）
②正面，側面：顎の先端までできるだけ投影する
③正面：左右対称に撮影され，両眼窩が左右対称に描出する
④ウォーターズ：両頬骨弓を投影する
⑤側面：前頭頭蓋骨のずれはなく，副鼻腔が観察できる

頭部 副鼻腔3方向

■撮影方法

コールドウェル	75kV　200mA　0.125sec　100cm　（＋）
体　位	腹臥位．後前方向．カセッテに対し矢状面，OMラインを垂直にする．
中心線	鼻根部が射出点になるように垂直に入射する．

ウォーターズ	75kV　200mA　0.125sec　100cm　（＋）
体　位	腹臥位．後前方向．顎をカセッテにつけ，カセッテに対してドイツ水平線を45°，正中矢状面を垂直にする．
中心線	前鼻棘点が射出点になるように垂直に入射する．

顔面側面（L-R）	70kV　200mA　0.08sec　100cm　（＋）
体　位	頭部側面に準ずる．検側をカセッテ面につける．背臥位．顎をやや上げる．正中矢状面がカセッテに平行．
中心線	頬骨に入射する．

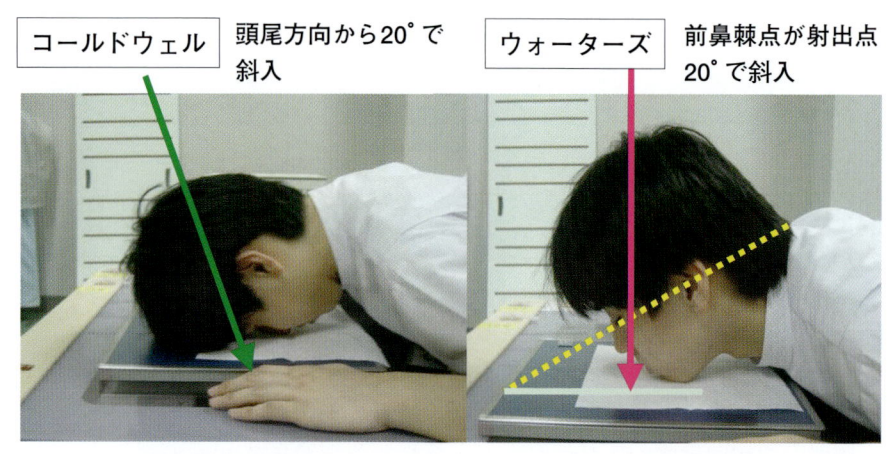

コールドウェル　頭尾方向から20°で斜入

ウォーターズ　前鼻棘点が射出点　20°で斜入

OMラインを垂直

ドイツ水平線を45°

■ 画像評価

X線画像のポイント

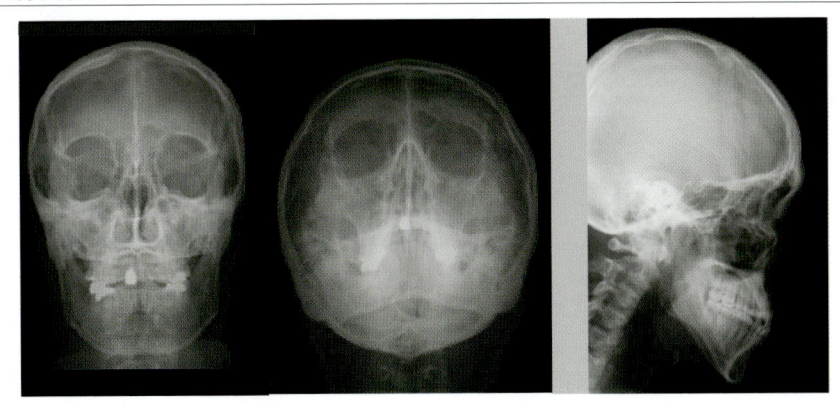

コールドウェル　左右対称であり，眼窩中央が見え，前頭洞を広く描出する．
ウォーターズ　両側の眼窩，副鼻腔が左右対称に見える．
顔面側面　両側の顎関節および前頭蓋底部が重なる．

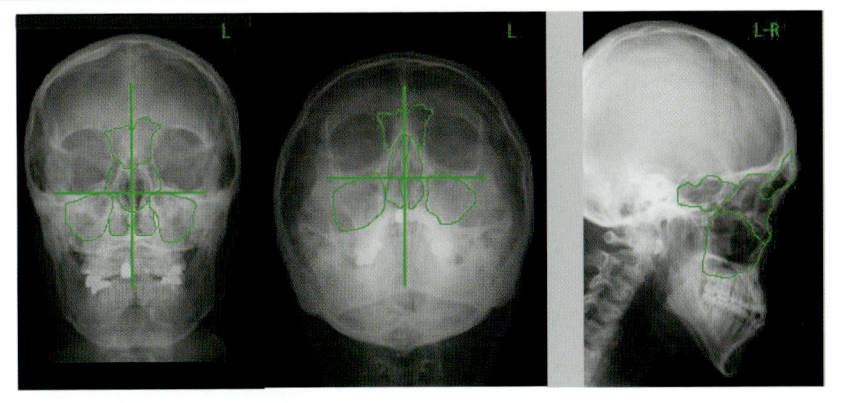

撮影技術ポイント

① 適正な撮影条件にて撮影する（条件，マーク位置）
② 副鼻腔全体が観察できる
③ コールドウェル：左右対称に撮影され両眼窩を左右対称に描出する
④ ウォーターズ：左右対称に撮影され両眼窩を左右対称に描出する
⑤ 側面：前頭頭蓋骨のずれがないように撮影する
⑥ 坐位にて撮影する場合もあるので，あらかじめ取り決めを確認する

頭部　頬骨2方向

■撮影方法

頬骨弓位	70kV　200mA　0.1sec　100cm　（＋）
体　位	腹臥位．後前方向．下顎，口，鼻先をカセッテにつけ，OMライン60°，正中面はカセッテに垂直にする．
中心線	頭尾方向20°で口が射出点になるように入射する．

頬骨軸位	55kV　200mA　0.05sec　100cm　（－）
体　位	背臥位．尾頭方向．両肩の下にクッションを置き，正中矢状面をカセッテに垂直にする．ドイツ水平線はカセッテに平行にする．
中心線	下顎の中央に入射し，影を見，前歯と鼻尖が重なり合うような角度で入射する．

頬骨弓位　口が射出点頭尾方向から20°で斜入

頬骨軸位　前歯と鼻尖が重なり合うような角度

OMラインを60°　　ドイツ水平線がカセッテに平行

※臥位のポジション（逆ウォーターズ，タウン法）では⇒p112参照

■ 画像評価

X線画像のポイント

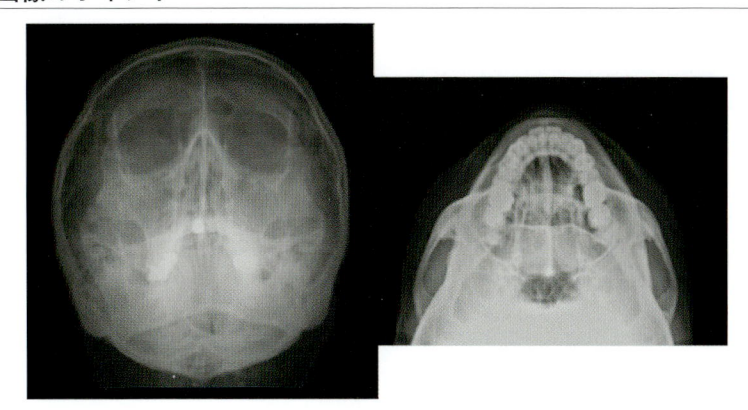

頬骨弓位 左右対称に頬骨および頬骨弓が見える．
頬骨軸位 頬骨弓が左右対称に見える．

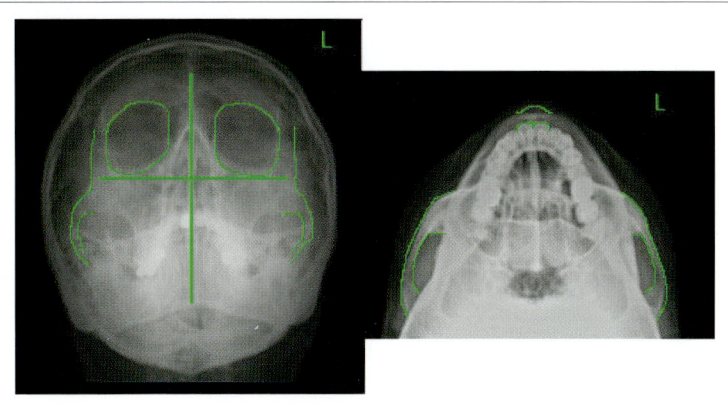

撮影技術ポイント

①適正な撮影条件にて撮影する（条件，マーク位置）
②ウォーターズ：左右対称に撮影し，両眼窩を左右対称に描出する
③軸位：両頬骨弓を投影する

頭部　眼窩2方向，視束管（仰臥位）

■撮影方法

顔面正面（P→A），またはコールドウェル	75kV　200mA　0.125sec　100cm　（＋）
体　位	腹臥位．後前方向．カセッテに対し矢状面，OMラインを垂直にする．
中心線	鼻根部が射出点になるよう垂直に入射する．

顔面側面（L-R）	70kV　200mA　0.08sec　100cm　（＋）
	頭部側面に準ずる．検側をカセッテ面につける．
体　位	背臥位．顎をやや上げる．正中矢状面がカセッテに平行．
中心線	頬骨に入射する．

視束管（A→P）	75kV　200mA　0.1sec　100cm　（＋）
体　位	外傷などによりうつぶせの体位にできないときは臥位，前後方向撮影．背臥位．前後方向．ドイツ水平面をカセッテに対して78°の角度を持った体位とし，矢状面を35°非検側（55°傾けた体位）に傾ける体位とする．
中心線	眼窩部をめがけ垂直に入射する．

| コールドウェル | 頭尾方向から20°で斜入 | 顔面側面 | 頬骨に入射 |

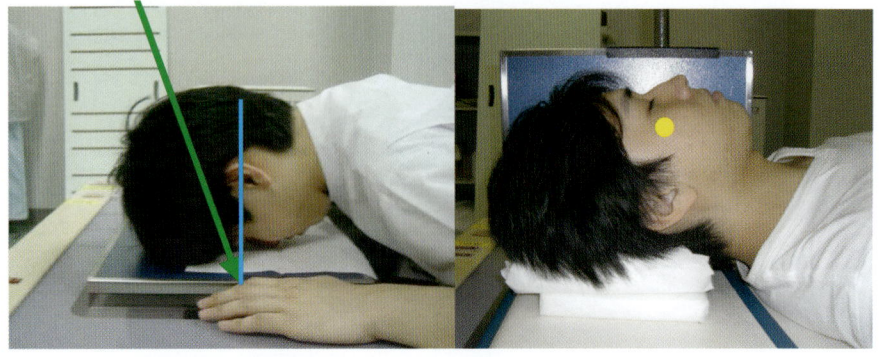

OMラインを垂直

※臥位のポジション（視神経溝）では⇒p113参照

■画像評価

X線画像のポイント

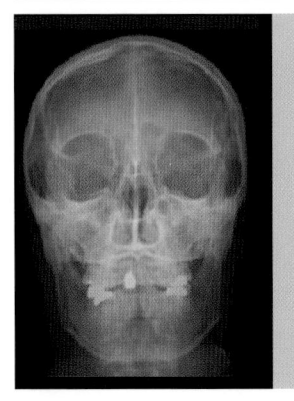

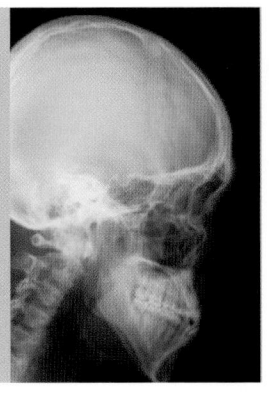

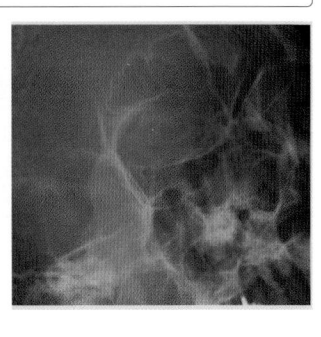

顔面正面（P→A），またはコールドウェル　左右対称であり，眼窩部は中央に見える．
顔面側面　両側の顎関節および前頭蓋底部が重なる．
視束管　視束管の軸位像を眼窩内下外側の蝶形骨小翼接線像の先端にほぼ円形に描出する．

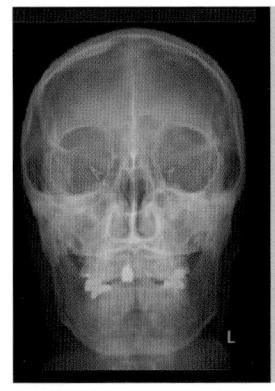

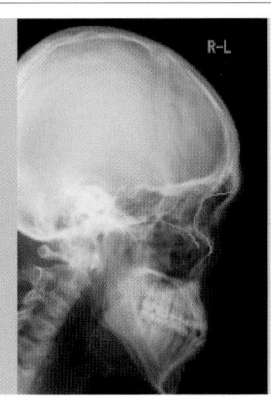

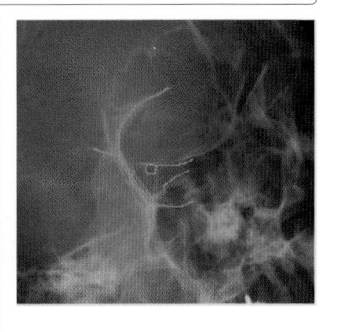

撮影技術ポイント

①適正な撮影条件にて撮影する（条件，マーク位置）
②眼窩は左右対称に描出する
③正面：左右対称に撮影し，両眼窩を左右対称に描出する
④側面：前頭頭蓋骨のずれがないように撮影する

頭部　鼻骨2方向

■撮影方法

鼻骨軸位	75kV　200mA　0.125sec　100cm　（＋）
体　位	腹臥位．後前方向．顎をカセッテにつけ，鼻背および矢状面を垂直にする．
中心線	鼻尖に垂直に入射する．

鼻骨側面	50kV　100mA　0.02sec　100cm　（－）
体　位	腹臥位．左→右方向．正中矢状面をカセッテに平行にする．
中心線	鼻根鼻尖を結ぶ中点に垂直に入射する．

鼻骨軸位

鼻骨側面

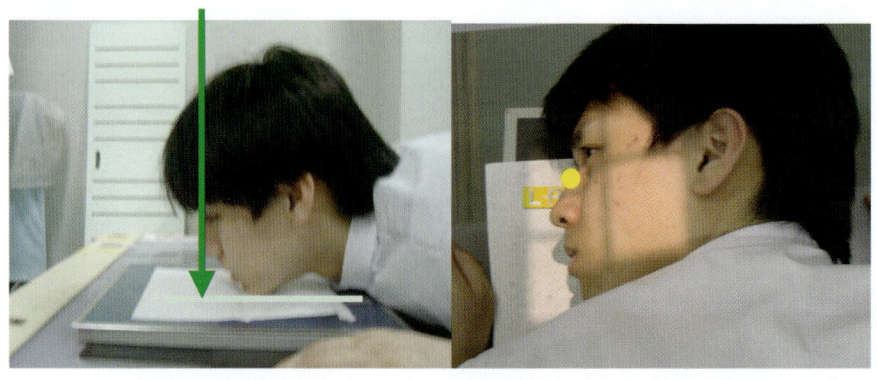

鼻尖に垂直に入射

鼻根鼻尖を結ぶ中点に垂直に入射

■画像評価

X線画像のポイント

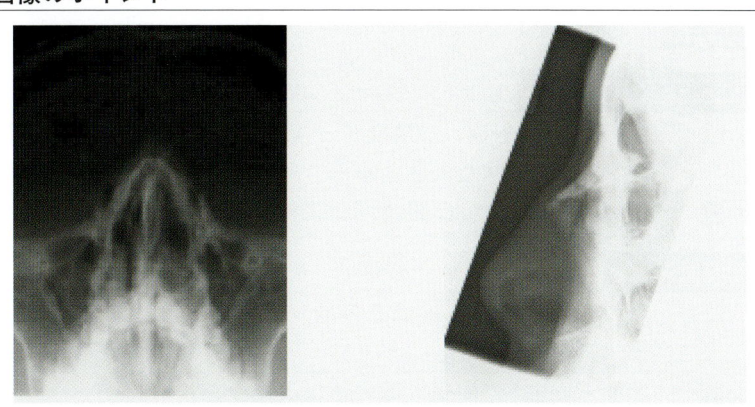

鼻骨軸位 正中線上に鼻骨を描出する（鼻根部のアーチを左右対称に描出する）．
鼻骨側面 完全な側面で描出し，軟部が見える濃度にする．

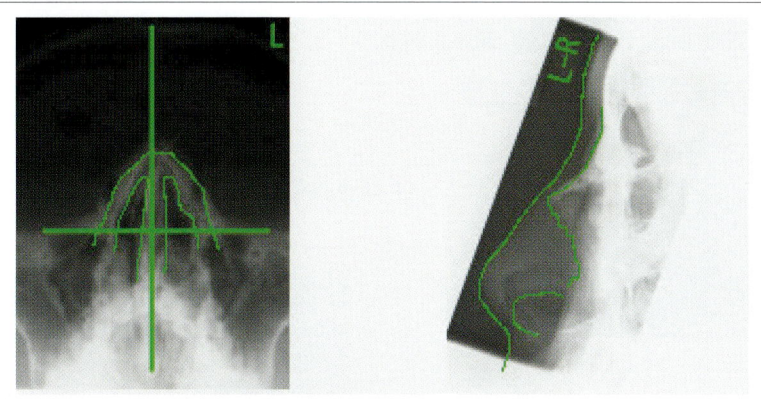

撮影技術ポイント

①適正な撮影条件にて撮影する（条件，マーク位置）
②正面（軸位）：左右対称に描出する
③側面は軟部組織まで見えるような条件で描出する

頭部　下顎骨2方向（下顎骨頭から下顎角）

■撮影方法

下顎骨頭正面	65kV　200mA　0.1sec　100cm　（＋）
体　位	臥位．前後方向．OMラインをカセッテに対して垂直にし，検側に20°傾けた斜位とする．
中心線	頭尾方向20°．検側眼窩部に入射する．

下顎骨頭側面（シュラー）	70kV　200mA　0.1sec　100cm　（＋）
体　位	臥位．（腹臥位）．検側をカセッテにつける側位．正中矢状面がカセッテに平行．
中心線	尾頭方向25°で検側下顎骨頭に射出する．

下顎骨頭正面　検側に20°傾けた斜位

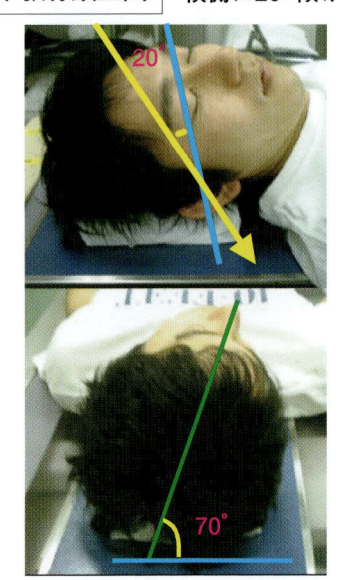

下顎骨頭側面

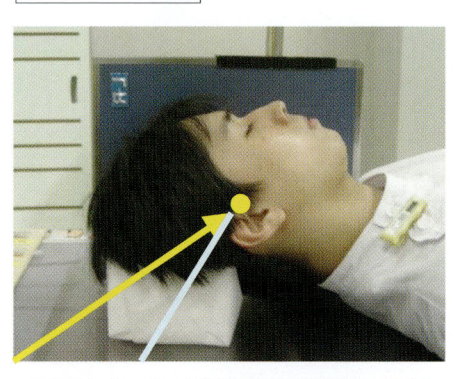

尾頭方向25°で非検側下顎骨頭に入射

■画像評価

X線画像のポイント

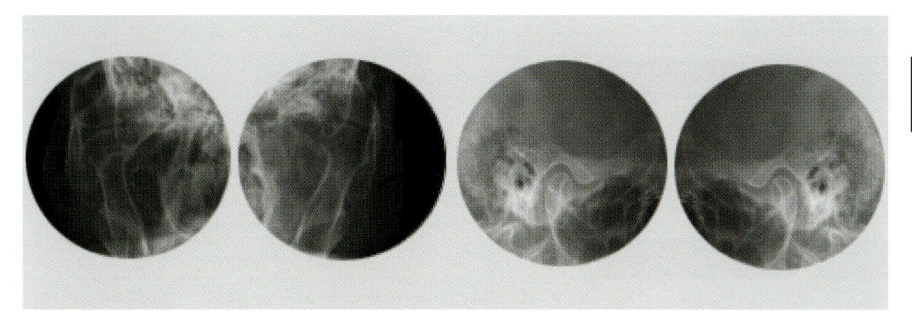

下顎骨頭正面 眼窩内に下顎骨頭を描出する．
下顎骨頭側面（シュラー） 側頭骨下顎窩内に下顎頭が位置し，顎関節腔を描出する．

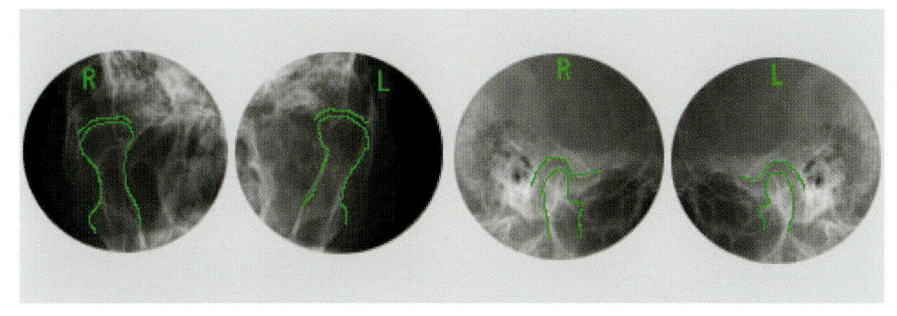

撮影技術ポイント

①適正な撮影条件にて撮影する（条件，マーク位置）
②正面：左右対称に描出する
③正面：関節面を確認する
④シュラー：関節面は正確な側面像を描出する
⑤シュラー：開口，閉口位を撮影する場合があるので，あらかじめ取り決めを確認する

頭部 下顎骨2方向（下顎角から顎先）

■撮影方法

下顎骨頭正面	75kV　200mA　0.1sec　100cm　（＋）
体　位	座位（腹臥位）．後前方向．OMラインをカセッテに対して垂直にする．撮影時は口を開ける．
中心線	尾頭方向10°．前鼻棘点が射出点になるように入射する．

下顎斜位	55kV　200mA　0.04sec　100cm　（－）
体　位	座位（腹臥位）．検側をカセッテにつける斜位．検側へ15°頭部を傾斜させる．顎を軽度上げさせる．
中心線	尾頭方向10°で非検側下顎下縁に入射する．

下顎骨頭正面　尾頭方向10°．前鼻棘点が射出点

下顎斜位　尾頭方向10°で非検側下顎下縁に15°頭部を傾斜

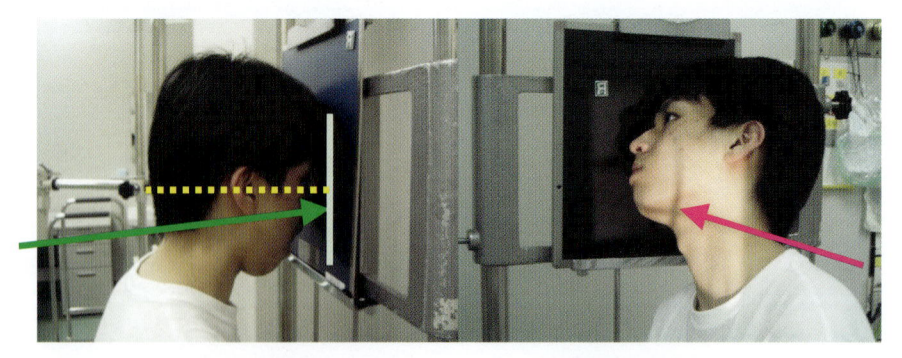

撮影時は口を開ける

下顎体は第4歯まで描出

■画像評価

X線画像のポイント

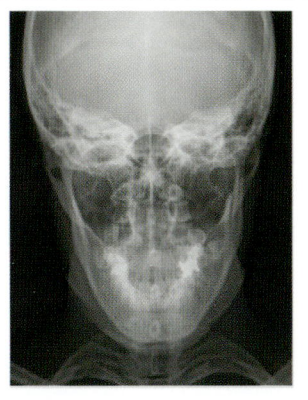

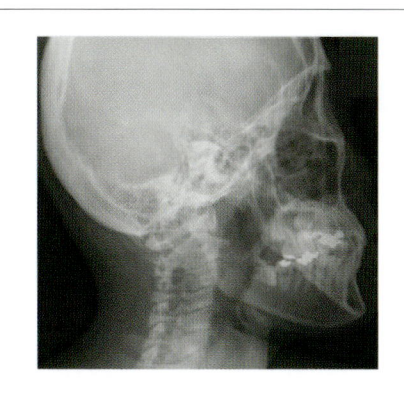

下顎骨頭正面 左右対称に下顎骨を描出する．
下顎斜位 下顎頸から下顎角までが頸椎に重複せず，下顎体は第4歯まで描出する．

撮影技術ポイント

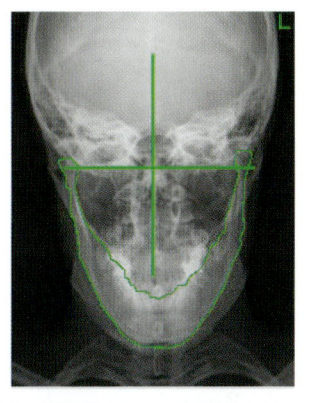

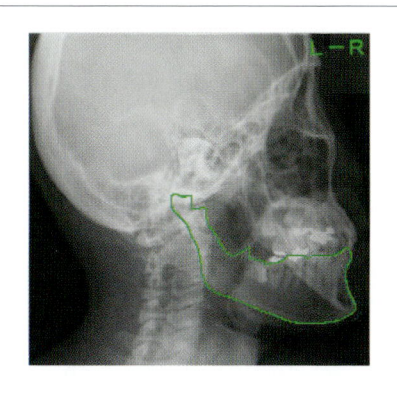

①適正な撮影条件にて撮影する（条件，マーク位置）
②正面：左右対称に描出する
③正面：開口したときに撮影する
④側面：第4歯まで描出する
⑤側面：下顎を少し上方に上げた体位のほうが椎体に重ならない

| 頭部 | 頭蓋底 |

■撮影方法

頭蓋底	80kV　200mA　0.12sec　100cm　（＋）
体　位	背臥位．尾頭方向．肩より上が撮影台から落ちるように寝かせ，カセッテは椅子に置き，高さは寝台で調整する．両肩の下にクッションを入れ，顎を可能なかぎり挙上させ頭頂部をカセッテ面につける．ドイツ水平線をカセッテ面に平行にし，正中矢状面を垂直にする．
中心線	外耳孔の中点に向けて垂直に入射する．顎を挙上できない患者の場合は，管球の角度をドイツ水平線に垂直になるようにする．

頭蓋底

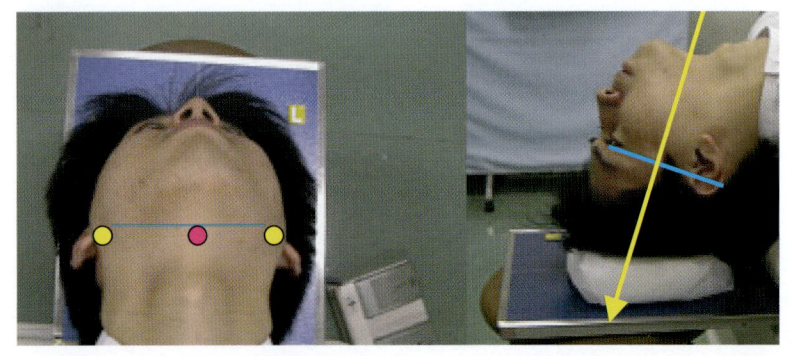

外耳孔の中点に向けて垂直に入射　　　　ドイツ水平線をカセッテ面に平行

■ 画像評価

X線画像のポイント

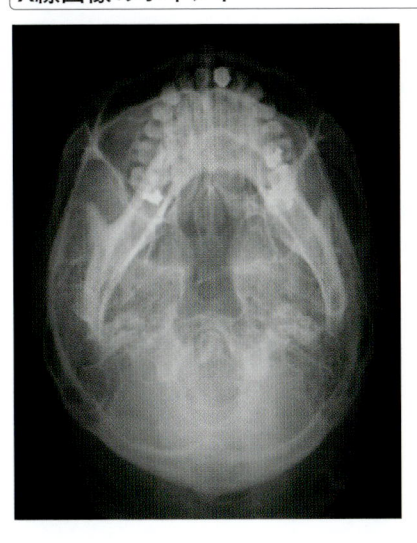

頭蓋骨が左右対称に見え，大後頭孔と蝶形骨洞が識別できるように描出する．

撮影技術ポイント

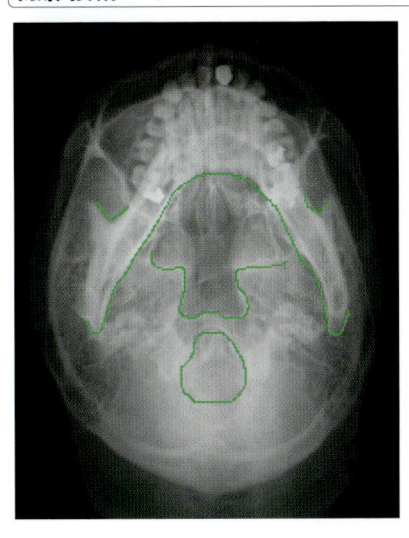

① 適正な撮影条件にて撮影する（条件，マーク位置）
② 左右対称に描出する
③ 大後頭孔が見える
④ 体位的に無理な場合は医師に確認してから撮影する

頭部 アデノイド

■撮影方法

アデノイド	100kV 200mA 0.01sec 150cm （＋）
体　位	背臥位．正中矢状面をカセッテに対して平行とする．やや上方を向かせ，開口，吸気時に撮影する．
中心線	カセッテに垂直に顎関節の下方2cmの点に入射する．

アデノイド

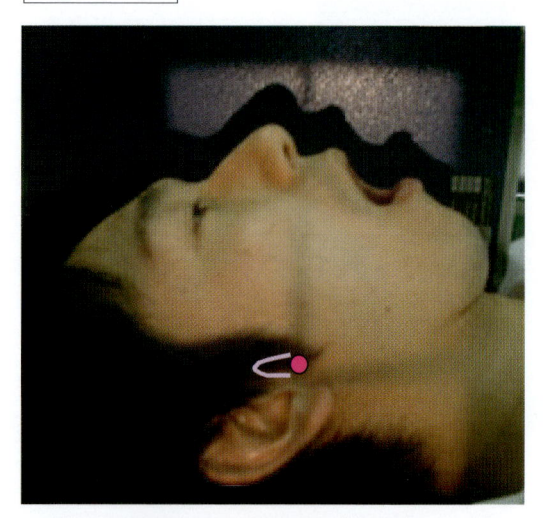

顎関節の下方2cmの点に入射

■画像評価

X線画像のポイント

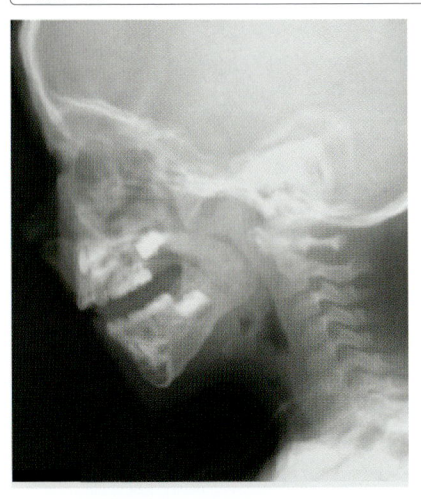

咽頭部の気道が明瞭に観察できる撮影範囲は，鼻腔と口腔の前縁から頸椎までとする．

撮影技術ポイント

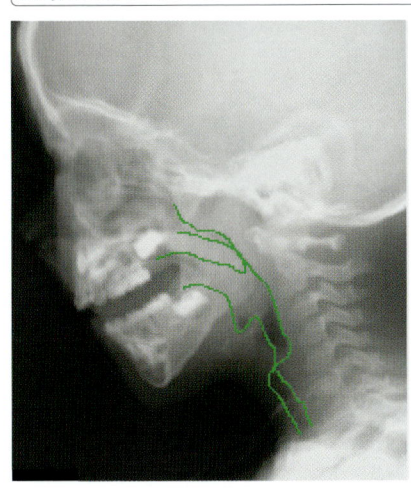

①適正な撮影条件にて撮影する（条件，マーク位置）
②口腔，軟口蓋，硬口蓋，喉頭を描出する
③口を開け吸気にタイミングを見て撮影する

頭部 パントモ

■撮影方法

パントモ	74kV　14mAs　14.1sec　（－）
体　位	立位．顎台に顎を乗せドイツ水平線を水平にする．犬歯に十字線を合わせる．頭部を固定する．カセッテホルダを閉める．

パントモ

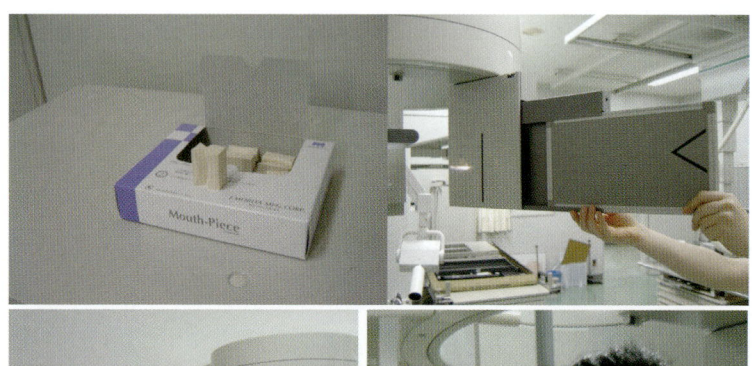

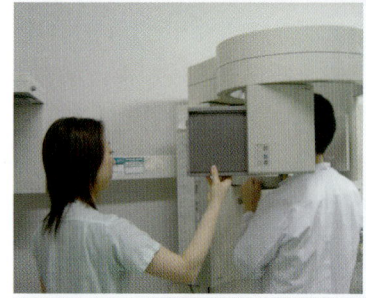

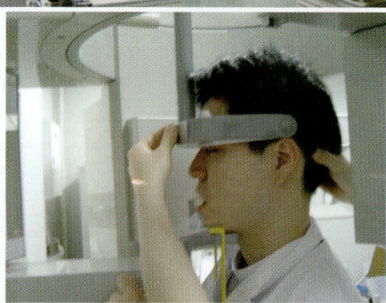

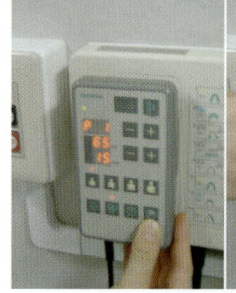

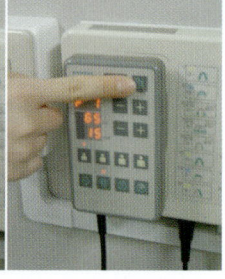

■画像評価

X線画像のポイント

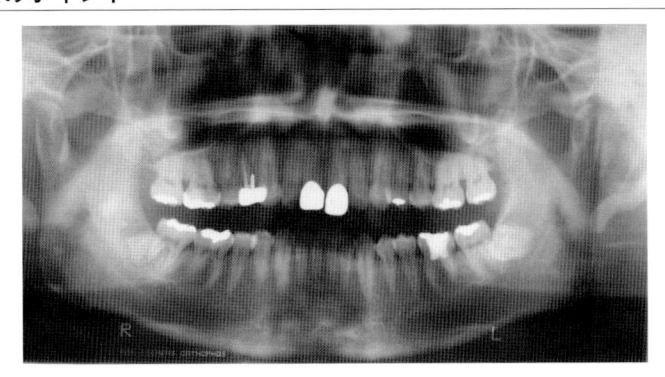

カセッテをカセッテホルダに装着する．
マウスピースを噛ませること．

撮影技術ポイント

①適正な撮影条件にて撮影する（条件，マーク位置）
②義歯（取り外し）は外す
③左右対称に撮影する
④左右顎関節も描出する
⑤歯根部と後頭結節の陰影が重複しないように描出する

頭部 セファロ（頭部規格）

■ 撮影方法

セファロ正面	68kV 200mA 0.2sec 140cm （－）
体位	立位．後前方向．外耳孔に耳固定を入れカセッテを近付け正面を撮影する．

セファロ側面	68kV 200mA 0.2sec 140cm （－）
体位	立位．左→右方向．メジャーを鼻根部に当てるように調整して，外耳孔に耳固定を入れカセッテを近付け側面を撮影する．

■ 画像評価

X線画像のポイント

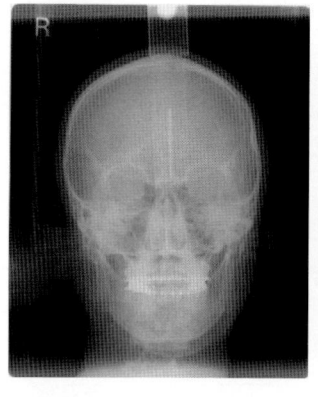

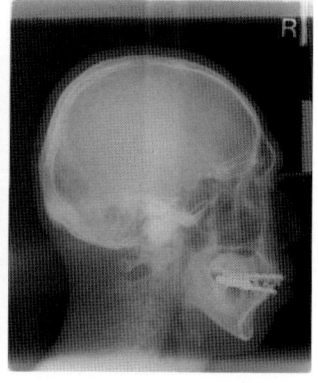

耳固定（イヤーロッド）の中心を通過するように入射し，一定条件のもとで撮影することで，以下のことを評価する．

①顎顔面の成長発育の予測
②顎顔面の形態の診断
③不正咬合の診断および予後の把握
④矯正治療前と治療後の比較

撮影技術ポイント

①適正な撮影条件にて撮影する（条件，マーク位置）
②側面：メジャーを鼻根部に当てるように調整し描出する

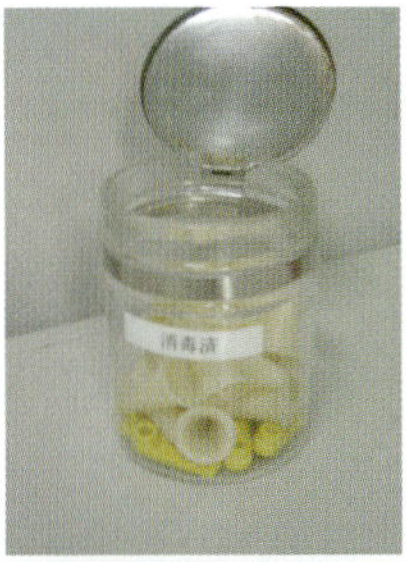

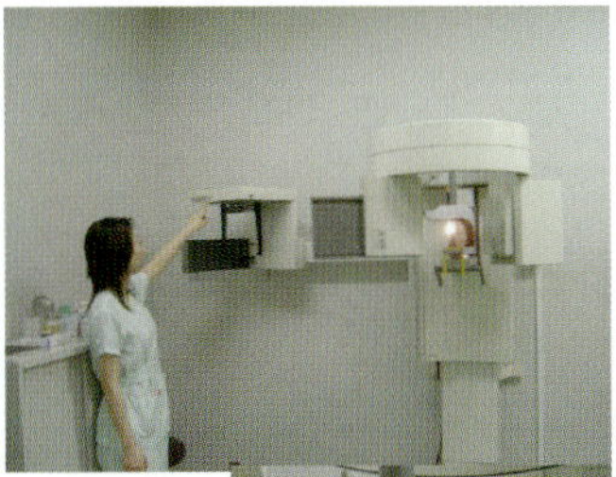

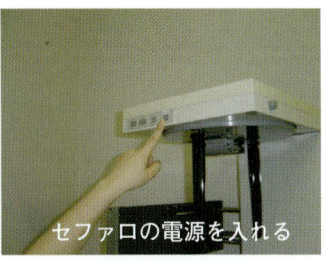

頭部

セファロの電源を入れる

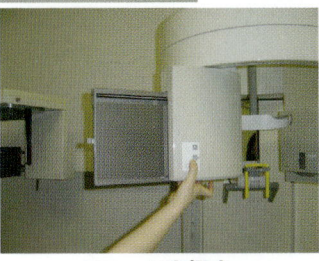

Rマークを押す 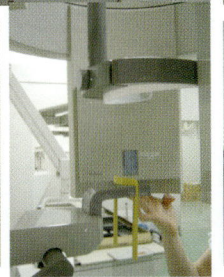　　コリメータを1から3へ変える 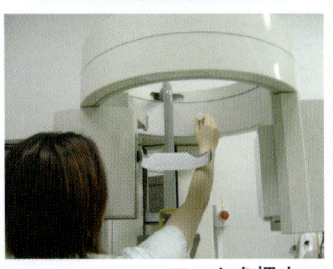　　ロックを押す

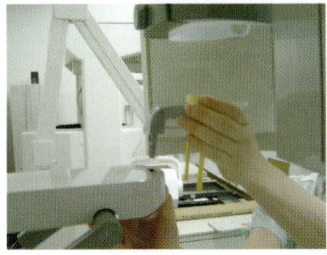

顎あてを外す 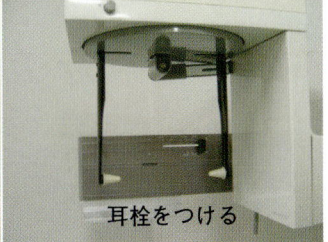　　耳栓をつける

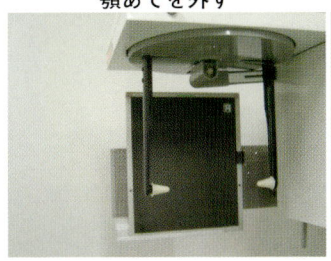

カセッテを入れる

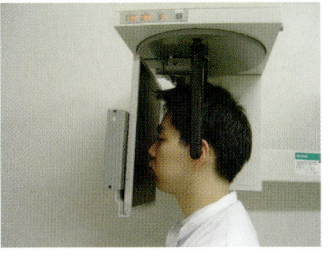

セファロ正面

外耳孔に耳栓を入れカセッテを近付け正面を撮影する．皮膚面は欠かさないようにする

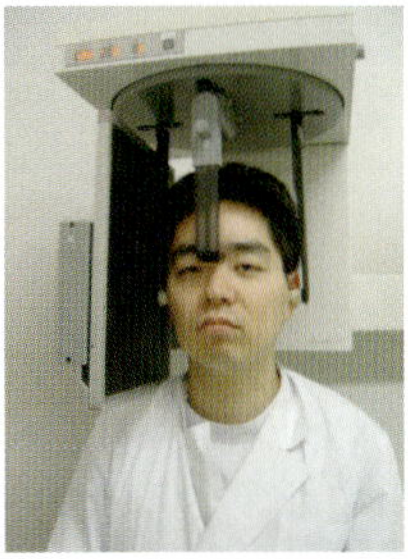

セファロ側面

側面は棒を回転させて，メジャーを鼻根に当てるよう調整し，カセッテを近付け撮影する

第3章A．頭部撮影

頭部　聴器

■撮影方法

はじめにテーブルの目盛りを長軸左右両方向0に合わせる．
天井アームの角度を180°，管球アームの角度を0°に合わせる．

内耳道正面	70kV　200mA　0.16sec　140cm　（－）
体　位	背臥位．前後方向．OMラインを垂直とする．正中矢状面をまっすぐとする（①）．照射野を眼窩が入るまでの大きさに絞る．
中心線	眼窩中心に入射する．

ステンバース	68kV　200mA　0.08sec　140cm　（－）
体　位	背臥位．前後方向．OMラインを垂直とする．正中矢状面をまっすぐとする（①）．90φコーンを使用し，照射野は欠けない程度に絞る．
中心線	外耳孔中心にサイドポインタ中心が重なるように（②）テーブル上下・頭尾方向を調整する．テーブルの目盛りを長軸・左右ともにシールの黄Rに合わせる．天井アーム位置を黄R，管球アームを黄Rに合わせる．同様に左側を撮影する（③）．

ゾンネンカルプ	70kV　200mA　0.2sec　140cm　（－）
体　位	背臥位．前後方向．OMラインを垂直とする．正中矢状面をまっすぐとする（①）．90φコーンを使用し，照射野は欠けない程度に絞る．
中心線	外耳孔中心にサイドポインタ中心が重なるように（②）テーブル上下・頭尾方向を調整する．テーブルの目盛りを長軸・左右ともにシールの緑Rに合わせる．天井アーム位置を緑R，管球アームを緑Rに合わせる．同様に左側を撮影する（④）．

シュラー		70kV　200mA　0.2sec　140cm　（−）
体　位		背臥位．前後方向．OMラインを垂直とする．正中矢状面をまっすぐとする（①）．90φコーンを使用し，照射野は欠けない程度に絞る．
中心線		外耳孔中心にサイドポインタ中心が重なるように（②）テーブル上下・頭尾方向を調整する．テーブルの目盛りを長軸・左右ともにシールの青Rに合わせる．天井アーム位置を青R，管球アームを青Rに合わせる．同様に左側を撮影する（⑤）．

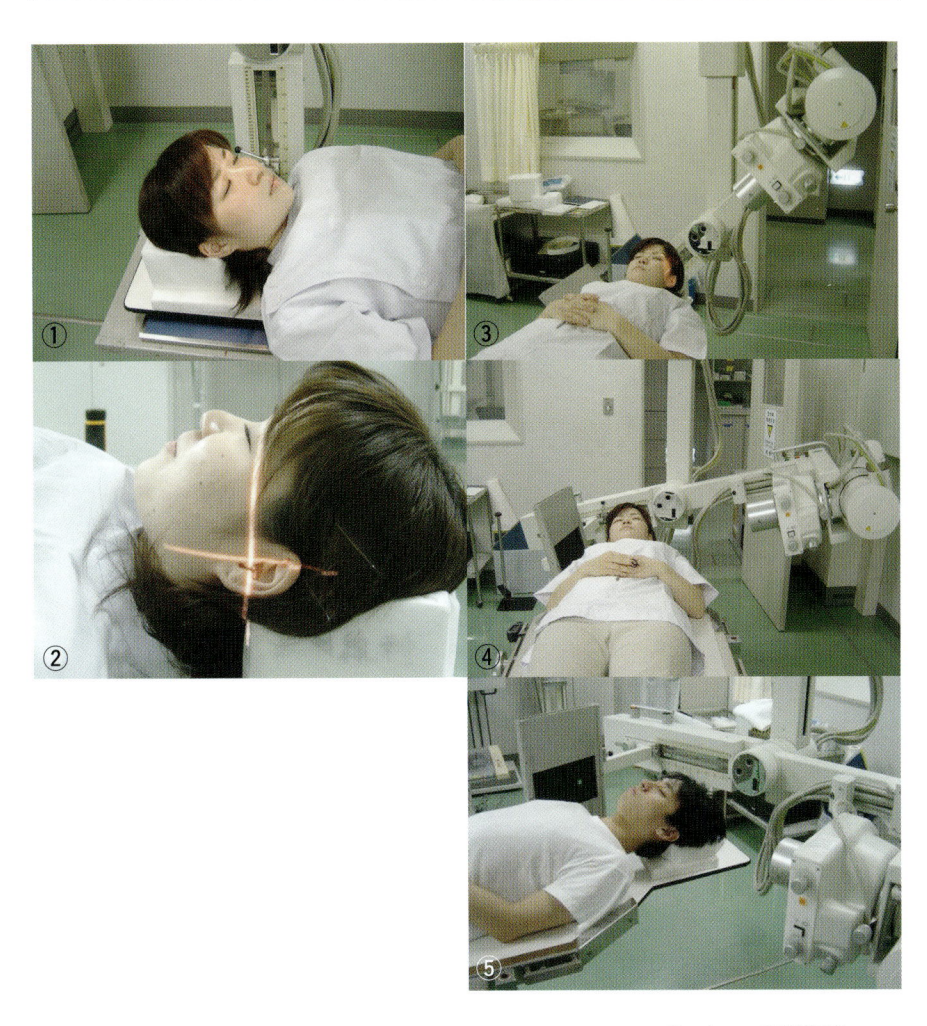

画像評価

X線画像のポイント

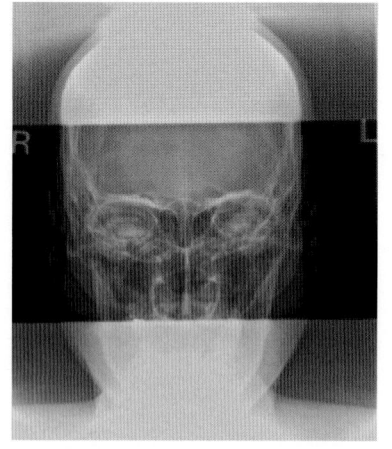

内耳道正面 眼窩内に内耳道を投影する．
ステンバース 内後頭稜を外側半規管の外側に描出し，上・下規管，前庭，内耳道，蝸牛，上鼓室，乳様突起を描出する．
ゾンネンカルプ 内耳道，前庭，上鼓室，乳様突起，乳突蜂巣を描出する．
シュラー 検側鼓室を楕円形に投影し，内耳道，耳小骨，乳突蜂巣，乳様突起を描出する．

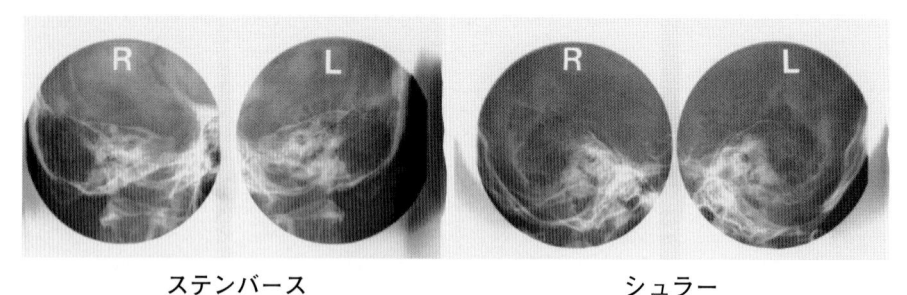

内耳道正面

ステンバース

シュラー

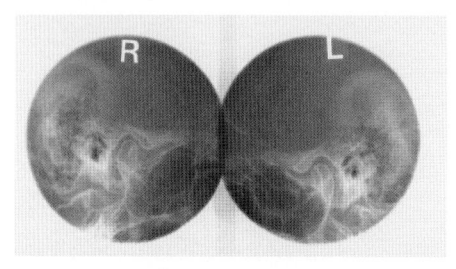

ゾンネンカルプ

> 撮影技術ポイント

内耳道正面
①適正な撮影条件にて撮影する（条件，マーク位置）
②正面は左右対称に描出する
③眼窩内に内耳道を描出する

ステンバース，ゾンネンカルプ，シュラー
①適正な撮影条件にて撮影する（条件，マーク位置）
②正面は左右対称に撮影する
③内耳道，三半規管を描出する

頭部　顎関節

■撮影方法

はじめにテーブルの目盛りを長軸左右両方向0に合わせる．
天井アームの角度を180°，管球アームの角度を0°に合わせる．

顎関節正面	68kV　200mA　0.2sec　140cm　（－）
体　位	背臥位．前後方向．OMラインを垂直とする．正中矢状面をまっすぐとする．90φコーンを使用し，照射野は欠けない程度に絞る．撮影時は開口させること．
中心線	外耳孔中心にサイドポインタ中心が重なるようにテーブル上下・頭尾方向を調整する．そこから顎関節に合うようにテーブルを下げる．テーブルの目盛りを長軸・左右ともにシールの橙Rに合わせる．天井アーム位置を橙R，管球アームを橙Rに合わせる．同様に左側を撮影する（⑥）．

顎関節側面	68kV　200mA　0.2sec　140cm　（－）
体　位	背臥位．前後方向．OMラインを垂直とする．正中矢状面をまっすぐとする．90φコーンを使用し，照射野は欠けない程度に絞る． 閉口は奥歯を噛んだように口を閉じ，開口は最大開口とする．
中心線	外耳孔中心にサイドポインタ中心が重なるようにテーブル上下・頭尾方向を調整する．そこから顎関節に合うようにテーブルを下げる．テーブルの目盛りを長軸・左右ともにシールの青Rに合わせる．天井アーム位置を青R，管球アームを青Rに合わせる．同様に左側を撮影する（⑦）．

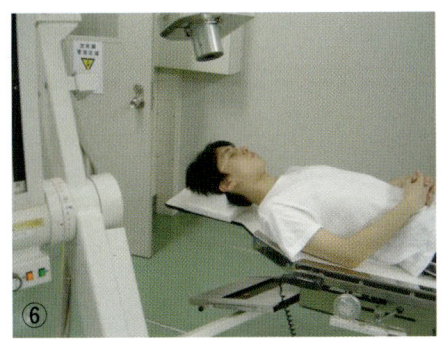

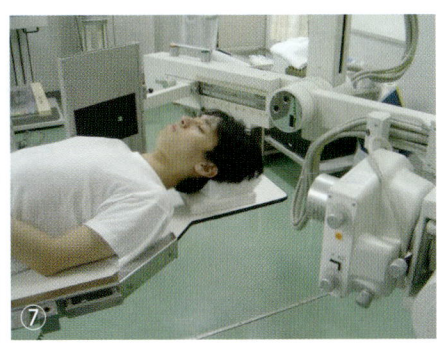

■ 画像評価

X線画像のポイント

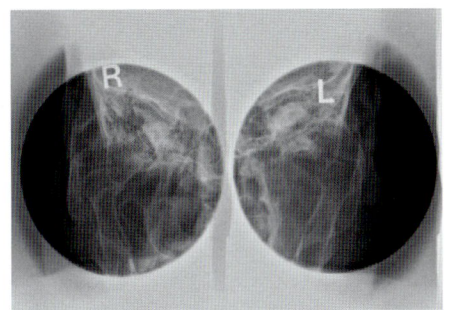

顎関節正面 眼窩内に下顎頭を描出する.
顎関節側面 側頭骨下顎窩内に下顎頭が位置し，関節結節を描出する.

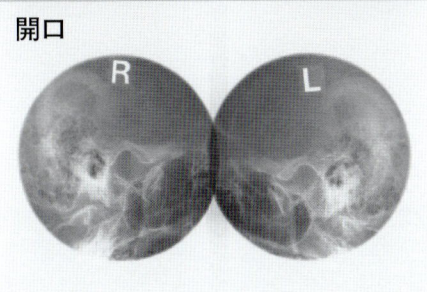

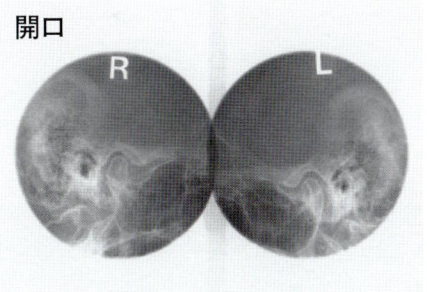

開口

開口

撮影技術ポイント

①適正な撮影条件にて撮影する（条件，マーク位置）
②正面は左右対称に描出する
③顎関節が明瞭に描出する
④開口位は最大に開いて撮影する

頭部　視束管

■撮影方法

はじめにテーブルの目盛りを長軸左右両方向0に合わせる．
天井アームの角度を180°，管球アームの角度を0°に合わせる．

視束管	68kV　200mA　0.2sec　140cm　　（－）	
体　位	背臥位．前後方向．OMラインを垂直とする．正中矢状面をまっすぐとする．70φコーンを使用し，照射野は欠けない程度に絞る（⑧）．	
中心線	外耳孔中心にサイドポインタ中心が重なるようにテーブル上下・頭尾方向を調整する．そこから40mmベットを下げる．テーブルの目盛りを長軸・左右ともにシールの赤Rに合わせる．天井アーム位置を赤R，管球アームを赤Rに合わせる．同様に左側を撮影する（⑨）．	

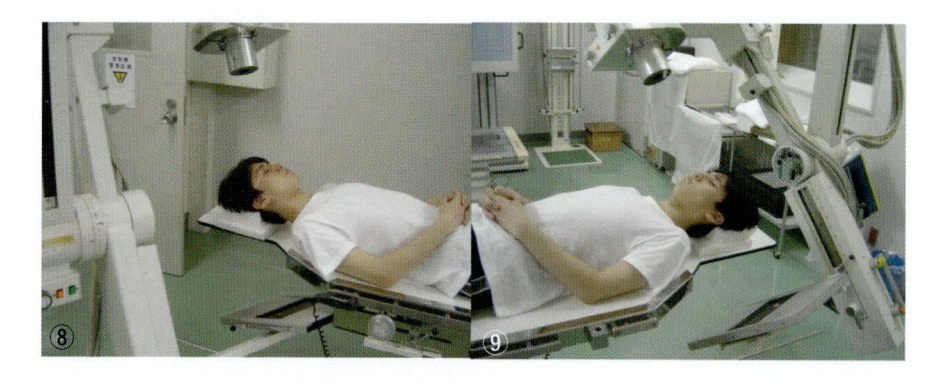

⑧　　⑨

■画像評価

X線画像のポイント

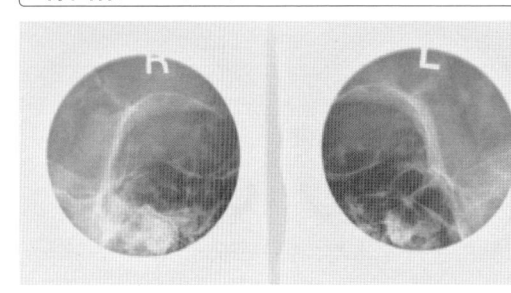

視束管の軸位像を，眼窩内下外側の蝶形骨小翼接線像の先端にほぼ円形になるように描出する．

撮影技術ポイント

①適正な撮影条件にて撮影する（条件，マーク位置）
②正面は左右対称に描出する
③視束管を描出する

頭部　頭部CT

■ 画像評価

> **X線画像のポイント**

頭部CT標準撮影　左右対称に撮影．後頭蓋まで5mmスライス，その後，頭頂部まで10mmスライス．骨が左右対称になっていても脳実質が非対称的のときは病変を疑う．特にめまいなどの症状があるようなときは，後頭蓋のみの骨条件を再構成し内耳道の左右差を確認する．FOV250mm．

頭部CT外傷撮影　左右対称に撮影．後頭蓋まで5mmスライス，その後頭頂部まで10mmスライス．全スライスの骨条件を再構成し，縫合線に注意しながら骨折線の有無を確認する．基本的に単純撮影での検査となるので，他部位の造影検査依頼があるときは優先的に頭部CT検査を行う．FOV250mm．

顔面CT撮影　左右対称に撮影．ドイツ水平面に平行に計画し，上顎洞から前頭洞までを5mmスライスにて撮影．軟部条件と骨条件の再構成を行う．FOV180mm．

眼窩部CT撮影（外傷）　左右対称に撮影．吹き抜け骨折診断の場合に行う．OMLに平行に計画し，2mmスライスにて眼窩部を撮影．軟部条件と骨条件の再構成を行う．FOV150mm．

下顎CT撮影　左右対称に撮影．歯槽に沿って計画したほうがアーチファクトを少なくできる．基本的には5mmスライスにて撮影するが，3D作成のときは3mmスライスにて撮影．FOV180mm．

第3章A．頭部撮影　111

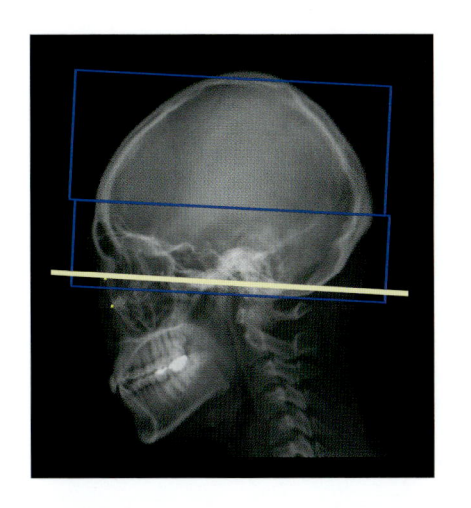

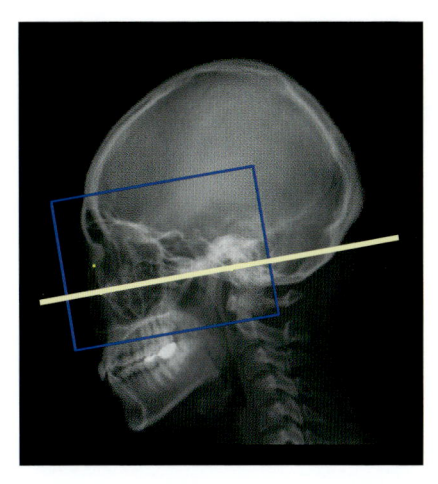

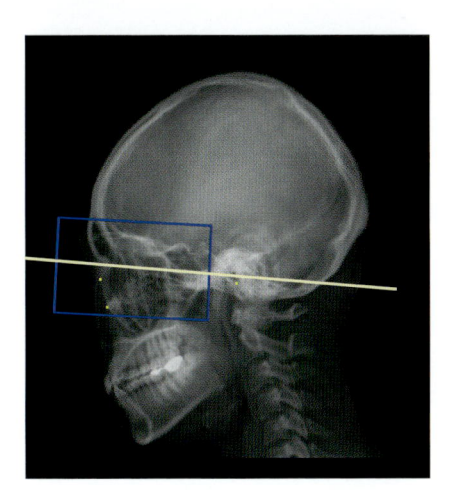

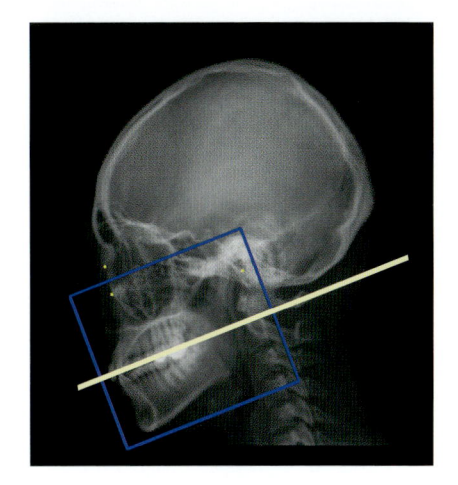

臥位のポジションでは

逆ウォーターズ法

施行時の注意点
- 外傷者で腹臥位ができないなどの場合．
- 頸髄損傷が疑われる場合は，無理な後屈位に注意する．

ドイツ水平線を45°前鼻棘点が入射点

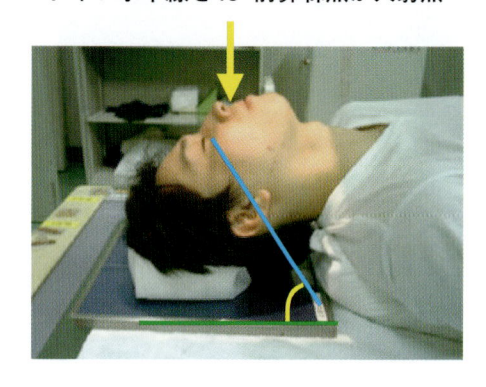

頬骨撮影

頭部タウン：頭尾方向30°両外耳孔の中点に斜入

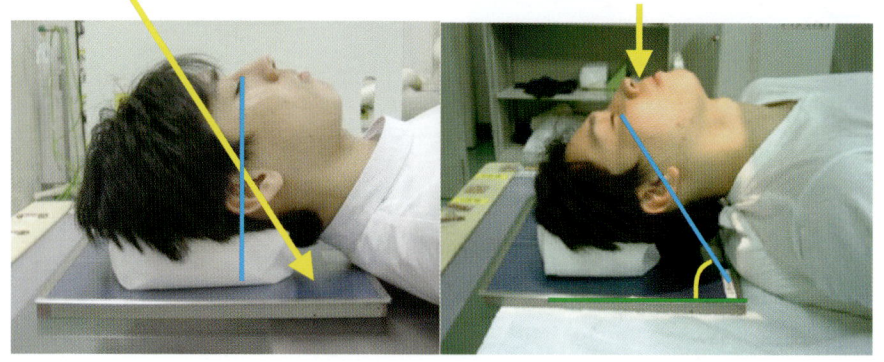

ドイツ水平線を45°前鼻棘点が入射点

眼窩2方向，視束管

視神経溝

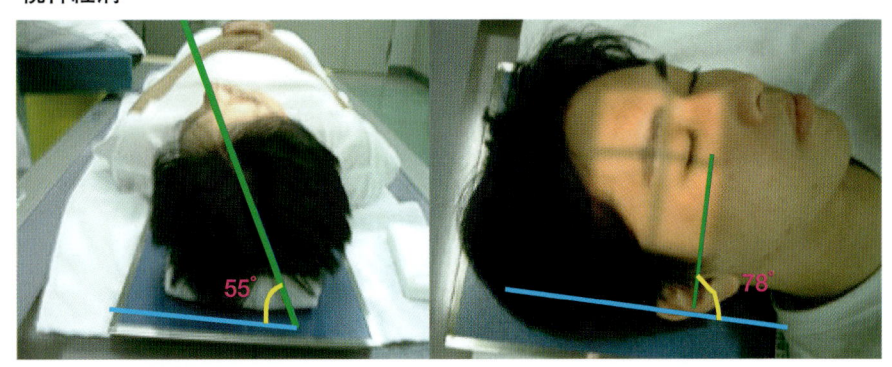

55°

矢状面の検側を上げるような角度

78°

ドイツ水平面78°

B. 頭部画像診断

Ⅰ. 頭部
Ⅱ. 頭部外傷
Ⅲ. 脳卒中（脳血管性病変）
Ⅳ. 顔面骨の骨折
Ⅴ. 顎顔面

I. 頭部

　外傷時の患者は仰向けの状態が多く，一般的な撮影法では対応できない場合がある．それに加え，迅速な撮影を求められることが多い．したがって普段から撮影法を熟知しておくことは重要であり，自分で撮影した写真で異常部位を指摘できるように日頃からトレーニングしておくべきである．

　人体のなかで骨に完全に守られている脳は，最も大切な臓器のひとつである．この臓器は骨によって守られているという面もあるが，ちょっとした病変でも体に及ぼす影響は大きく，最も注意深く観察しなければならない部位である．撮影法のルール（取り決め）ができるだけ一定であったほうが，緊迫した状況下に病変を探す際，見落としなどを防ぐことができる．

■頭部X線検査時のチェックポイント⇒p76〜79参照
- ☞ 適正な撮影条件にて撮影する（条件，マーク位置）
- ☞ 正面，側面：顎の先端までできるだけ投影する
- ☞ 正面：左右対称に撮影する
- ☞ 正面：眼窩内に内耳道を投影する
- ☞ 側面：前頭頭蓋骨のずれがないように撮影する
- ☞ Towne：大後頭孔を投影する
- ☞ Towne：両頬骨弓を投影する

■頭部CT検査時のチェックポイント
- ☞ 画像表示に間違いがないか確認する（患者情報，左右）
- ☞ 頭蓋底骨から左右対称な体位で撮影する
- ☞ 外傷時は骨条件も再構成する
- ☞ 取り決められている基準線に従って撮影する
- ☞ 疾患の大きさの測定，CT値を確認する

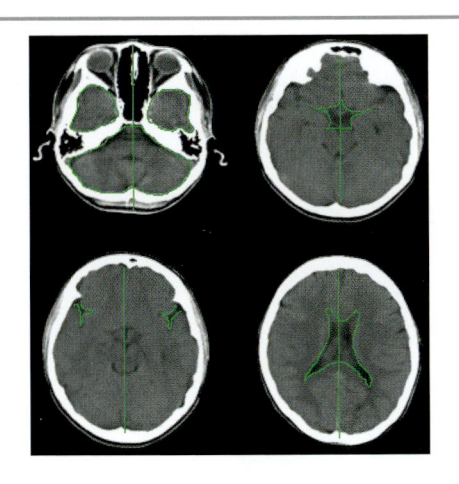

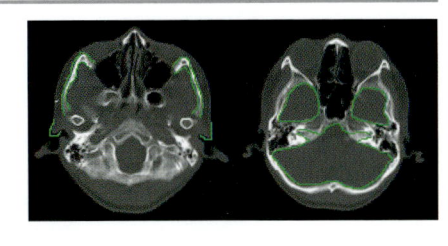

頭部X線写真，CT画像の代表的な石灰化

　頭部X線写真，CT画像においてしばしば石灰化した部位を描出することがある．これらの石灰化は生理的な石灰化が多く病的意義はあまりないが，好発的な部位があり，それを把握することで二次的な疾患を予想する手がかりとなる．頸動脈に沿って石灰化を認めるようなら血管性病変を強く疑う．好発部位以外の場所に石灰化を認めるときは，異常な所見として注意深く観察する．

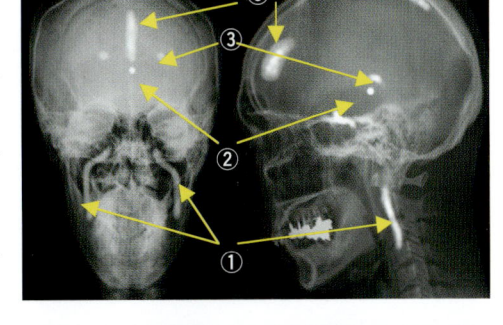

①内頸動脈の血管壁の石灰化
②松果体
③脈絡叢
④淡蒼球
⑤大脳鎌
⑥くも膜下顆粒

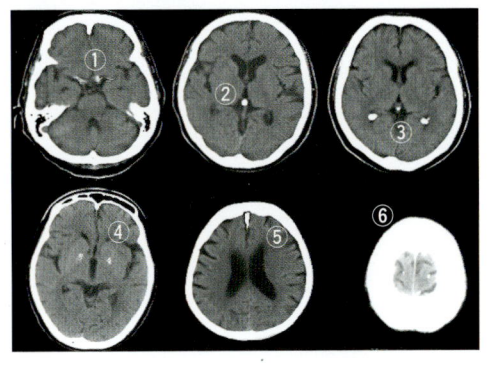

〈症例〉脳挫傷（松果体石灰化の変位）　松果体などの石灰化の変位（→）は，脳実質の変位を示唆する所見であり，頭部X線検査は左右対称にポジショニングすることが重要である．

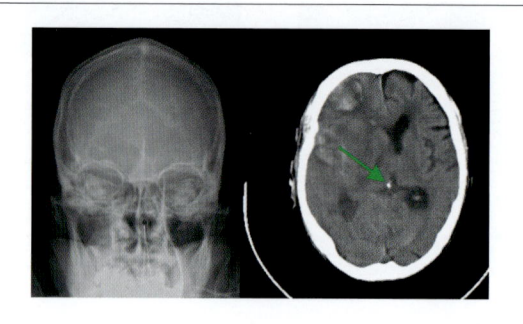

〈症例〉転倒事故（小児）　箸が鼻部より刺さり頭蓋底骨片が脳実質内に残存している状態（→）．頭蓋内石灰化好発部位の把握は，異常高濃度を見つけるカギとなる．

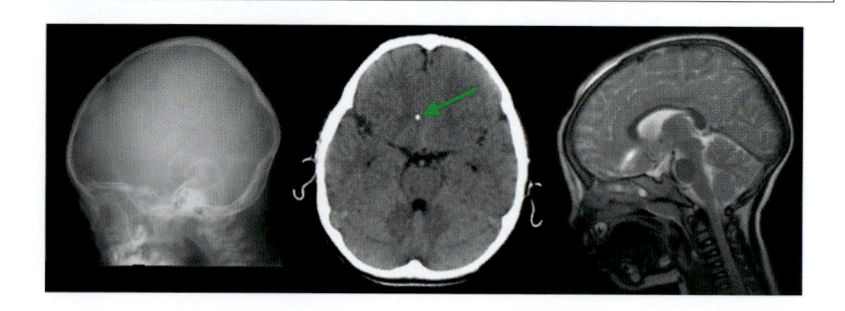

II. 頭部外傷

■頭部の骨折線パターン（4パターン）

①線状骨折：骨折線下に血腫を伴うことが多い
②開離骨折：頭蓋全体に外力が加わったときに多い
③陥没骨折：局所的に大きな力が鋭に加わったときに多い
④粉砕骨折：頭蓋全体に強い外力が加わったときに多く，致命的な脳挫傷を伴っていることが多い

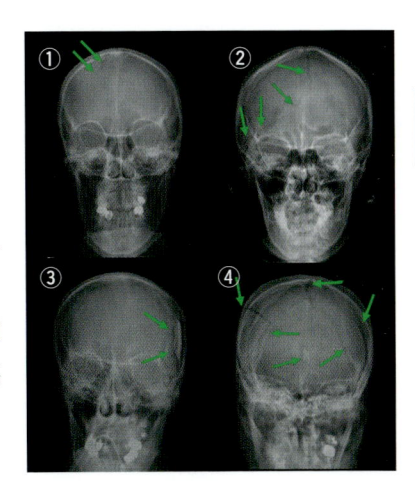

■頭部X線写真とCT画像での縫合線の走行

骨折線とよく間違えやすいX線透亮像に縫合線がある．これらの位置関係を検査ごとに把握していることで，本当の骨折線かどうか判断する材料になる．

冠状縫合：青線
矢状縫合：緑線
人字縫合：赤線
鱗状縫合：黄線

として表した．

とくに小児の場合の縫合線は複雑で，ときに骨折線と見間違えることがあるので注意を要する．

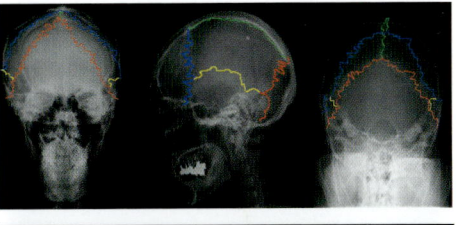

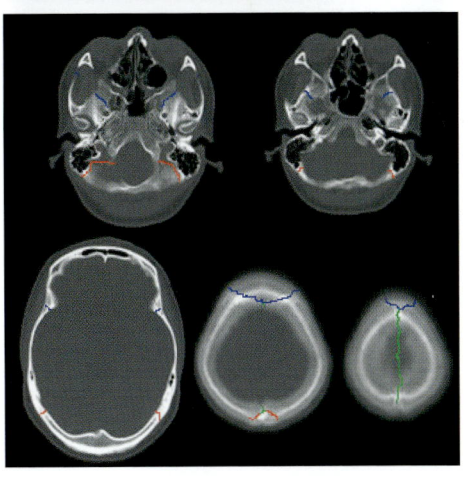

〈症例〉後頭骨骨折　交通外傷．後頭部打撲．縫合の通る場所を把握していないと縫合と見間違える．骨折線を確認できる（→）．

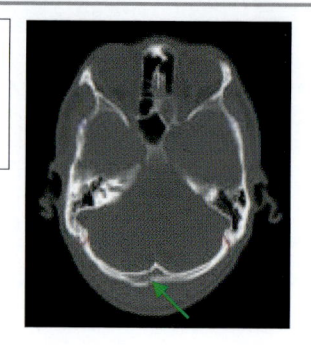

■ 頭部CT検査での外傷性頭蓋内出血のパターン
①急性硬膜外血腫
②急性硬膜下血腫
③外傷性くも膜下出血
④脳挫傷

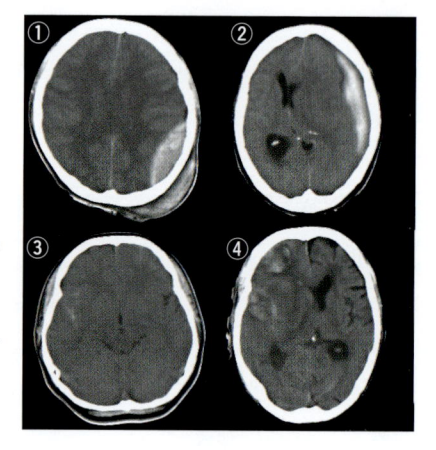

■ 頭部外傷時のCT画像上のチェックポイント
☞ 外傷部位の位置確認と骨条件（骨折を伴うことが多い）を確認する（①）
☞ 外傷部位の反対側にも損傷が現れるので注意する（②）
☞ 存在診断（場所の確定）（③）
☞ 出血の大きさの測定（follow up時の比較）（④）
☞ 新しいか（CT値の測定：高い…急性期，低い…慢性期）（⑤）
☞ 脳室の正中からの変位状態を確認する（圧迫がないか）（⑥）
☞ 脳室の形，内部のCT値を確認する（⑦）
☞ 脳の萎縮（シルビウス裂の左右差）を確認する（⑧）
☞ 脳の左右差を確認する（⑨）
☞ 脳実質内の石灰化の有無を確認する（⑩）
薄い硬膜下血腫はウインド幅が狭いと見落とすことがあるので，広めの

ウインドと高めのウインドレベルの追加で確認する.

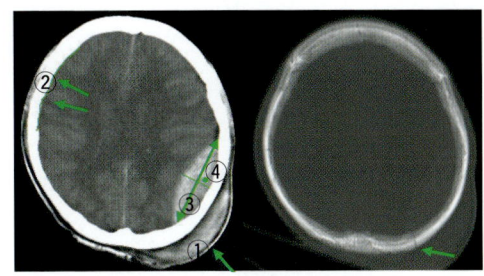

外傷部位の位置確認と骨条件
外傷部位の反対側にも損傷が現れるので注意する

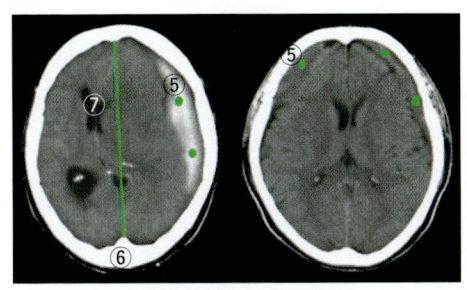

新しいか（CT値の測定：高い…急性期，低い…慢性期）

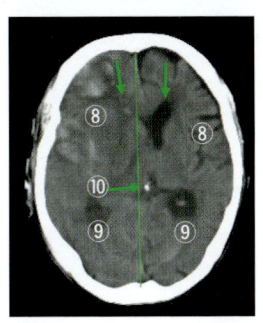

脳の萎縮（シルビウス裂の左右差），脳の左右差，脳実質内の石灰化の変位

〈症例〉**慢性硬膜下血腫**　頭部打撲にて受診．CT検査を行ったが明らかな出血はなかった．しかし骨条件にて頭頂部に皮下血腫があることがわかるが撮像範囲からはみだしている（→）（強烈な頭部打撲の所見）．頭部の軸がずれ（→），受傷部がスライス面からずれていることで頭頂部の情報不足になっている．2週間後，頭痛あるという主訴にて来院．脳の左右差が認められる（→）．慢性硬膜外血腫と診断される．

- 頭部撮像時のポジショニング不足（軸のずれ）に注意する．
- 皮下血腫などの打撲部位の確認不足をなくす（どこをぶつけたかぐらいは尋ねよう）．
- 依頼オーダーの重要性（撮像時には依頼内容を十分に理解する）．
- 撮像時には前回の写真を参考にする（時間があったら過去の検査を検索しよう）．

　脳溝の左右差は要注意．

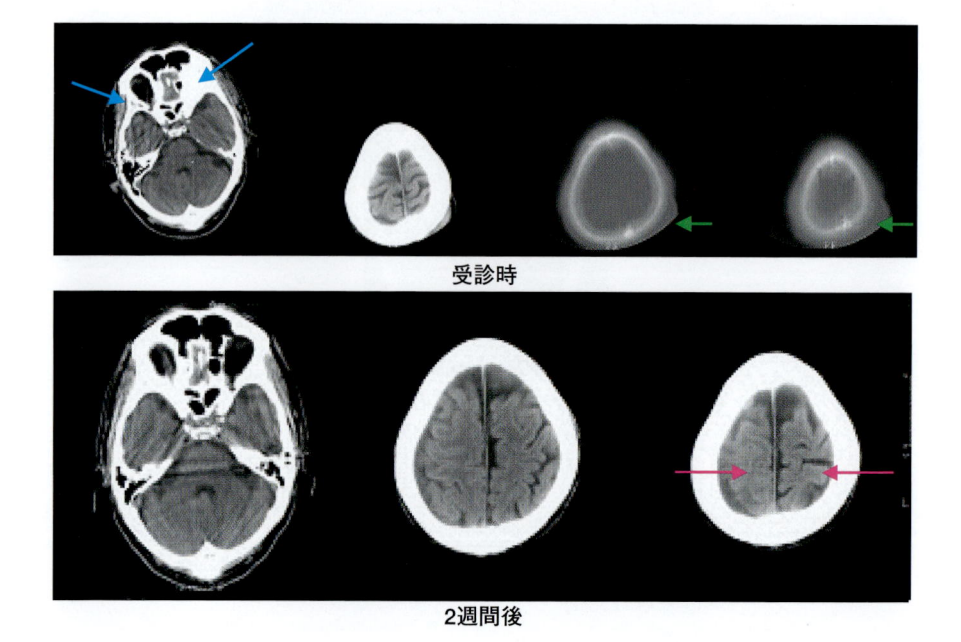

受診時

2週間後

Ⅲ. 脳卒中（脳血管性病変）

　脳卒中は大きく2つに分けられる．外傷はないけれども，なんらかの出血が原因となる場合と，血管が詰まった状態の脳梗塞がある．

脳出血
・脳実質内に起こる出血（皮質，皮質下）
　　①存在診断（場所の確定）
　　②新しいか（CT値測定）
　　③大きさ（follow up時の比較）
・慢性硬膜下血腫
　　①新しいか（CT値測定：上下の値）
　　②大きさ（follow up時の比較）
　　③脳室の正中からの変位状態（圧迫がないか）
・くも膜下出血
　　①出血部位から動脈瘤の部位の推定：好発部位がある
　　②脳内出血，脳室内出血の有無
　　③脳梗塞，脳浮腫の有無：血管攣縮
　　④水頭症の有無：出血直後から起こる

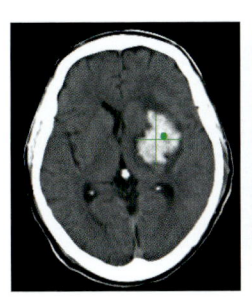

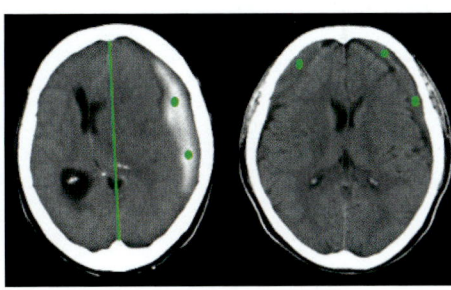

くも膜下出血（subarachnoid hemorrhage：SAH）：脳動脈瘤（70〜80%），脳動脈瘤奇形（5〜10%）に発症が多く，予後は非常に悪く，死亡（30%），重症後遺症（40%）が残る．ＣＴ検査ではシルビウス裂や血管走行周囲にＣＴ値の高い部位を認める（→）．直後より水頭症症状を認めるときもある（→）．

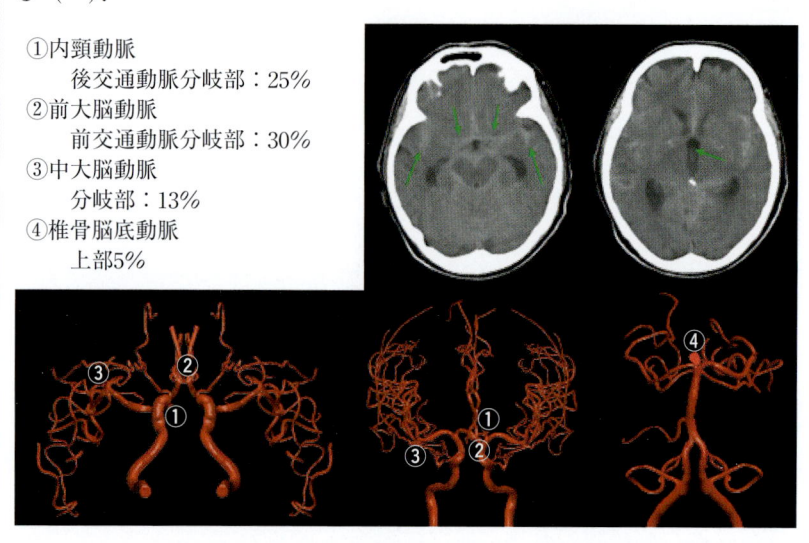

①内頸動脈
　　後交通動脈分岐部：25%
②前大脳動脈
　　前交通動脈分岐部：30%
③中大脳動脈
　　分岐部：13%
④椎骨脳底動脈
　　上部5%

■くも膜下出血の診断から治療まで

・突然の激しい頭痛，嘔吐 ➡ 意識障害：くも膜下出血を疑う
・CTにてくも膜下出血と診断
　　⬇
1. 末梢ラインの確保（降圧剤，鎮痛剤，鎮静剤の使用）
2. 動脈ラインの確保（持続モニタによる血圧管理）
3. 麻酔薬，筋弛緩剤を投与し挿管・呼吸管理
4. 中心静脈ルートの確保（中心静脈圧管理）
　　⬇
血管造影 ➡ 手術：脳動脈瘤クリッピング術またはコイル塞栓術

〈症例〉**右中大脳動脈分岐部動脈瘤**　右側のくも膜下腔とシルビウス裂に出血が認められる（→）．

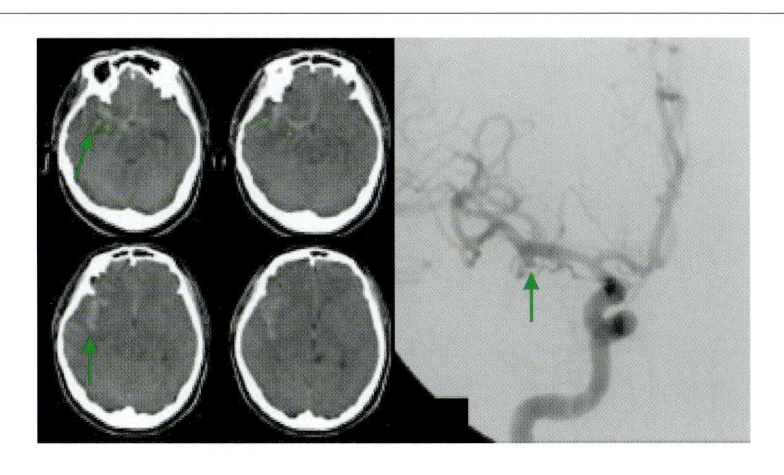

〈症例〉**未破裂右内頸動脈瘤**　CT検査にて腫瘤状の動脈瘤を認める（→）．コイル塞栓術を行い動脈瘤は塞栓できた．

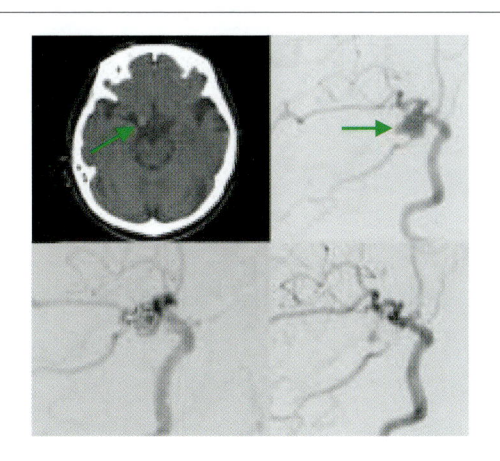

脳梗塞

ラクナ梗塞

　脳のなかの細い動脈が狭くなって血管が詰まるタイプ（日本人に多い）．1mm以下の血管，高血圧などの病歴がある場合が多い．

アテローム血栓性梗塞

　脳のなかの比較的太い動脈の内径が狭くなり，そこに血栓が付着するため血管が詰まる7〜8mm以下の血管．高血圧，糖尿病，高脂血症などの病歴がある場合が多い．

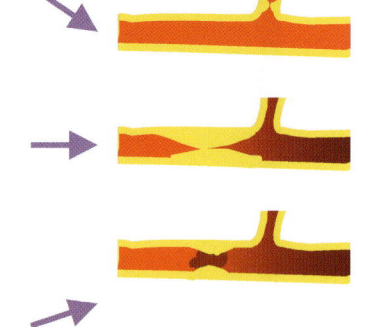

心原性脳塞栓症

　心臓でできた血栓が血管内を流れてきて，脳の血管が細かくなったところで流れをせき止めるために血管が詰まる．

心房細動

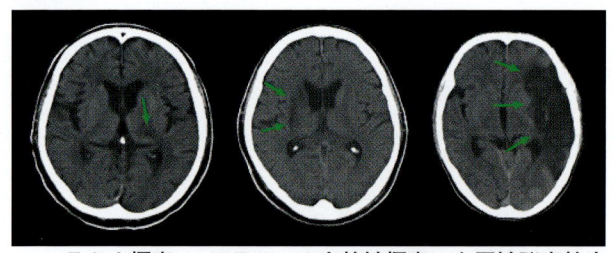

ラクナ梗塞　　アテローム血栓性梗塞　　心原性脳塞栓症

〈症例〉脳梗塞　深夜に突然の右麻痺現れる．CT検査を施行したところ左中大脳動脈に沿って高いCT値を認める（→）．MR検査では同領域の高信号域が確認され急性期の脳梗塞と診断される．MRAにて左中大脳動脈の途絶が確認される（→）．
急性期脳梗塞で血管内血栓がある場合は，CT検査にて血管に沿って高い高吸収部を認める（○）ことがあるので注意深い観察が必要になる．

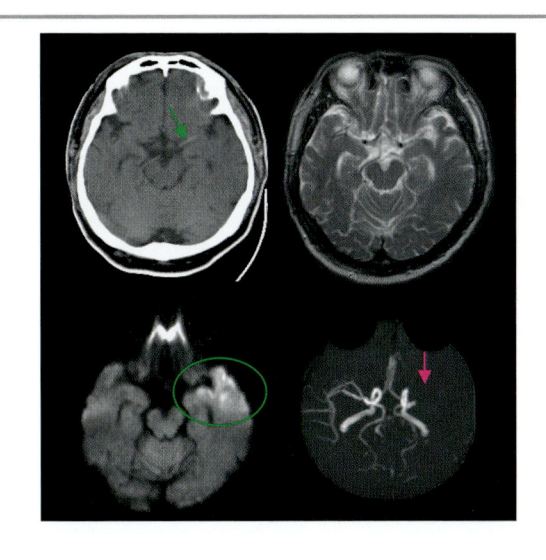

■ 脳梗塞急性期診断治療の流れ

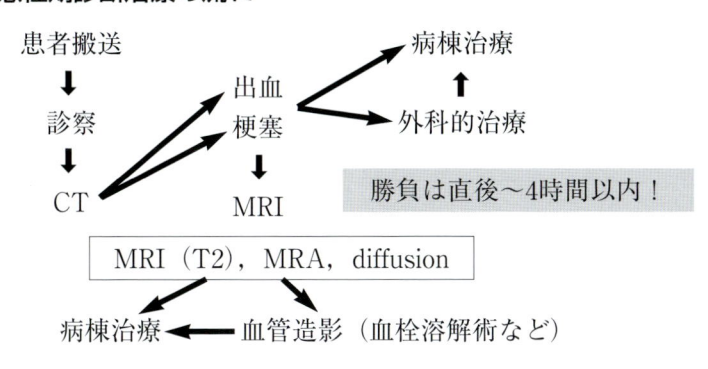

```
患者搬送              病棟治療
  ↓        出血   ↗      ↑
 診察    ↗        ↘  外科的治療
  ↓   ↗  梗塞
 CT        ↓          勝負は直後〜4時間以内！
           MRI
       ┌─────────────────────┐
       │ MRI（T2），MRA，diffusion │
       └─────────────────────┘
        ↙                  
 病棟治療 ← 血管造影（血栓溶解術など）
```

■ 脳梗塞急性期の治療

・少量ウロキナーゼ療法目的：血栓を溶かして血液の流れを改善する
　　　薬剤：ウロキナーゼ点滴静注
・抗凝固療法目的：血栓が作られることを予防する
　　　薬剤：ヘパリン，アルガトロバン点滴静注
・抗血小板療法目的：血液を固める働きを持つ血小板の機能を抑え，血液の流れを改善する

第3章B．頭部画像診断

薬剤：オザグレルナトリウム点滴静注，アスピリン経口投与
・血液希釈療法目的：血液の粘度を下げ，梗塞周辺の血液の流れを改善する
　　　薬剤：低分子デキストラン点滴静注
・脳浮腫軽減療法目的：脳の浮腫を抑える
　　　薬剤：グリセオール，マンニトール点滴静注
・脳保護療法目的：脳神経細胞の障害の進行を抑える
　　　薬剤：エダラボン点滴静注

〈症例〉アテローム血栓性梗塞　救急到着時刻は発症から45分，再開通は病院到着後25分．血栓溶解術は時間との勝負！

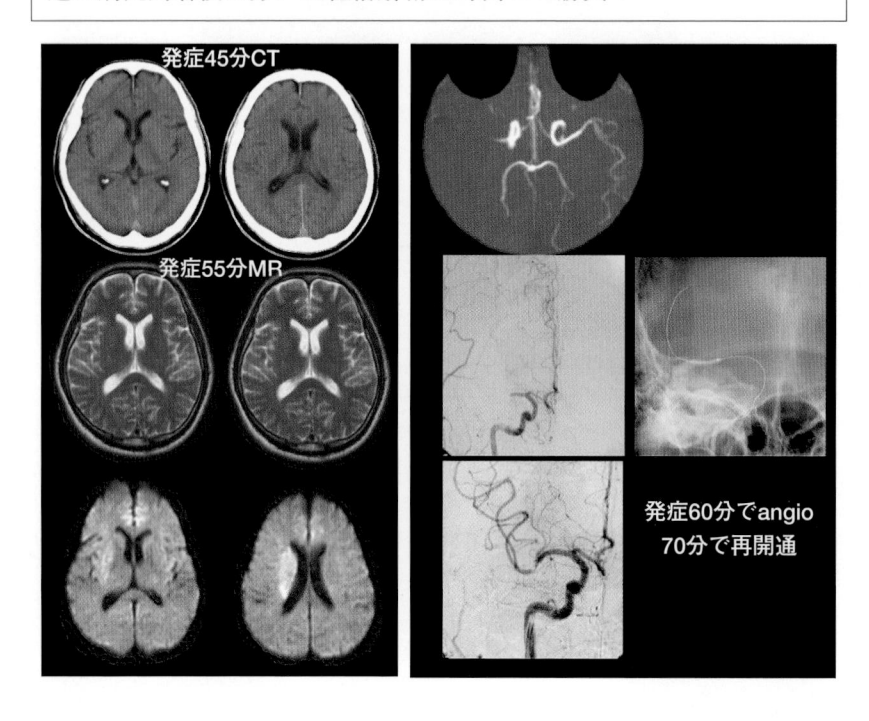

発症45分CT
発症55分MR
発症60分でangio
70分で再開通

■脳血管性病変のCT画像上のチェックポイント

　☞発症時間を確認する

　☞存在診断をする（場所の確定）

- ☞ 大きさの測定（follow up時の比較）（①）
- ☞ CT値の測定：高い…急性期，低い…慢性期（②）
- ☞ 脳室の正中からの変位状態（圧迫がないか）を確認する（③）
- ☞ 脳室の形，内部のCT値（④）を確認する
- ☞ 脳の萎縮を確認する
- ☞ 脳の左右差を確認する
- ☞ 脳実質内の石灰化の有無，変位を確認する

超急性期の閉塞動脈は高濃度であることが多いので，頭蓋底部は5mm厚で評価する．

血管支配領域を把握することで，検査の準備など検査時間の短縮につながる．とにかく，脳梗塞の血栓溶解術は時間との勝負になるので早めの準備が重要となる．

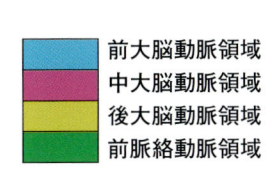

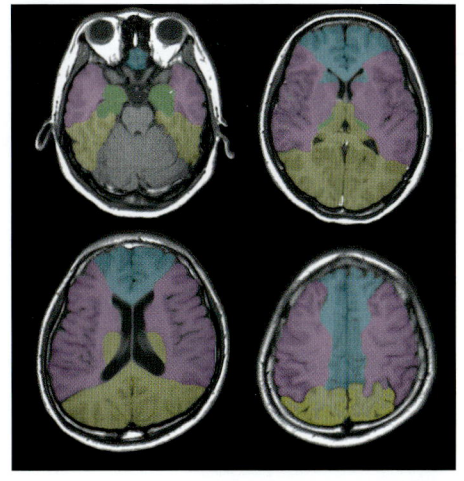

- 前大脳動脈領域
- 中大脳動脈領域
- 後大脳動脈領域
- 前脈絡動脈領域

〈症例〉脳梗塞（右中大脳動脈領域）　血管支配領域にわたり広範囲に梗塞を起こした（→）．血管支配領域を把握することで，どの血管の障害かわかる．

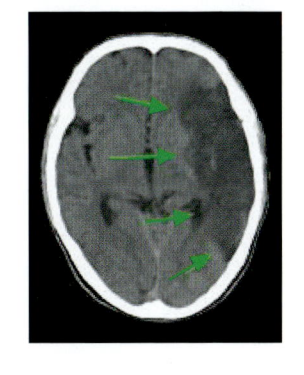

Ⅳ．顔面骨の骨折

頬骨骨折

　顔面骨で頬骨骨折（多くは上顎骨骨折を併発）はしばしば見られ，骨折しやすい部位である．体位も軸位の体勢のできない患者が多く，とくに小児の場合は左右きれいな軸位が撮影できないときもある．このようなときは，片方ずつの撮影を行う．簡易的な撮影台を使用するなどの工夫にて，比較的再現性のある写真の提供を心がける．軸位像で転移が6～7mmを超えるものは整復の対象となる．一時的ではあるが開口障害を伴うことがある．

〈症例〉左頬骨骨折（保存治療）　三脚骨折の形（→）で頬骨弓の骨折と，上顎骨外側壁も陥没し眼窩底に達するが，視神経などは問題ない．

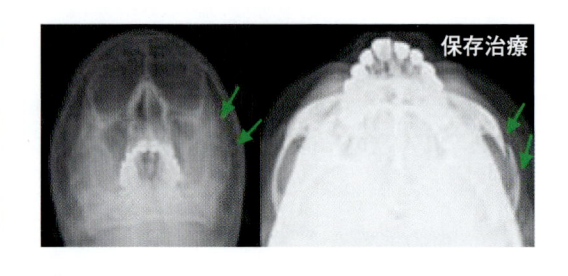

〈症例〉左頬骨骨折（整復後保存治療）　頬骨弓の骨折と，眼窩底に達する骨折が認められる（→）．しかし，頬骨弓は大きく崩れており整復の対象となる．視神経などは問題ない．

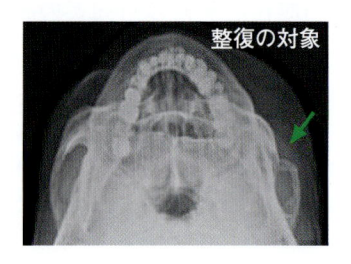

眼窩骨折

　眼窩底は薄い紙様の骨で形成され，外傷などの外力によって簡単に吹き抜けて骨折（blowout fracture）する．眼窩内側面と眼窩底に生じやすく，上顎洞に眼窩内容物が進入する．CT検査などにより内側面の骨折の有無や視神経の損傷の状態を把握することは重要である．X線写真はWaters法により眼窩下壁の骨折を把握するのに適している．

上顎骨骨折

上顎骨の外傷によって起こり，骨折の状態により分類されている．

> **Le Fort（ルフォー）の分類**
> Ⅰ型：顔面下部外傷により上顎歯槽骨折をきたしたものであり，上顎が後ろ後方に転位することで仮性下顎前突症となる．
> Ⅱ型：顔面中央部の陥凹（dish face）と咬合不全となる．鼻骨部骨折の合併症，髄液漏により逆行性感染症の危険がある．
> Ⅲ型：顔面上部外傷により顔面と頭蓋の骨連絡が絶たれた状態となり，髄液漏により逆行性感染症の危険がある．
>
> Ⅰ型　　　Ⅱ型　　　Ⅲ型

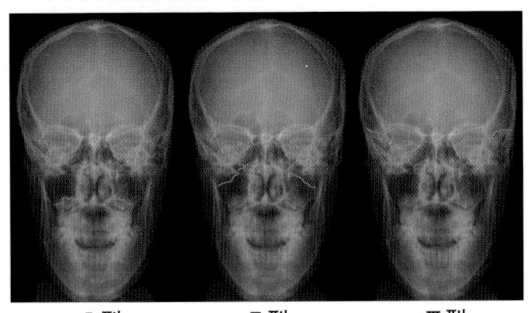

鼻骨骨折

鼻骨骨折よりも深達性の骨折．Le FortⅡ，Ⅲ型骨折にも合併する．鼻涙管の閉塞による流涙．

下顎骨骨折

顎を動かすと耳の前に痛みが走る（下顎関節骨折），噛み合わせることができない，口が閉じないなど．各骨部に付着する筋に付随した骨転移を起こす．特に下顎骨骨折は治療が遅れると傷の化膿が起こりいつまでも癒合せず，骨折より複雑な形成外科的手術が必要となる．腹臥位が教科書的な撮影法になるが，外傷の場合痛みが強いときは座位または立位にて撮影す

る．左右差を重要な所見とするので正確な正面像になるように撮影．先端部の撮影法と顎骨頭の撮影法の2通りの撮影法を熟知しておく．

　頭部外傷は致命傷となるときがある．その重要な部位の緊急X線撮影法は基本的に2方向が主であるが，正確な基準線を持ったルール（取り決め）での撮影法が必要となってくる．

症例：下顎骨骨折　頭歯槽に達するような骨折が縦走している（→）．顎の先端と顎関節の撮影法は違うため，ルール（取り決め）が必要となる．

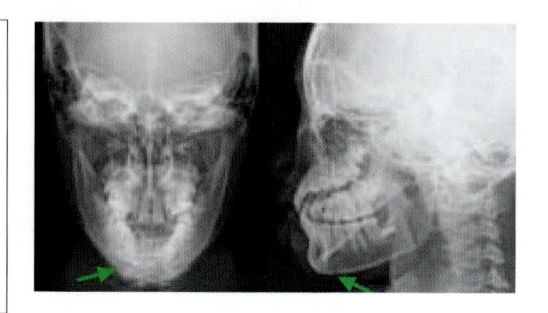

V. 顎顔面

顎骨折

　顎関節の骨折や歯槽にかけての骨折は，通常の放射線機器では他の骨との擬似陰影にて描出しにくいときがある．その場合には歯科用撮影機器のパントモグラフィを上手に使うことを薦める．顎関節や関節骨頭が分離して単独にて描出され，歯槽のわずかな骨折線も見逃さずに撮影できる．

> **〈症例〉右下顎骨折**　駅のホームにて突然の意識障害．倒れたときに顔面強打し救急搬送される．受診時には意識明瞭となったが右下顎痛がひどかった．シュラー法にて右顎関節骨頭の粉砕骨折を認め（→），パントモ撮影にて同部位の骨折が明瞭（→）となった．

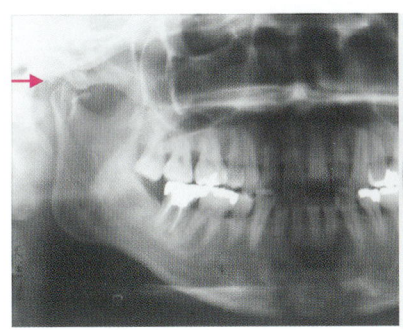

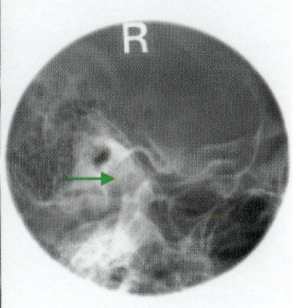

〈症例〉**下顎先端部骨折**　交通外傷にて救急搬送される．下顎左傍正中部骨折を認める（→）．固定術後の症例．

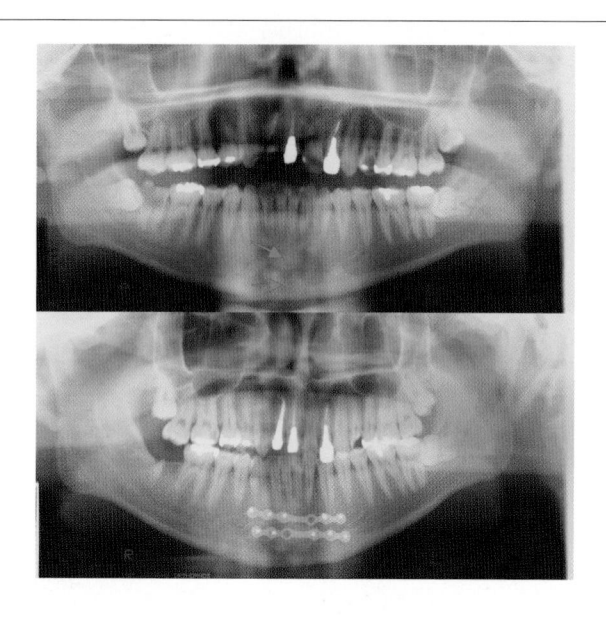

第4章　脊　椎

A．脊椎撮影
頸椎4方向
頸椎（開口位）
頸椎機能
上部胸椎側面（スイマー）
胸椎2方向
胸腰椎移行部2方向
腰椎4方向
腰椎機能
全脊椎2方向
頸椎CT（MPR）

脊椎　頸椎4方向

■撮影方法

頸椎正面	70kV　200mA　0.071sec　150cm　（+）
体位	立位または坐位．前後方向．下顎下縁と外後頭隆起を中心X線と平行にさせ，重なって描出するようにする．体軸をカセッテ長軸に平行になるように頭部の傾きなどに注意する．
中心線	喉頭隆起の高さに入射させる．

頸椎側面（L-R）	70kV　200mA　0.071sec　150cm　（+）
体位	立位または坐位．右肩をカセッテにつけ，体軸がカセッテに対して平行にする．両肩を下垂させ，下顎をやや上げる．
中心線	カセッテに対して垂直．喉頭隆起の高さに入射する．

頸椎斜位（RAO/LAO）	70kV　200mA　0.071sec　150cm　（+）
体位	立位または坐位．頭部および体幹部が捻転しないようにする．非検側の肩をカセッテにつける．顎をやや挙上させると，下顎骨と頸椎との重なりを避けることができる．
中心線	水平面から尾頭方向に15°斜入させ，喉頭隆起の高さに入射する．

頸椎正面　　　頸椎側面（L-R）　　　頸椎斜位（RAO/LAO）

背面をカセッテに対して50°

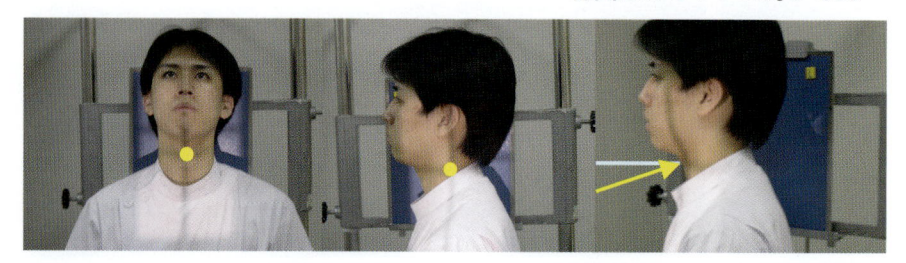

水平から尾頭方向に15°斜入　　　水平面から尾頭方向に15°斜入

※臥位のポジション（頸椎2方向）では⇒p157参照

■画像評価

>[X線画像のポイント]

頸椎正面 第3頸椎から第1胸椎および第1肋骨を描出する．各椎体間の椎間腔およびルシュカ関節が分離し，椎体中央に棘突起と気管を描出する．
頸椎側面 上下関節突起が一様に重なり合い，第1頸椎から第7頸椎までの椎体，上下関節突起，棘突起，椎間腔，椎間関節を描出する．両下顎枝が一致すること．椎体前方に気管と舌骨が描出する．
頸椎斜位 第2頸椎から第1胸椎までの椎間孔を，椎体後方に楕円状に描出する．

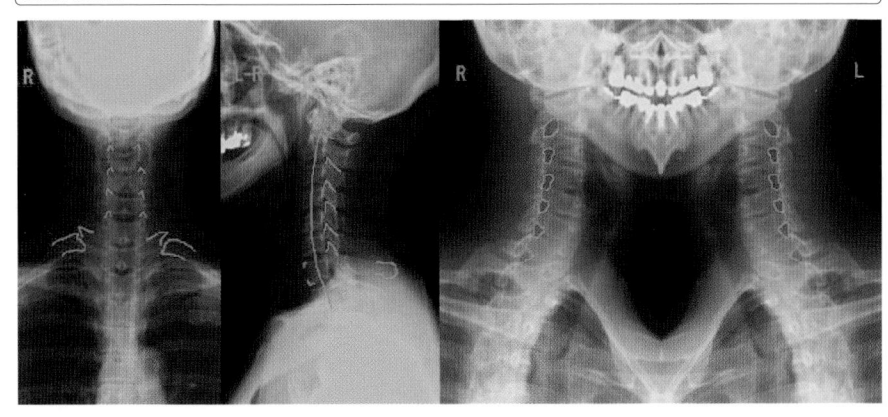

>[撮影技術ポイント]

① 適正な撮影条件にて撮影する（条件，マーク位置）
② 正面：第3頸椎から上部胸椎まで描出する
③ 正面：ルシュカ関節ならびに椎体，椎間腔を明瞭に描出する
④ 正面：下顎骨と後頭骨が重なるように描出（上位頸椎の確認）する
⑤ 正面：すべての棘突起が正中線上に観察する
⑥ 正面：胸郭出口症候群の一因となる頸肋などを観察する
⑦ 側面：7つの頸椎をすべて明瞭に描出する
⑧ 側面：第7頸椎（隆椎）の棘突起を描出する
⑨ 側面：下顎角が椎体前縁に重ならない
⑩ 側面：下関節突起，上関節突起がそれぞれ重なって描出する
⑪ 斜位：観察部位；椎間孔を明瞭に描出する

脊椎　頸椎（開口位）

■撮影方法

頸椎開口位正面（A→P）	50kV　200mA　0.05sec　リス　（−）
体　位	背臥位．前後方向．カセッテを後頭部につけ，できるだけ口を大きく開けてもらう．上顎切歯と後頭隆起をカセッテに垂直になるように下顎を上げる．下顎が上がらない場合は上顎切歯と後頭隆起に平行に中心線に角度をつける．上下歯列弓などの障害陰影を避けるためや椎間腔を広げて描出するために行う．
中心線	基本的にはカセッテに対して垂直になるように入射する．

頸椎開口位正面（A→P）

近接撮影

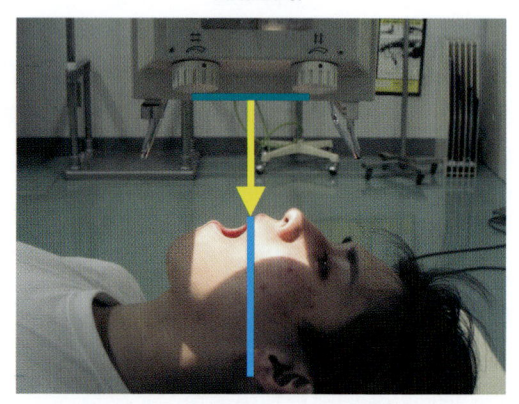

上顎切歯と後頭隆起を結ぶ基準線が平行

■画像評価

X線画像のポイント

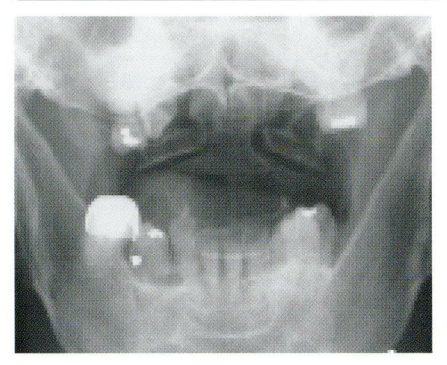

第1頸椎(環椎)と第2頸椎(軸椎)の椎体,歯突起,環軸関節を描出する.上顎切歯と後頭蓋が重なり,両側の乳様突起を描出する.眼球の被ばくに注意し,場合によっては絞りなどでカットすること.

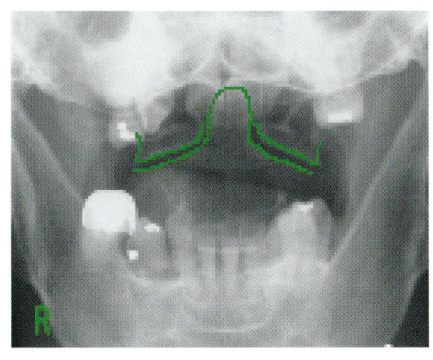

撮影技術ポイント

①適正な撮影条件にて撮影する(条件,マーク位置)
②環椎,軸椎(歯突起),外側環軸関節や環椎後頭関節を観察する
③位置や幅,距離は左右対称とする
④上顎切歯と後頭骨下面が一直線上になるような体位で撮影する
⑤近接撮影する場合は水晶体の被ばくを考慮した絞りで撮影する

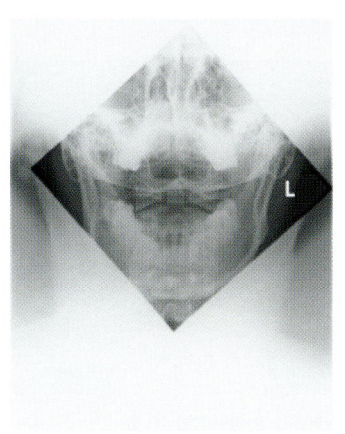

脊椎　頸椎機能

■撮影方法

頸椎側面（前屈）(L-R)	70kV　200mA　0.071sec　150cm　（+）
体位	立位または坐位．頸椎側面のポジショニングから下顎を引き，臍を見るように頸部を前屈させる．このとき胸椎も一緒に前屈しないよう注意する．第七頸椎棘突起が描出されるよう，なるべく肩の力を抜いてもらう．
中心線	カセッテに対して垂直．喉頭隆起の高さに入射する．

頸椎側面（後屈）(L-R)	70kV　200mA　0.071sec　（+）
体位	立位または坐位．頸椎側面のポジショニングから下顎を上げ，天井を見上げるように頸部を後屈させる．このとき胸椎は後方に反らないよう注意する．第7頸椎棘突起が描出されるよう，なるべく肩の力を抜いてもらう．
中心線	カセッテに対して垂直．咽頭隆起の高さに入射する．

頸椎側面（前屈）(L-R)　　頸椎側面（後屈）(L-R)

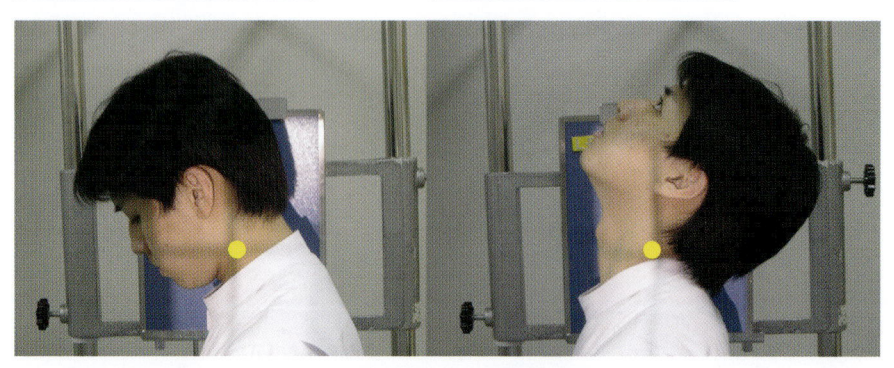

最大の前屈，後屈とするので体動に十分に注意する

■ 画像評価

X線画像のポイント

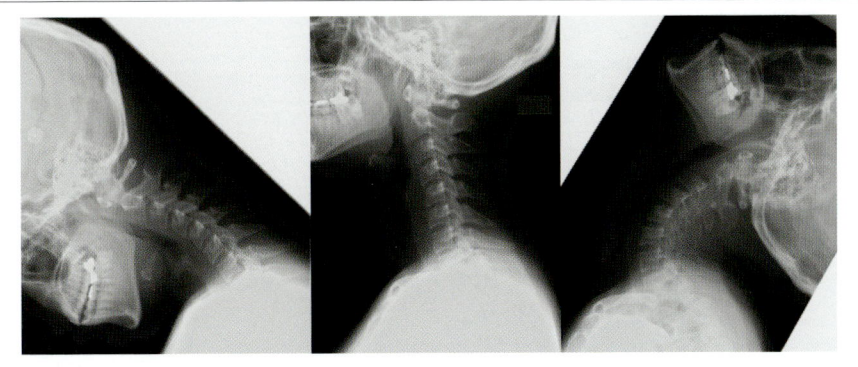

頸椎側面（前屈）　第1頸椎から第7頸椎の椎体のアライメント，椎間腔を明瞭に描出する．下顎骨が椎体に重ならないようにする．
頸椎側面（後屈）　第1頸椎から第7頸椎の椎体のアライメント，椎間腔を明瞭に描出する．下顎骨が椎体に重ならないようにする．

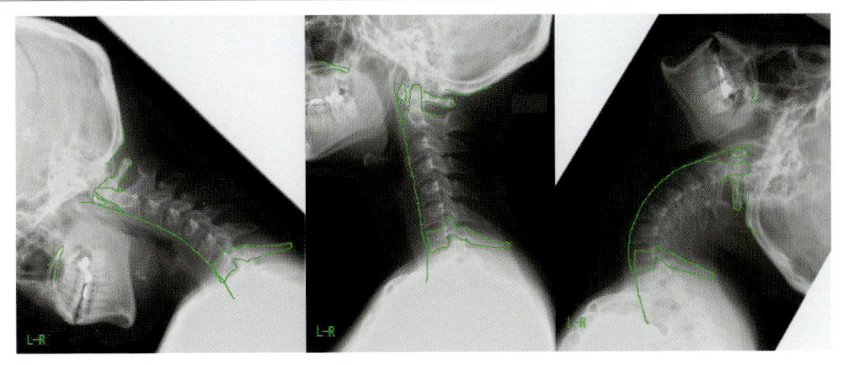

撮影技術ポイント

①適正な撮影条件にて撮影する（条件，マーク位置）
②不安定頸椎の診断に有用である
③全体的なアライメントの状態を観察する
④前屈位では環椎の脱臼，後屈位では椎体の後方すべりなどを観察する

脊椎　上部胸椎側面（スイマー）

■撮影方法

上部胸椎側面（スイマー）	70kV　200mA　0.16sec　100cm　（＋）
体位	側臥位．左→右方向．体全体を仰臥位方向に70°の斜位にする．ブッキー側の上肢は腕枕をし，反対側の上肢は体軸に沿わせ，後方に引く．手を腰部に置くことで安定性が増す．背部にクッションなどを入れるとよい．
中心線	ブッキーに対して尾頭方向に5～10°斜入させる．上方の腋窩（第2胸椎）に入射する．

上部胸椎側面（スイマー）

尾頭方向に5～10°斜入させる．上方の腋窩（第2胸椎）に入射する

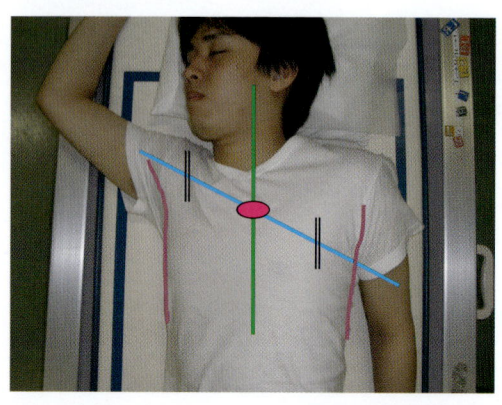

■画像評価

X線画像のポイント

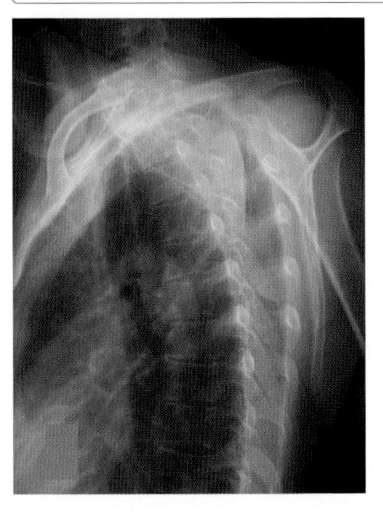

下位頸椎と上位胸椎が観察でき，管球側の肩は胸椎後方へ，カセッテ側の肩は胸椎前方にはずれていること．

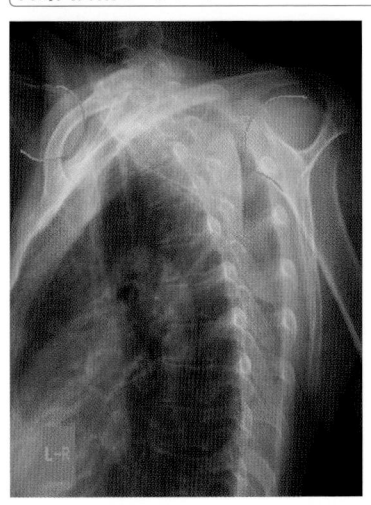

撮影技術ポイント

①適正な撮影条件にて撮影する（条件，マーク位置）
②両上腕骨骨頭の間に描出する

脊椎　胸椎2方向

■撮影方法

胸椎正面（A→P）	70kV　200mA　0.16sec　100cm　（+）
体　位	背臥位．前後方向．体軸をまっすぐにし，ブッキー長軸に平行に寝かせる．膝は屈曲させる．頭部は専用の枕台に乗せる．吸気時撮影．
中心線	カセッテに対して垂直．胸骨上窩と剣状突起の中点に入射．絞りは胸椎横突起が欠けない程度に絞る．

胸椎側面（Lat）	75kV　200mA　0.16sec　100cm　（+）
体　位	側臥位．左→右方向．背臥位．頭部に枕を介し，体軸をブッキーに対して水平にする．両上肢は挙上，肘・膝は屈曲させ真側面に寝かせる．吸気時撮影．
中心線	ブッキーに対して垂直．胸骨上窩と剣状突起の中点の高さに入射．ハレーション防止のため絞りは皮膚縁に，鉛ブロックを置き，散乱線を除去する．

胸椎正面（A→P）　　　　胸椎側面（Lat）

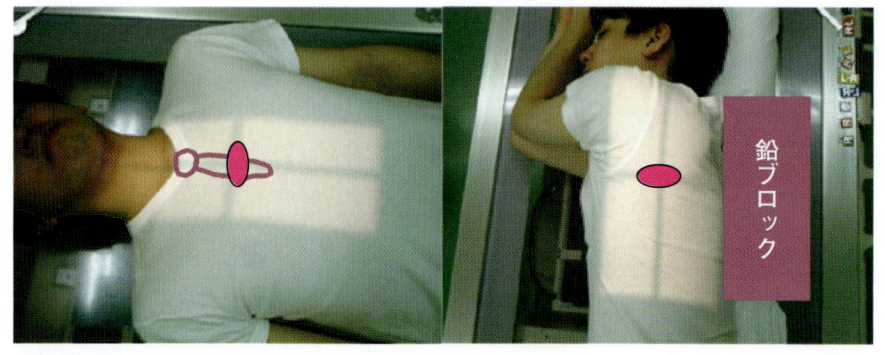

胸骨上窩と剣状突起の中点に入射　　　鉛ブロックを置き，散乱線を除去

※臥位のポジション（胸椎2方向）では⇒p157参照

■画像評価

X線画像のポイント

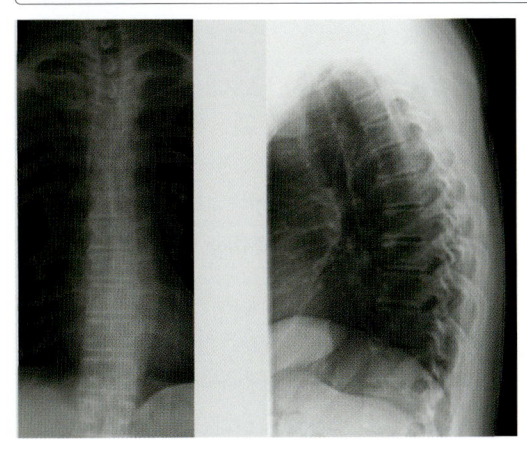

胸椎正面 第1胸椎から第12胸椎までの椎体中心が一致し,椎間腔を描出する.両鎖骨中間に第3胸椎が位置する.上下椎体中央には上部胸椎の棘突起が,椎体外側辺縁には2つの椎弓根が描出する.椎体外側には横突起と肋骨骨頭が重複する.

胸椎側面 第3胸椎から第12胸椎までの椎体辺縁が一致し,椎間腔を描出する.また左右椎間孔を明瞭に描出する.

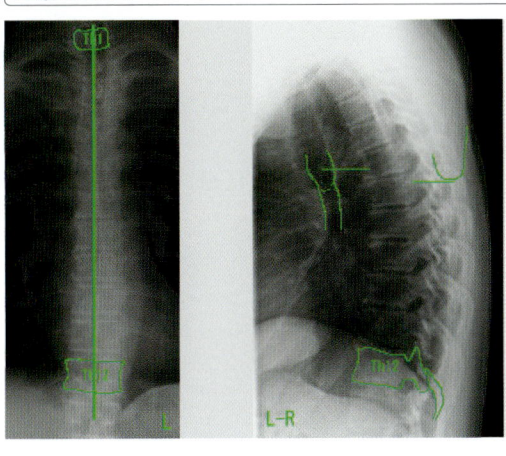

撮影技術ポイント

①適正な撮影条件にて撮影する(条件,マーク位置)
②正面:第1胸椎から第12胸椎まで十分に投影する
③正面:体軸をまっすぐに,棘突起を正中面に配列する
④側面:上位胸椎から第12胸椎まで十分に投影する
⑤絞りは正面において気管を含め,側面は肩甲骨を含めた状態とする

脊椎　胸腰椎移行部2方向

■撮影方法

胸腰椎正面（A→P）	70kV　200mA　0.16sec　100cm　（＋）
体　位	背臥位．前後方向．体軸をブッキーの長軸と平行にし，膝を屈曲．撮像部位や体格によって吸気時撮影か呼気時撮影かを選択する．呼気時撮影が多用される．
中心線	ブッキーに対して垂直．剣状突起より2横指下の高さ．

胸腰椎側面（Lat）	80kV　200mA　0.4sec　100cm　（＋）
体　位	側臥位．左→右方向．体軸をカセッテ長軸に対して水平にし，肘・膝を左右揃えて屈曲し，真側面に寝かせる．撮像部位や体格，または正面の画像より吸気時撮影か呼気時撮影かを選択する．
中心線	ブッキーに対して垂直．剣状突起より2横指下の高さ．

胸腰椎正面（A→P）　　胸腰椎側面（Lat）

含鉛ゴム

剣状突起より2横指下

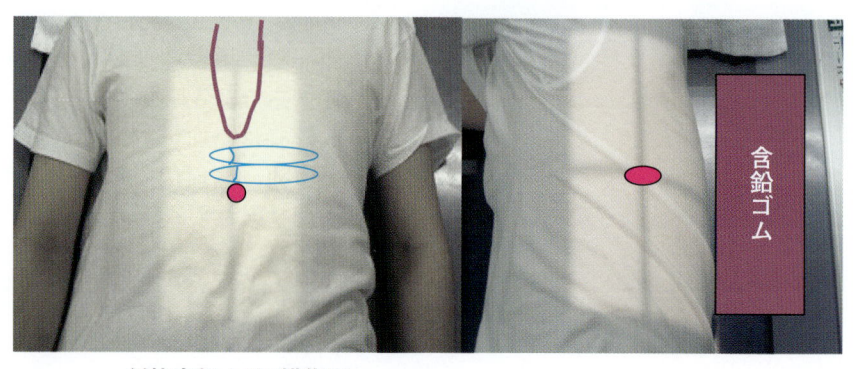

■画像評価

X線画像のポイント

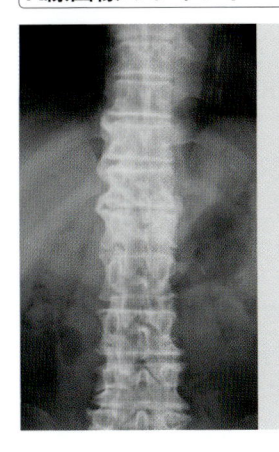

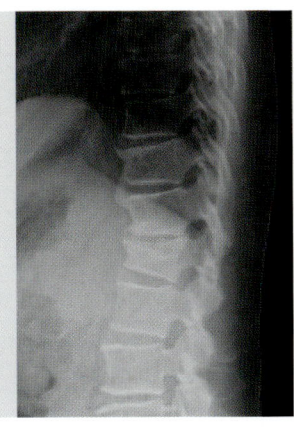

胸腰椎正面 第12胸椎から第1腰椎を中心に各々の椎体を描出し，椎体の上縁および下縁の各々がずれることなく一致している．

胸腰椎側面 第12胸椎から第1腰椎を中心に各々の椎体を描出し，椎体上縁と下縁が一致し，椎間腔を描出する．

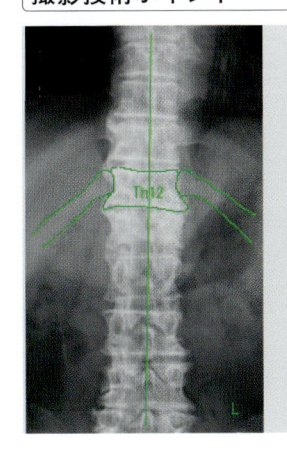

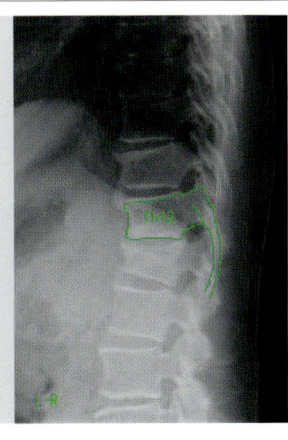

撮影技術ポイント

①適正な撮影条件にて撮影する（条件，マーク位置）
②第12胸椎から第1腰椎を中心に撮影する
③正面：体軸をまっすぐに，棘突起は正中面に配列する
④側面：横隔膜により描出不鮮明になることがあるので注意する

脊椎　腰椎4方向

■ 撮影方法

腰椎正面	70kV　200mA　0.16sec　100cm　（＋）
体　位	背臥位．前後方向．体軸をまっすぐにし，ブッキー長軸に平行に寝かせる．膝は屈曲させる．呼気時に撮影する．
中心線	ブッキーに対して垂直．肋骨弓下縁，もしくは腸骨稜2〜3横指上に入射．

腰椎側面	80kV　200mA　0.4sec　100cm　（＋）
体　位	側臥位．左→右方向．体軸をブッキー長軸に対して水平にし，肘・膝を左右揃えて屈曲．椎体が水平より下方に彎曲する場合は，腰にタオルなどを挟んで椎体がブッキーに水平になるようにする．
中心線	ブッキーに対して垂直．肋骨下縁，もしくは腸骨稜から2〜3横指上に入射．ハレーション防止のため絞りは皮膚縁まで絞り，含鉛ゴムなどにて散乱線を除去することが望ましい．

腰椎正面　　　　腰椎側面

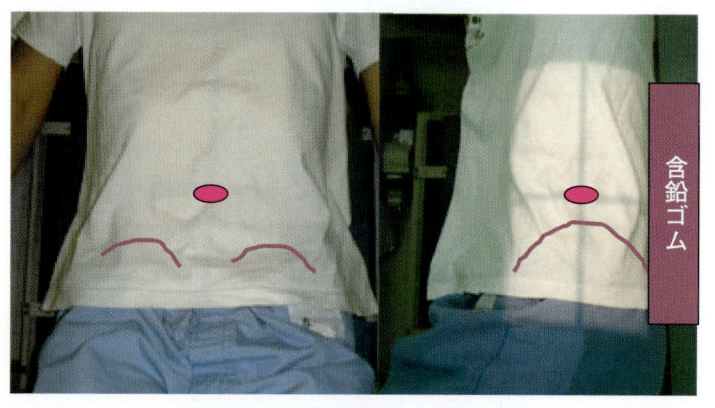

含鉛ゴム

第1腰椎から第5腰椎まで描出する

腰椎斜位	75kV　200mA　0.25sec　100cm　（＋）
体　　位	背臥位．前後方向．側臥位から上体をねじれのないように，ブッキーに対して非検側が40°斜位になるように寝かせる．必要ならば背中にクッションなどを入れる．検側の下肢は伸展，非検側の下肢は屈曲させ，体軸に歪みがないようにすること．非検側の上肢は挙上させる．呼気時撮影．
中 心 線	ブッキーに垂直．短軸は肋骨弓下縁，もしくは腸骨稜2横指上に，長軸は腹壁と臍の中点に入射．

腰椎斜位

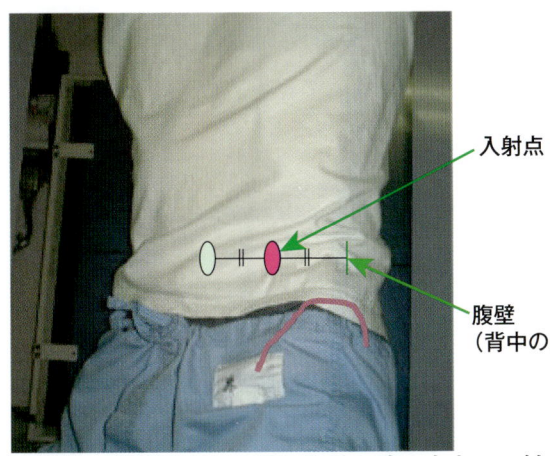

腸骨稜2横指上に，長軸は腹壁と臍の中点に入射．40°斜位．

水色楕円はおよそ臍の位置．‖の線は，臍から入射点と入射点から腹壁（背中の皮膚面）の距離が同等であることを示している．

※臥位のポジション（腰椎2方向）では⇒p158 参照

■画像評価

X線画像のポイント

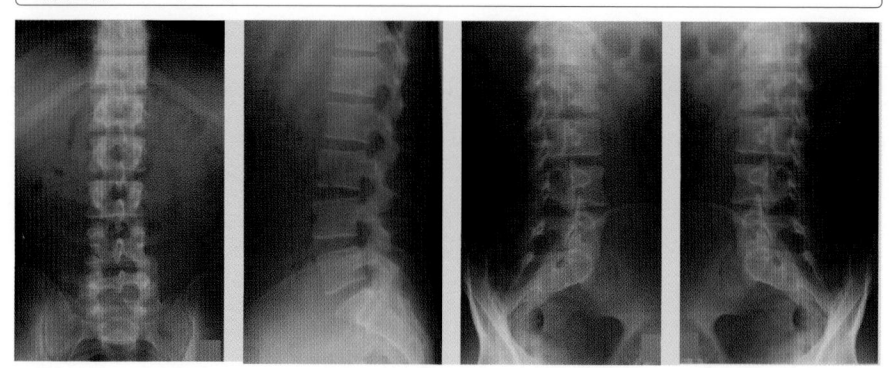

腰椎正面　第1腰椎から第5腰椎まで描出し，可能なかぎり椎体の上縁および下縁の各々がずれることなく一致させる．椎体中央に棘突起を，椎体の外側に横突起を，また椎体上縁の両側に椎弓根を描出する．さらに上下の関節突起と椎弓を椎体に重複させ，その中間に椎間関節を描出する．照射野サイズはカセッテサイズにすること．

腰椎側面　第1腰椎から第5腰椎を描出．椎体上縁と下縁の各々がずれることなく一致させ，椎間腔を描出する．また椎体後縁と椎弓を一致させ，椎間孔を広く描出する．棘突起が描出することが望ましい．

腰椎斜位　横突起，上下関節突起，椎弓および棘突起からなるスコッチテリア（ドッグサイン）を描出する．また，椎弓および椎間関節を明瞭に撮影する．

撮影技術ポイント

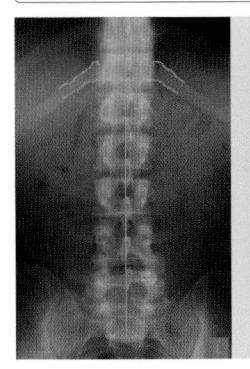

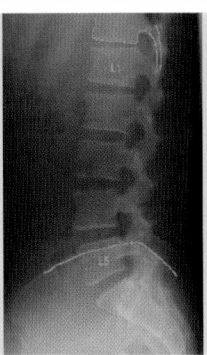

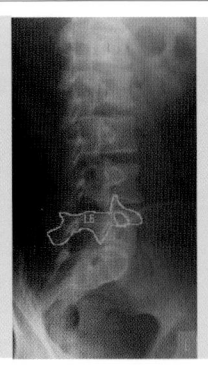

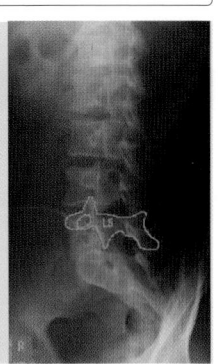

①適正な撮影条件にて撮影する（条件，マーク位置）
②観察部位は第1腰椎から仙椎まで撮影する
③正面：体軸をまっすぐに棘突起は正中面に配列する
④側面：仙椎が十分に含まれている
⑤側面：椎体上縁と下縁の各々がずれることなく一致し，椎間腔を明瞭に描出する
⑥斜位：椎弓および椎間関節が明瞭に撮影する
⑦斜位：ドッグサインが明瞭に描出される角度で撮影する

脊椎 腰椎機能

■撮影方法

前屈位	80kV　200mA　0.4sec　100cm　（＋）
体　位	坐位．左→右方向．腰椎側面の体位から椎体を可能なかぎり前屈させる．このとき，腹をへこませるようなイメージで前屈させる．呼気時撮影．
中心線	カセッテに垂直．腸骨稜に入射．カセッテ中心と入射線は一致しない．腰椎側面用の12：1のリスを用いる．

中間位	80kV　200mA　0.4sec　100cm　（＋）
体　位	坐位．左→右方向．腰椎側面の体位．背筋を伸ばし，椎体をカセッテに水平にする．呼気時撮影．
中心線	カセッテに垂直．腸骨稜に入射．カセッテ中心と入射線は一致しない．腰椎側面用の12：1のリスを用いる．

後屈位	80kV　200mA　0.4sec　100cm　（＋）
体　位	坐位．左→右方向．腰椎側面の体位から椎体を可能なかぎり後屈させる．このとき，背中を反らせるようなイメージで後屈させる．呼気時撮影．
中心線	カセッテに垂直．腸骨稜に入射．カセッテ中心と入射線は一致しない．腰椎側面用の12：1のリスを用いる．

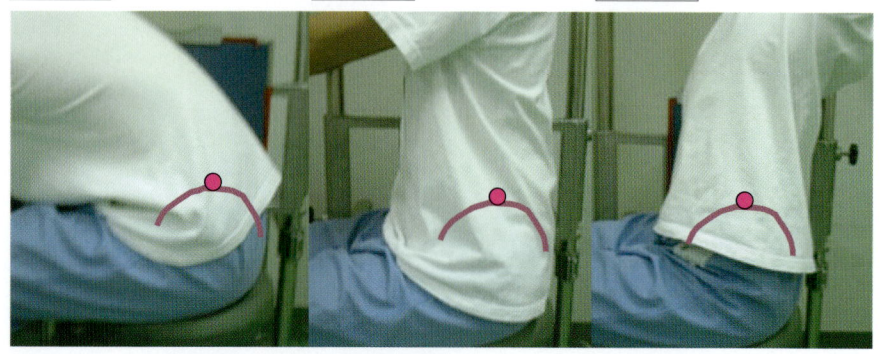

腸骨稜に入射．腰椎側面用の12：1のリスを用いる

■画像評価

X線画像のポイント

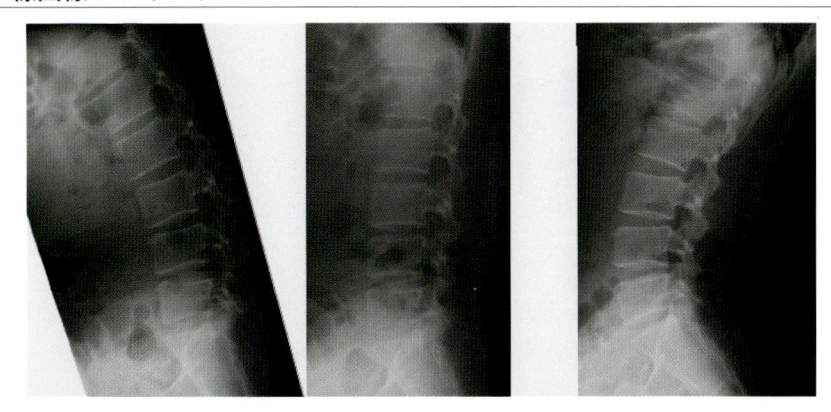

第1腰椎から第5腰椎の椎体のアライメント,椎間腔を明瞭に描出する.

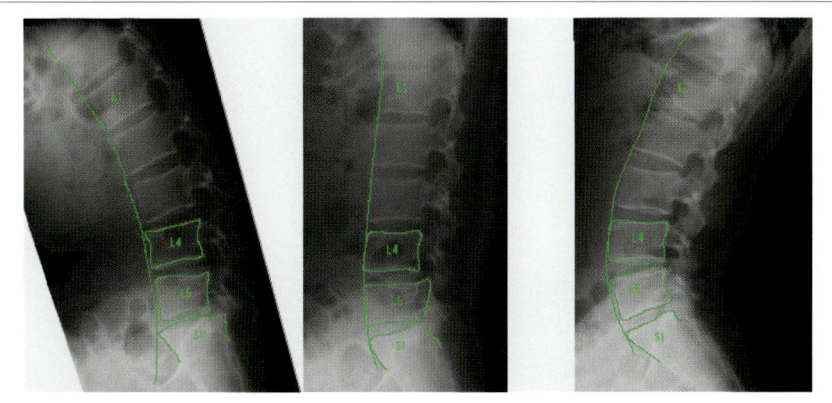

撮影技術ポイント

①適正な撮影条件にて撮影する(条件,マーク位置)
②観察部位は第1腰椎から仙椎まで撮影する
③仙椎を十分に含んで描出する
④最大前後屈とする

脊椎　全脊椎2方向

■ 撮影方法

全脊椎正面		80kV　250mA　0.2sec　200cm　（+）
体　位		立位．前後方向．両足を肩幅まで開き，撮影台に立たせる．頸椎から尾骨まで範囲にカセッテを合わせる．
中心線		カセッテに対して垂直で，剣状突起の高さに入射する．

全脊椎側面		80kV　320mA　0.28sec　200cm　（+）
体　位		立位．前後方向．両足を肩幅まで開き，撮影台に立たせる．頸椎から尾骨まで範囲にカセッテを合わせる．
中心線		カセッテに対して垂直で，剣状突起の高さに入射する．感度補償フィルタは厚いほうが頭側．

全脊椎正面

カセッテサイズ：大角長尺
（増感紙感度LOWが上）

全脊椎側面

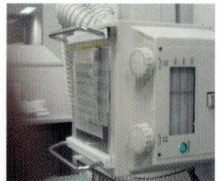

感度補償フィルタ

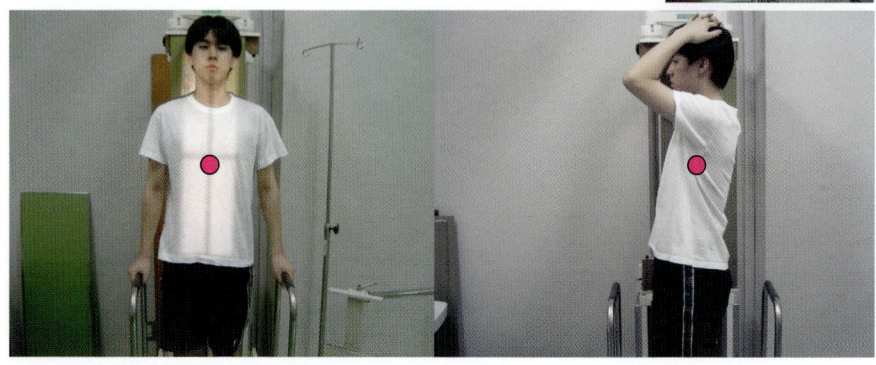

■画像評価

> **X線画像のポイント**

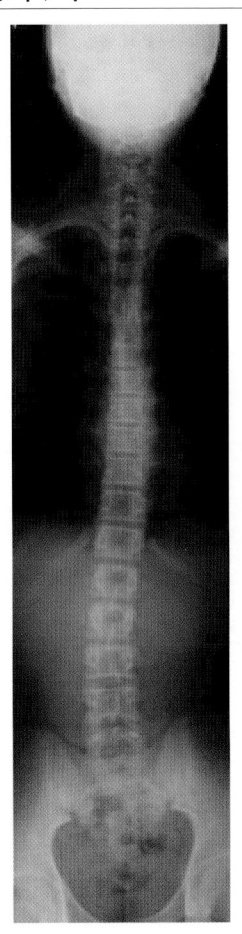

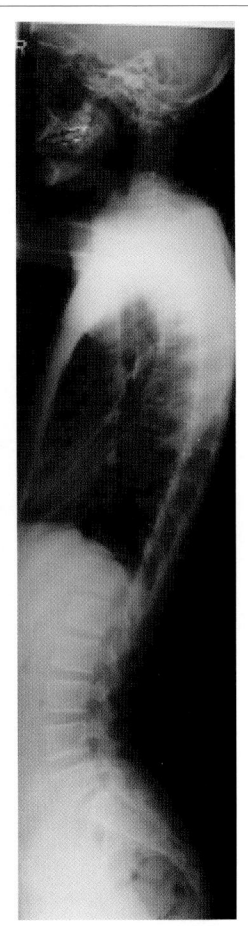

頸椎から尾骨まで描出する．

> **撮影技術ポイント**

①適正な撮影条件にて撮影する（条件，マーク位置）
②観察部位は頸椎から尾骨まで描出する
③感度補償フィルタの向きに注意する

脊椎　頸椎CT（MPR）

■画像評価

X線画像のポイント

頸椎CT撮影（外傷）　　左右対称に撮像．第1頸椎から第7頸椎までの椎体，5mmスライスで撮影し，再構成間隔は2.5mmとする．上位頸椎が歯槽などによってアーチファクトが出るときは上位のみ開口撮影してもよい．FOV 150mm．

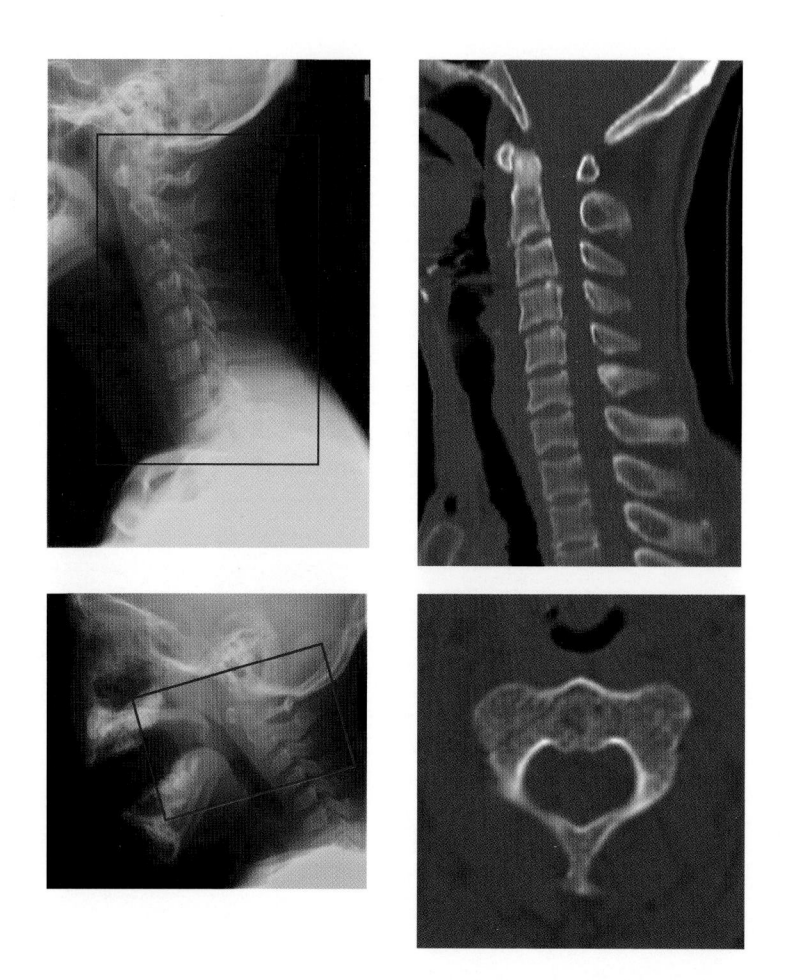

臥位のポジションでは

頸椎2方向

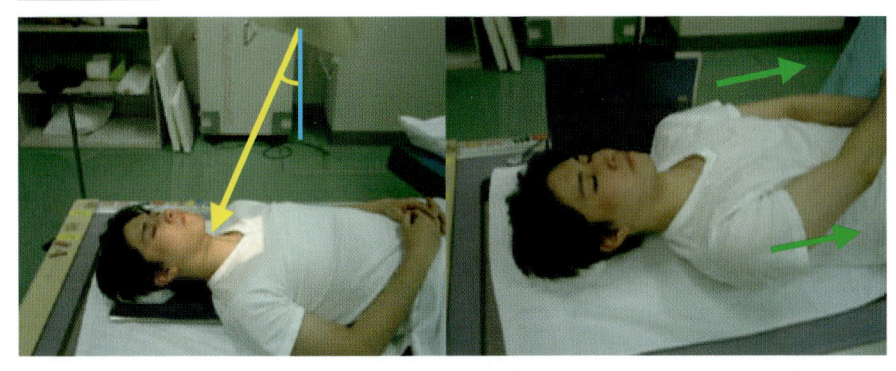

下顎下縁と外後頭隆起を中心X線と平行　　両肩を下垂させ，下顎をやや上げる

胸椎2方向

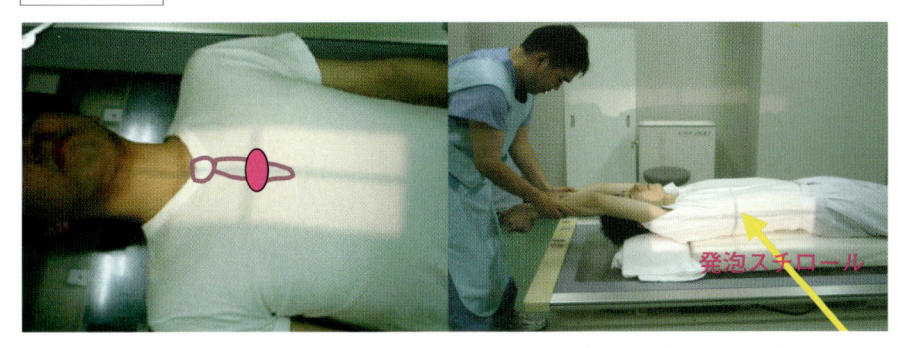

胸骨上窩と剣状突起の中点に入射　　腕を持ち上げるようにする

臥位のポジションでは

腰椎2方向

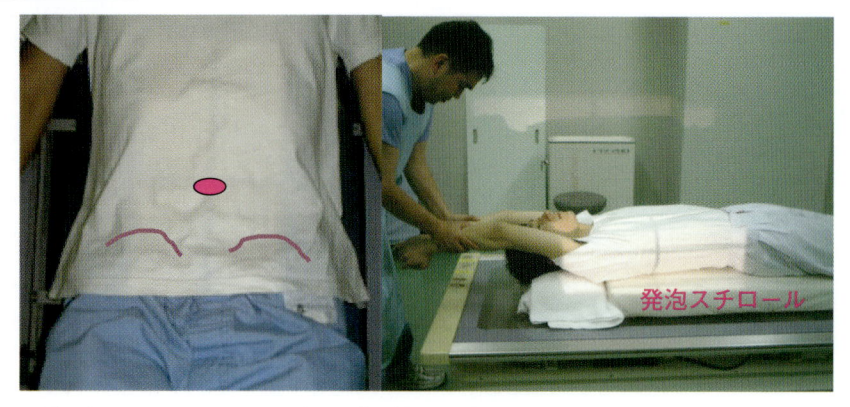

外傷時は大きめのフィルミングで撮影．椎体位置情報がわかりやすいようなフィルミング

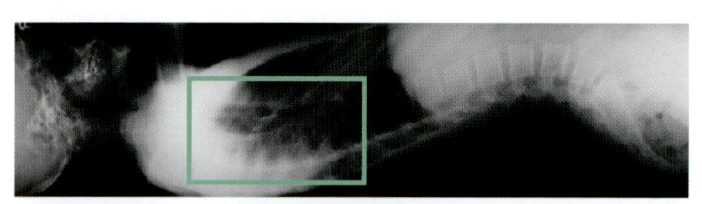

通常：撮影指示どおり

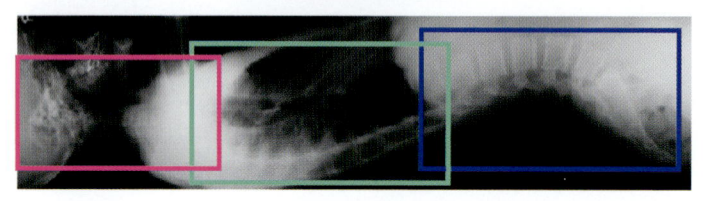

外傷時フィルミング：椎体の位置情報が理解できるように

B．脊椎画像診断

- Ⅰ．頸椎
- Ⅱ．頸椎外傷
- Ⅲ．胸腰椎
- Ⅳ．胸腰椎外傷
- Ⅴ．脊椎

I. 頸椎

　外傷時には体幹部の損傷が致命的になる場合がある．体をあまり動かさずに迅速な撮影が求められる．また，診断価値のある写真を得るには患者状態から状況を判断し，最も必要な部位から順に撮影できるように日頃からトレーニングしておくことが重要である．
　頸椎は7椎体の骨によって構成され，それらによって人体の最も重要な頭部を支えている．

■頸椎X線画像上のチェックポイント
【正面撮影】⇒p136〜137参照
　☞第3頸椎から上部胸椎まで描出する
　☞ルシュカ関節，椎体，椎間腔を観察する
　☞頸椎症の場合には骨棘形成を観察する
　☞外傷の場合には骨折を確認する
　☞腫瘍や炎症の場合には，椎体の骨破壊を確認する
　☞胸郭出口症候群の一因となる頸肋などを観察する

【側面撮影】⇒p136〜137参照
　☞アライメント，個々の形態，椎間腔，棘突起，椎間関節，脊柱管前後径を観察する
　☞頸椎症の場合には，椎体辺縁の骨棘形成を観察する
　☞外傷の場合には椎体，椎弓，棘突起の骨折や脱臼を確認する
　☞腫瘍や炎症の場合には，椎体の骨破壊を確認する

【斜位撮影】⇒p136〜137参照
　☞椎間孔の変化を観察する
　☞ルシュカ関節の骨棘による椎間孔の狭小化は頸椎症性神経根症の発症原因とされる
　☞腫瘍が脊柱管内外に及ぶ砂時計腫では椎間孔の拡大を認める

【開口撮影】⇒p138〜139参照

- ☞ 環椎，軸椎（歯突起），外側環軸関節や環椎後頭関節を観察する
- ☞ 位置や幅，距離が正常の場合には左右対称に描出する
- ☞ 環椎後頭関節の間隙の状態を確認する
- ☞ 環軸関節の間隙の状態を確認する
- ☞ 環椎，軸椎の骨透過状態を確認する

【機能撮影】⇒p140〜141参照

- ☞ 不安定頸椎の診断に有用である
- ☞ 全体的なアライメントの状態を観察する
- ☞ 前屈位では環椎の脱臼，後屈位では椎体の後方すべりなどを観察する

Ⅱ. 頸椎外傷

頸椎損傷

　頸椎損傷（injuries of the cervical spine）とは，なんらかの外力によって頸部に過度の屈曲または伸展，あるいは回旋屈曲が強制され，頸椎，頸髄，神経根などが損傷した状態をいう．救急時の頸椎撮影は基本的に2方向行われ，そのなかでも特に側面像にて多くの情報を得ることができる．

■外傷時頸椎X線写真上のチェックポイント

　外傷時には臥位での撮影が多く，患者状態の把握と体位変換をしてもよいかどうかを判断する重要な検査である．適性に側面像が描写されることは迅速な処置などを含めた患者対応へとつながる．

　☞ 頸椎軟部陰影像を確認する（①）
　☞ 椎体前縁線のずれを確認する（②）
　☞ 椎体後縁線のずれを確認する（③）
　☞ 棘突起前縁線のずれを確認する（④）
　☞ 椎間板腔の整列（間隔）を確認する（⑤）
　☞ 棘突起間の整列（間隔）を確認する（⑥）
　☞ ADD間を十分に観察する（環椎前弓後縁〜歯突起前縁）（⑦）

■ポジショニングの注意点

　臥位での撮影は，肩部が上方に持ち上がった状態なので下部頸椎の描出がうまくいかないときがある．その撮影時には臨床情報を確認したうえで，両腕を下方に引っ張った状態で撮影することが望ましい．

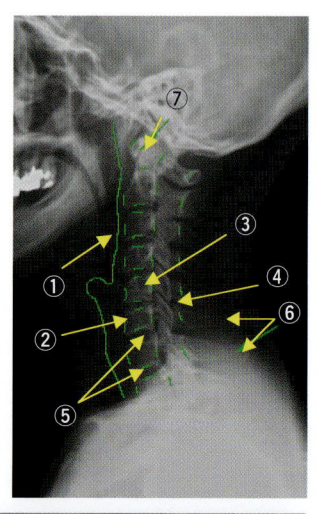

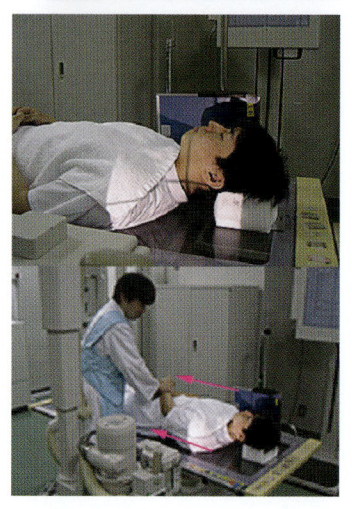

■ 開口位撮影時の注意点

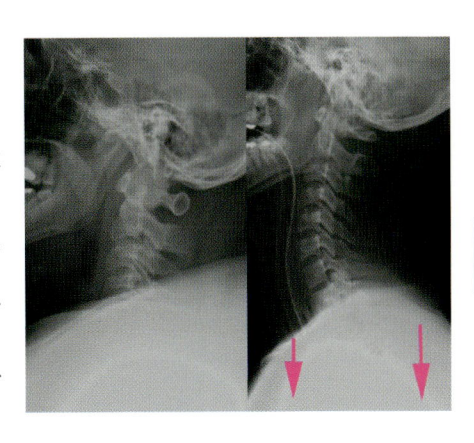

　上位頸椎の観察で開口位撮影がしばしば行われる．撮影ポジショニングも難しく，口を大きく開口した状態での撮影は，外傷の患者にとってかなり負担のかかる体位なので短時間に行われるようにしたい．頸椎損傷を疑い，臨床情報（指先の痺れなど）があるようなら，CT検査などの他の検査を施行することも考える．3DCT画像などは特に有用で，骨折部位の特定や周りの臓器の状態確認を含め大切な検査である．頸髄の損傷はCT検査ではわかりづらいのでMRI検査をすすめる．

■ 外傷性環椎前方脱臼

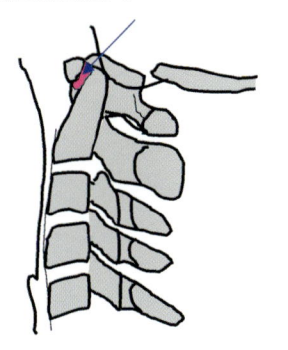

環椎前弓後縁〜歯突起前縁（ADD間）の正常距離：3mm（大人），5mm（小児）

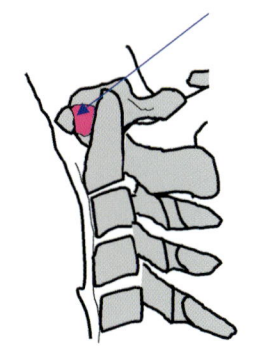

環椎前弓後縁〜歯突起前縁（ADD間）の拡大は，環椎横靭帯の断裂を示唆する．この部位の損傷疑い患者を撮影するときには，慎重にポジショニングする必要がある．

■歯突起の骨折タイプと計測法

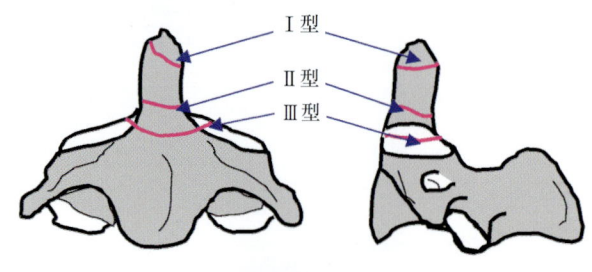

Ⅰ型：apical type
　　（上部骨折）
Ⅱ型：basal type
　　（基部骨折）
Ⅲ型：epiphysioysis
　　（軸椎椎体骨折）

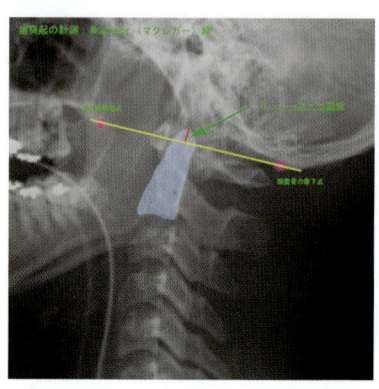

名前のついた上位頸椎骨折

　ジェファーソン（Jefferson）骨折：環椎椎弓破裂骨折；環椎前弓・後弓の破裂骨折で高所より逆さに墜落した際に生じる．疼痛が主体であり，脊柱管は広がるため脊髄損傷は生じにくく，一般に四肢麻痺症状はきたさない．

　ハングマン（Hangman）骨折：軸椎関節突起間骨折；垂直圧迫力と急激な過伸展により発生する脊椎損傷で，軸椎の両側椎弓根部が骨折し椎体は前方に転位する．交通事故や絞首のときに

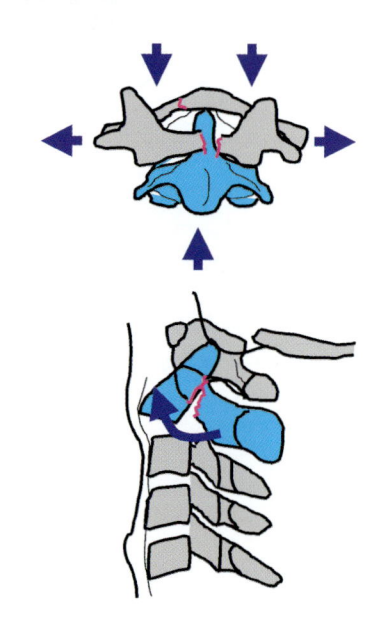

多く起こる．

症状は，一般に後部痛・頸部運動痛であるため，脊髄症状は少ない．

〈症例〉**歯突起骨折**（epiphysiolysis Ⅲ型）　階段より転落．軸椎の両側椎弓根部が骨折し（→），頸髄の圧迫を示唆する．CTにて気管後部に含気陰影あり（→）．

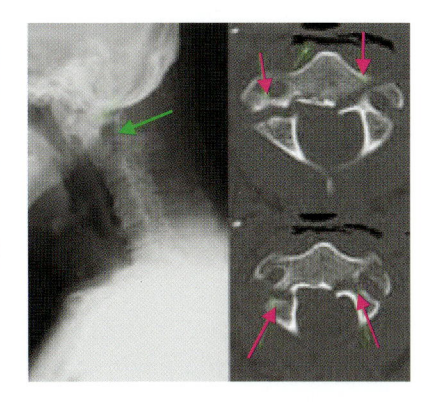

〈症例〉**軸椎骨折**（epiphysiolysis Ⅲ型）　階段より転落．片側に圧迫された状態で骨折．開口位にて軸椎の濃度の左右差（○），歯突起の位置のずれを確認できる．骨折線は左側で椎体部外側塊に達し（→），外側環軸関節面に及んでいる．回旋固定などはない．

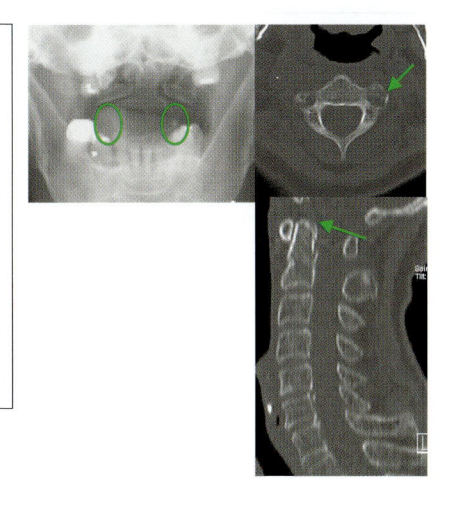

椎体損傷

椎体損傷の表現には3パターンがある（Columanの3パターン）．

1. anterior Columan：前縦靱帯，椎体および椎間板前半分
2. middle Columan：後縦靱帯，椎体および椎間板後半分
3. posterior Columan：椎弓根より後方の部分

これらの場所での分類と，局所的な椎体の骨折によって読影される．骨

折のパターンを以下にあげる．
- ☞ 脱臼骨折：両側脱臼，片側脱臼
- ☞ 椎体圧迫骨折：過屈曲に軸圧が加わる
- ☞ 椎体粉砕骨折：さらに強い過屈曲に軸圧が加わる
- ☞ 棘突起骨折：単独骨折はC7に起きやすい．急激な筋収縮により発生する

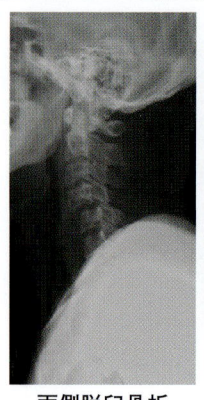

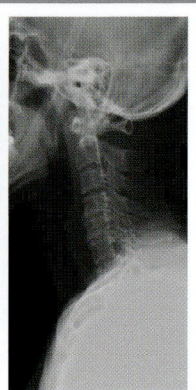

両側脱臼骨折　　　圧迫骨折

〈症例〉ティアードロップ骨折（wedge fracture）　交通外傷にて救急搬送された．頸椎側面X線像にて気管後部の軟部陰影が増大し（→），軸椎前方部下面にティアードロップ骨折様骨折（→）を認める．MRI検査にて頸髄中心性の損傷を認め，気管後部の軟部陰影の腫脹を認める（→）．

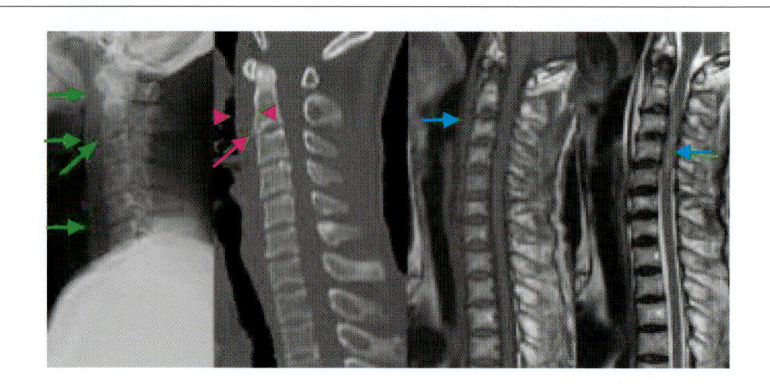

〈症例〉**頸髄4/5損傷**　ダンプ荷台より転落．頸髄4/5の狭小化を認める．椎体前縁の軟部陰影は腫脹を認め（→），その付近での血腫を示唆する所見である．MRI画像にて頸髄の損傷と椎体前縁部の血腫を認める（→）．

外傷性頸髄損傷は軟部陰影を含めた広い視野での観察が必要となる．

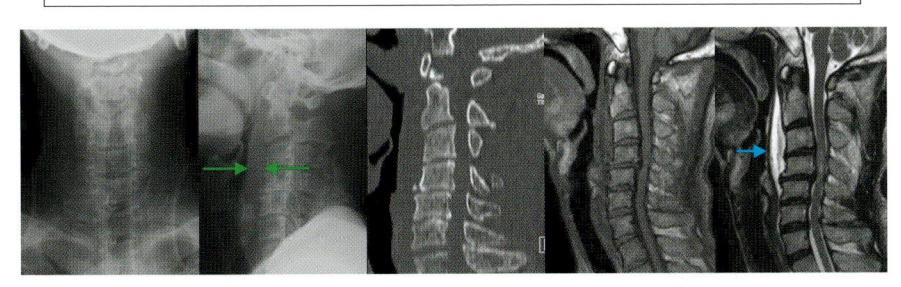

III. 胸腰椎

胸椎は12椎体，腰椎は5椎体の骨によって構成されている．

■胸腰椎X線写真上のチェックポイント
【正面撮影】⇒p142〜158参照
- ☞ 胸椎：正面は第1胸椎から第12胸椎まで十分に投影する
- ☞ 腰椎：正面は第1腰椎から第5腰椎まで十分に投影する
- ☞ 体軸をまっすぐに，棘突起を正中面に配列する
- ☞ 椎体の配列状態，形，骨陰影，椎弓根，椎間腔，傍脊椎軟部組織陰影などについて観察する
- ☞ 外傷による場合には骨折椎体の圧潰を確認する
- ☞ 腫瘍による椎体の場合には骨破壊（one-eyed vertebrae）を確認する
- ☞ 骨粗鬆症や感染症による場合には，椎体の骨破壊を確認する

【側面撮影】⇒p142〜158参照
- ☞ 胸椎：上位胸椎は描出不鮮明になるが，第12胸椎まで十分に投影する
- ☞ 腰椎：仙椎が十分に含まれている
- ☞ 椎体の配列状態，骨陰影，椎間腔，脊柱管などについて観察する
- ☞ 椎体辺縁の骨棘形成の観察する
- ☞ 椎体の急激な角度の変化は，外傷による圧迫骨折や癌などによる病的骨折が存在する場合に見られる
- ☞ 外傷による場合には椎体，椎弓，棘突起の骨折や脱臼を確認する
- ☞ 腫瘍や炎症による場合には，椎体破壊の状態を観察する
- ☞ 胸椎の絞りは前面において気管を含め，後面は肩甲骨を含めた状態とする（位置確認のため）

Ⅳ．胸腰椎外傷

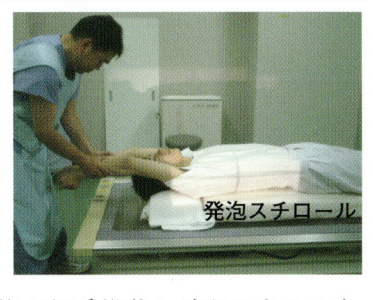

　椎体の配列状態を確認するため，できるだけ真上を向かせた状態にすることは必須条件である．しかし患者状態によっては無理な体位変換はせずに適時に考え，できる部位からの撮影順番を考えて行うべきである．特に側面においては，受傷部位が何番椎体か確認できるようなフィルミング撮影が行えるようにしたい．そのためには撮影補助具や体位変換時には大勢の手を借りて行い，決して1人では行わない．

発泡スチロール

■外傷時胸腰椎X線写真上のチェックポイント

☞ 正面の配列異常を確認する
☞ 側面では椎体前縁線のずれを確認する
☞ 椎体後縁線のずれを確認する
☞ 棘突起前縁線のずれを確認する
☞ 椎間板腔の整列（間隔）を確認する
☞ 棘突起間の整列（間隔）を確認する
☞ 受傷部位の何椎体か確認する
☞ 撮影補助具を利用する

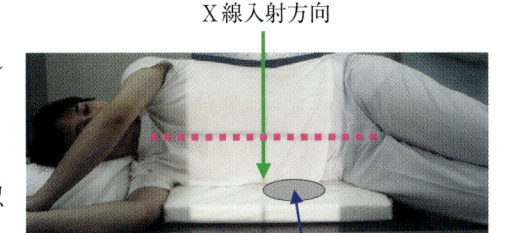

X線入射方向

椎体をフィルム面に平行になるようにタオルなどを入れて撮影すると，椎体がねじれることなく描出できる．

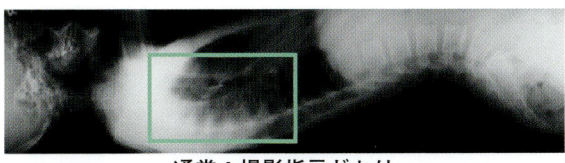

通常：撮影指示どおり

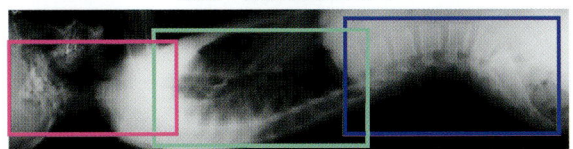

外傷時フィルミング：椎体の位置情報が理解できるように

V. 脊椎

■感覚機能神経支配図

右の図は，脊髄の髄節がどこの感覚機能の神経を支配しているかを表した．交通事故や病気が原因で脊髄を損傷してしまうと体には麻痺が残る．脊髄の損傷した部分が上になるほど麻痺する範囲は広範囲になり，損傷した部分以下の脊髄が支配する神経の範囲は麻痺の障害が残る．

自分で呼吸ができる…C3
物をつかめる…C7
座れる…Th7　など

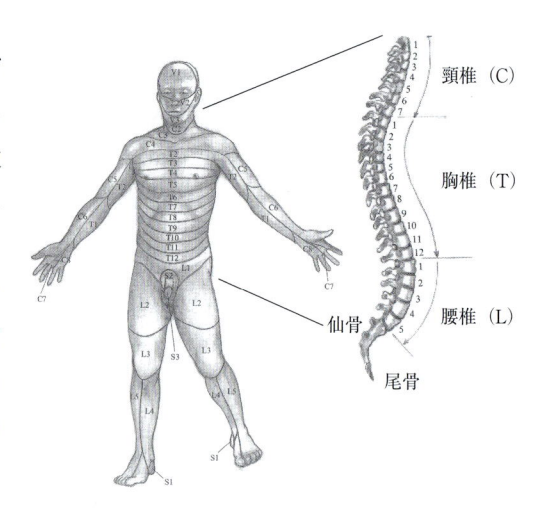

(日本外傷学会・日本救急医学会・監．外傷初期診療ガイドライン　JATEC．へるす出版．2002．より改変)

部位名	頸椎(C)							胸椎(T, Th, D)												腰椎(L)				
髄節	1	2	3	4	5	6	7	1	2	3	4	5	6	7	8	9	10	11	12	1	2	3	4	5
肩をすくめる			●	●	●																			
横隔膜で呼吸				●	●																			
腕を上げる					●	●																		
肘を曲げる					●	●																		
手首を動かす						●	●																	
肘を伸ばす						●	●																	
指を伸ばす						●	●																	
指を握る							●	●																
肋間骨の呼吸								●	●	●	●	●	●	●	●	●	●	●						
腹直筋													●	●	●	●	●	●	●					
股を曲げる																			●	●	●			
膝を伸ばす																				●	●	●	●	
足首を反らせる																						●	●	●
股を伸ばす																							●	●
排尿排便																								●
括約筋																								●

ピンク色で表した部分は，動くか動かないかがはっきりしない
黄色で表した部分は完全に動かすことが可能

■ 椎体の外傷の形態

・圧迫骨折：屈曲外力による椎体前方の骨圧潰（安定型骨折）
・破裂骨折：垂直圧力による損傷で椎体が全体にわたって圧潰
・脱臼骨折：屈曲，伸展，回旋，剪断力により発生する．靭帯や支持組織の断裂を伴う（不安定型骨折）

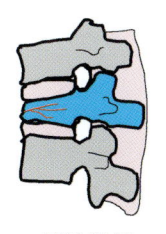

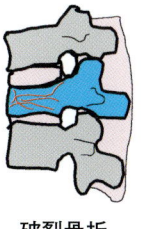

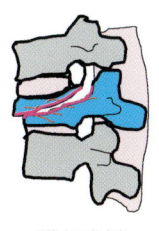

圧迫骨折　　破裂骨折　　脱臼骨折

〈症例〉外傷性圧迫骨折（Th4〜10）　オートバイでの単独受傷．ドクターヘリ要請し救急搬送．BP173/113　HR90/min左肩打撲痕あり，左肩，背部肩甲骨の間の疼痛あり．単純X線検査正面で配列の異常を認める（→）．側面は上部胸椎描出不鮮明のためMRI検査を行う．Th4〜10外傷性圧迫骨折に病変を認める（→）．災害医療センターでは，MRI外傷ルーチン撮影においては脂肪抑制T2強調像を追加撮影している．

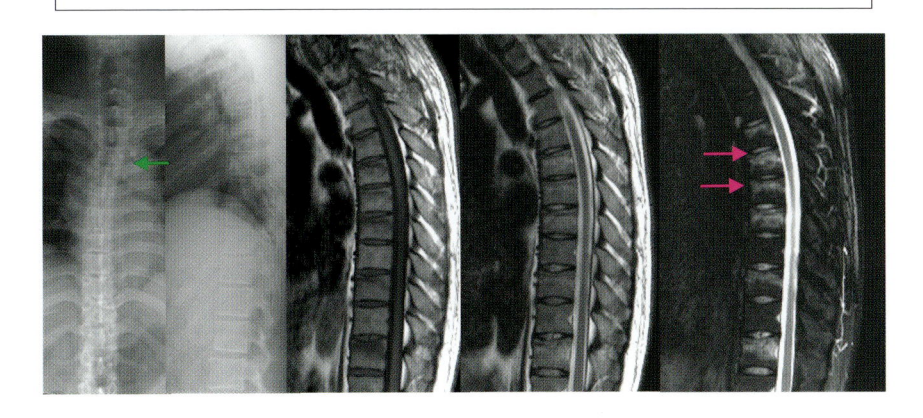

第4章B．脊椎画像診断

〈症例〉**外傷性圧迫, 脱臼骨折（L2）**　約5mの屋根から転落．L3は背側に突出し高度な配列異常が認められる（→）．同レベルの脊髄は高度に圧迫され，神経への影響が示唆される．

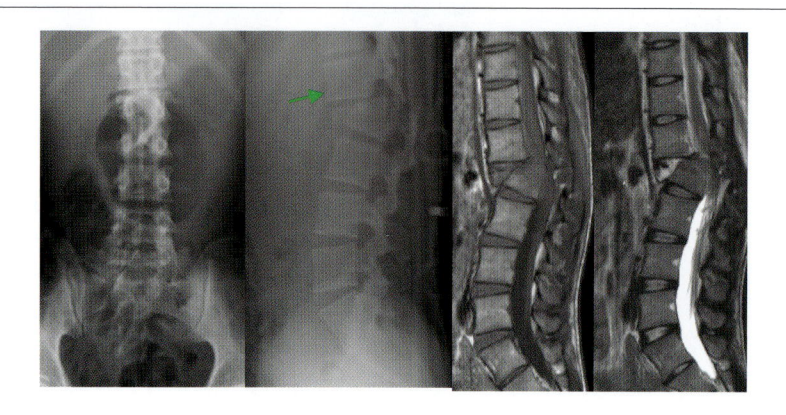

■ 骨粗鬆症の圧迫骨折の判定

C/A，C/Pのいずれかが0.8未満，あるいはA/Pが0.75未満の場合を圧迫骨折とする．

扁平椎の場合は，上位または下位の椎体のACPがそれぞれ20％減じているときは圧迫骨折とする．

〈症例〉**骨粗鬆症圧迫骨折（Th13）**
椎体の急激な角度変化は圧迫骨折を疑う（→）．

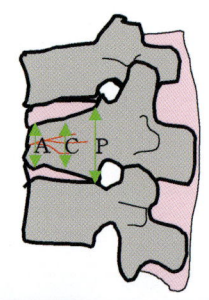

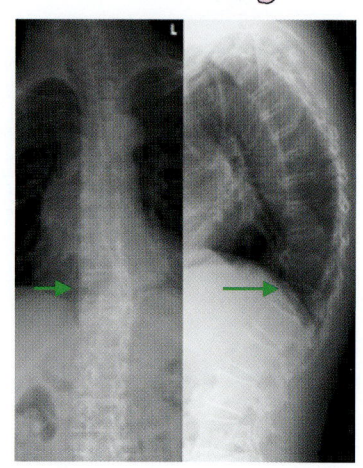

■ **病的骨折による椎体の破壊**

　骨転移などにより椎体の破壊を認めることもある．特に椎弓根部に破壊を認めるときに片側に破壊を認める場合にはペディクルサイン（one-eyed vertebrae）と呼ばれ，腫瘍による椎体の骨破壊を示すサインとなる．

〈症例〉骨転移（肺がん）　Th8骨転移圧迫骨折（→）．椎間腔の狭小化はない．

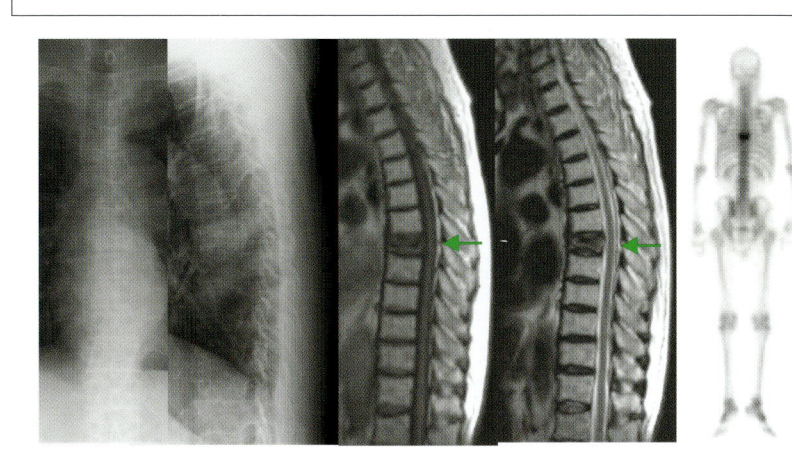

第5章　骨　盤

A．骨盤撮影
骨盤正面（A→P）
骨盤アウトレット，インレット
仙腸関節2方向
仙骨2方向
尾骨2方向
腸骨2方向（右側の場合）
恥骨2方向（両側の場合）
恥骨2方向（右側の場合）
坐骨2方向（右側の場合）

骨盤　骨盤正面（A→P）

■撮影方法

骨盤正面（A→P）	70kV　200mA　0.12sec　100cm　（＋）
体　位	背臥位．前後方向．左右の上前腸骨棘を結ぶ線を水平にする．下肢は伸展とする．
中心線	左右の上前腸骨棘を結ぶ中点と恥骨結合との中点に入射する．

骨盤斜位	75kV　400mA　0.063sec　100cm　（＋）
体　位	背臥位．前後方向．左右の上前腸骨棘を結ぶ線を，カセッテに対して検側を45°上げる斜位とする．検側の大腿は伸展させる．非検側の大腿は45°屈曲させる．
中心線	カセッテに対して垂直で，上前腸骨棘の高さで検側の腸骨に入射する．

骨盤正面（A→P）

骨盤斜位

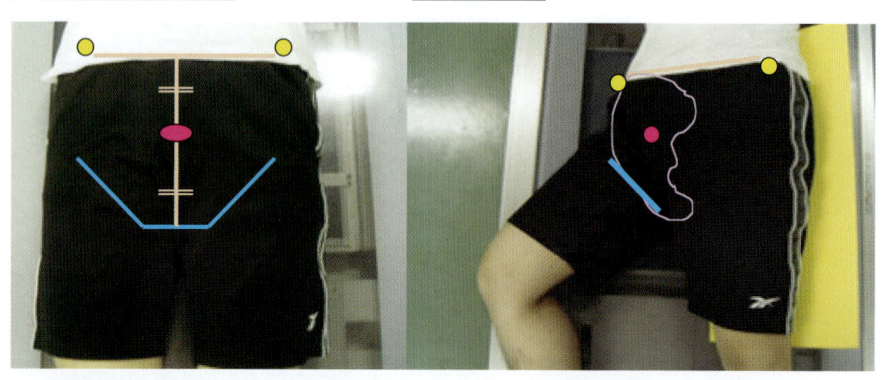

上前腸骨棘を結ぶ中点と恥骨結合との中点に入射

検側を45°上げる斜位

■画像評価

X線画像のポイント

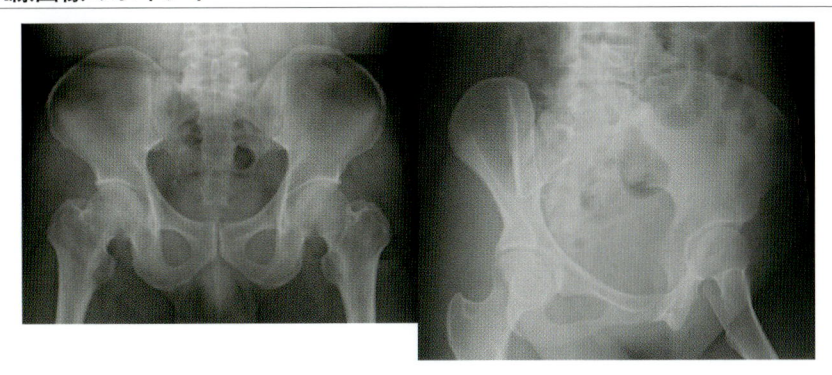

骨盤正面 骨盤をすべて描出する．仙骨・尾骨の正中線が恥骨結合と一致し，尾骨，恥骨に重複しない．両側の閉鎖孔を左右対称に撮像する．
骨盤斜位 検側の腸骨を垂直に描出する．

撮影技術ポイント

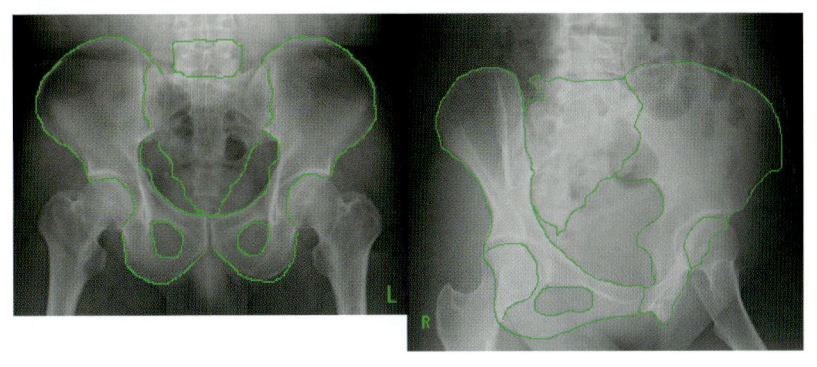

骨盤正面
①適正な撮影条件にて撮影する（条件，マーク位置）
②左右対称に撮影する（閉鎖孔は左右対称）
③腸骨の辺縁を確認する

骨盤斜位
①適正な撮影条件にて撮影する（条件，マーク位置）
②右側の腸骨が軸位になるように描出する

骨盤　骨盤アウトレット，インレット

■撮影方法

骨盤アウトレット	75kV　400mA　0.063sec　100cm　（+）
体　位	背臥位．前後方向．左右の上前腸骨棘を結ぶ線を水平にする．
中心線	カセッテに対して垂直より尾頭方向に30°の中心線で，左右の上前腸骨棘の中間点と恥骨結合の中点に対し正中面に斜入する．

骨盤インレット	75kV　400mA　0.063sec　100cm　（+）
体　位	背臥位．前後方向．左右の上前腸骨棘を結ぶ線を水平にする．
中心線	カセッテに対して垂直より頭尾方向へ30°の中心線で，左右の上前腸骨棘の中間点と恥骨結合との中点に対し正中面に入射する．

骨盤アウトレット　　　　　骨盤インレット

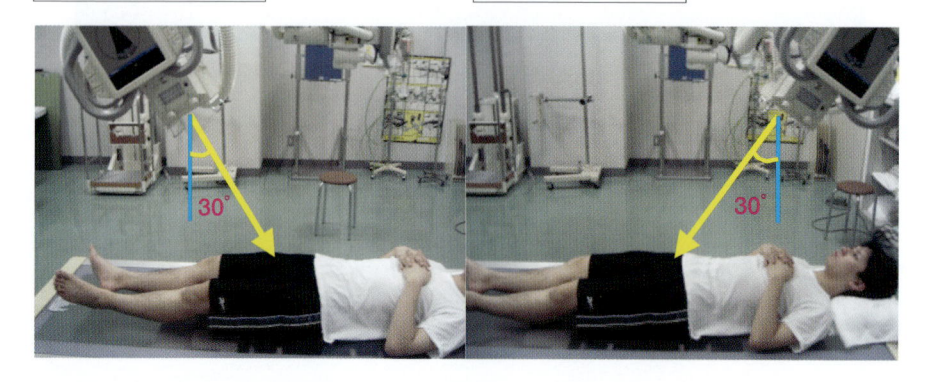

■画像評価

X線画像のポイント

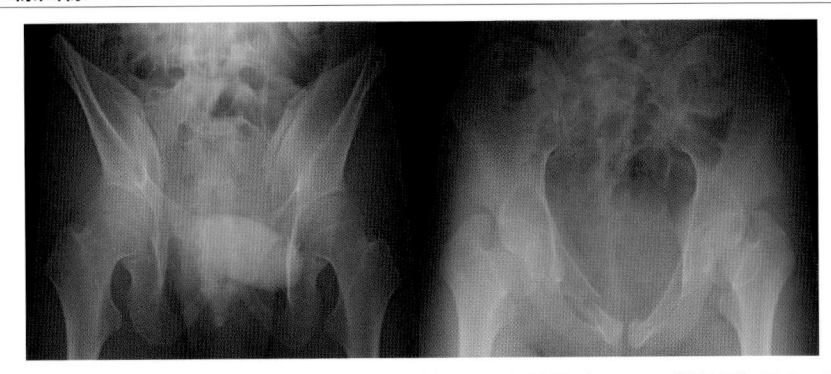

骨盤アウトレット　恥骨が仙骨に重複し，恥骨結合および閉鎖孔が上下に伸長し，坐骨結節は下方に腸骨は上方に伸展して描出する．大腿骨頭および大転子，小転子も上下に伸展して描出し，骨盤部下方からの外力による坐骨，恥骨，腸骨の骨折や骨折片の変位を描出する．

骨盤インレット　小骨盤上下に伸展し，腸骨，恥骨，坐骨，寛骨臼を軸位像として描出する．恥骨や坐骨あるいは大腿部からの外力による恥骨，坐骨，寛骨臼の骨折を描出すると同時に，腸骨の骨折や骨折片の変位を描出する．

撮影技術ポイント

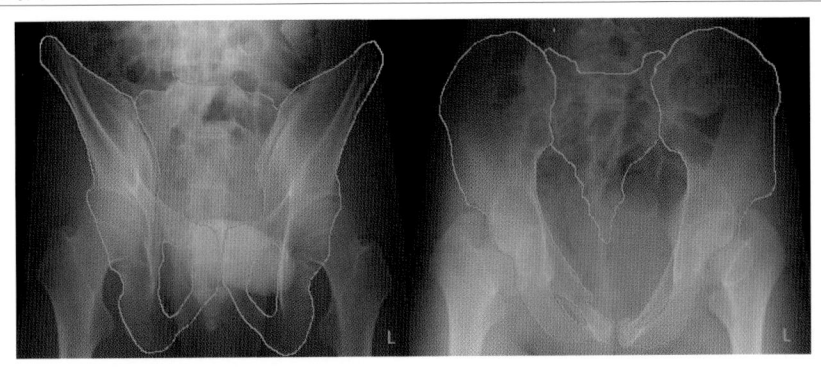

①適正な撮影条件にて撮影する（条件，マーク位置）
②左右対称に撮影する（閉鎖孔など左右対称）
③アウトレット位：恥骨，坐骨の観察に適している
④インレット位：腸骨辺縁，仙骨の観察に適している

骨盤　仙腸関節2方向

■撮影方法

仙腸関節正面	70kV　200mA　0.12sec　100cm　（＋）
体　位	背臥位．前後方向．左右の上前腸骨棘を結ぶ線を水平にする．下肢は伸展とする．
中心線	カセッテに対して垂直より男性は尾頭方向に15°，女性は25°で恥骨結合に入射させる．

仙腸関節斜位	75kV　400mA　0.063sec　100cm　（＋）
体　位	背臥位．前後方向．左右の上前腸骨棘を結ぶ線に対して検側を40°上げる斜位とする．
中心線	カセッテに対して垂直より尾頭方向へ15°の中心線で，上前腸骨棘の内側に入射する．

仙腸関節正面　　仙腸関節斜位

女性は尾頭方向に25°
男性は尾頭方向に15°

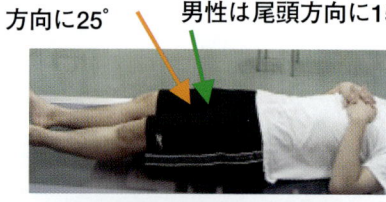

検側を40°上げる斜位
尾頭方向へ15°

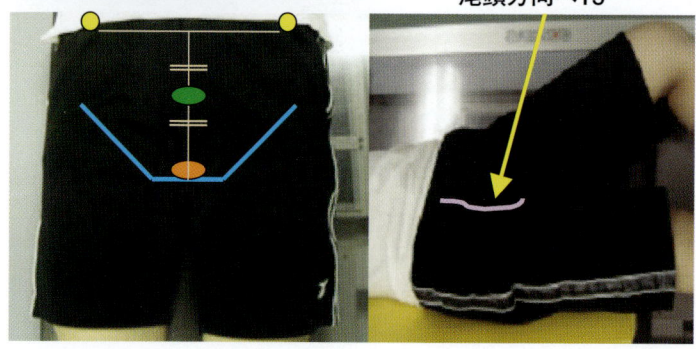

■ 画像評価

> X線画像のポイント

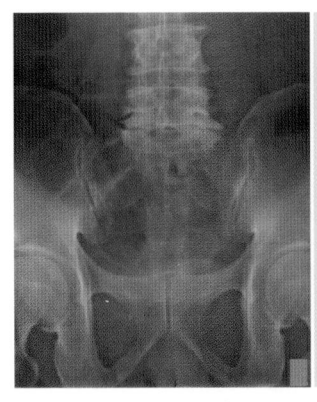

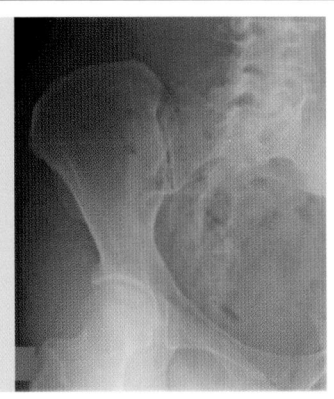

仙腸関節正面 仙骨の正中線と恥骨結合が一致し，仙骨の外側に両仙腸関節を対称に描出する．上位の仙腸関節は不鮮明，下位の仙腸関節は分離し描出される．

仙腸関節斜位 検側の腸骨を軸位像として描出し，その内側に上位の仙腸関節を分離して描出する．下位は不明瞭に描出されることが多い．

> 撮影技術ポイント

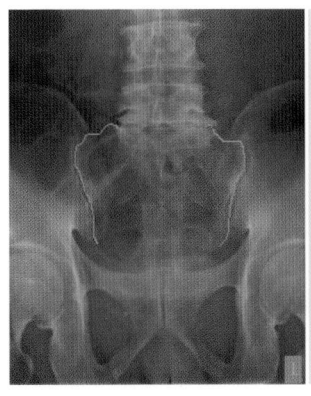

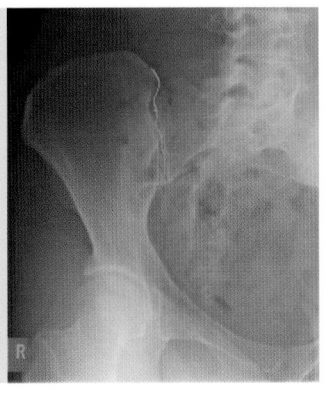

①適正な撮影条件にて撮影する（条件，マーク位置）
②正面：左右対称に撮影する（仙腸関節は左右対称）
③仙腸関節は検側を前に出すような体位

骨盤　仙骨2方向

■撮影方法

仙骨正面	75kV　200mA　0.16sec　100cm　（＋）
体　位	ブッキーに対して垂直から男性は尾頭方向に15°，女性は尾頭方向に25°斜入させる．上前腸骨棘の高さで正中面に入射する．
中心線	カセッテに対して垂直より男性は尾頭方向に15°，女性は25°で恥骨結合に入射させる．

仙骨側面	75kV　400mA　0.063sec　100cm　（＋）
体　位	側臥位．左→右方向．骨盤部の矢状面を水平にし，背面は垂直にする．股関節，膝は軽度屈曲させる．ハレーションを防ぐために含鉛ゴムを皮膚面に沿って敷くことが望ましい．
中心線	カセッテに対して垂直．腸骨稜と尾骨の中間で，両腸骨稜を結んだ線より5横指背側に入射する．

仙骨正面

女性は尾頭方向に25°
男性は尾頭方向に15°

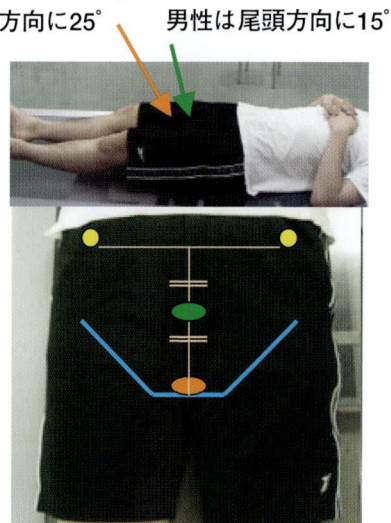

仙骨側面

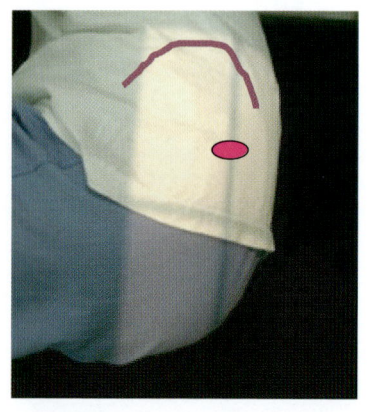

両腸骨稜を結んだ線より5横指背側に入射

■画像評価

X線画像のポイント

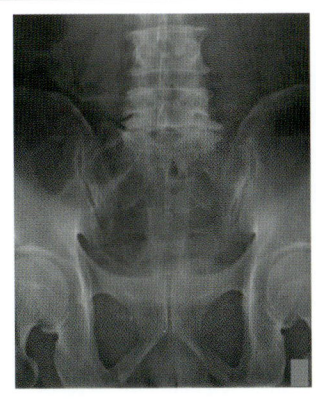

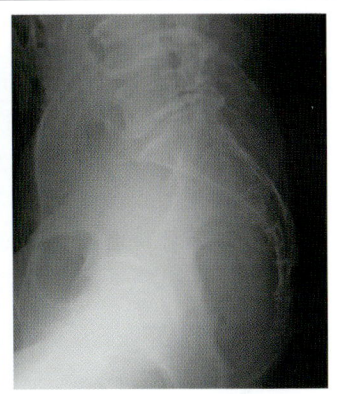

仙骨正面 正中線上に仙椎が恥骨に重複しないように描出する．仙腸関節，仙骨孔，仙骨横線を描出する．
仙腸側面 第5腰椎から尾骨までの腰椎仙椎関節腔，仙骨横線，仙尾関節腔，正中仙骨稜を描出する．

撮影技術ポイント

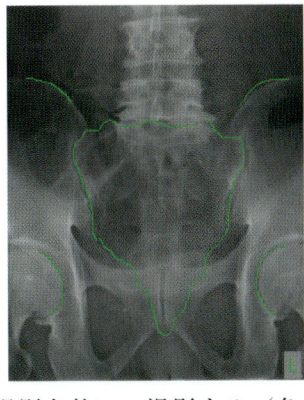

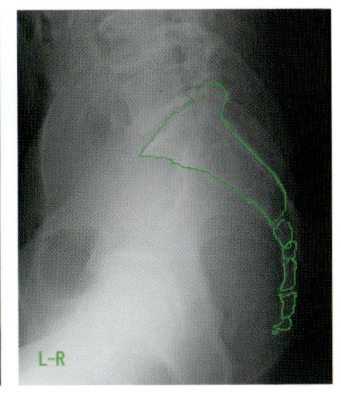

①適正な撮影条件にて撮影する（条件，マーク位置）
②正面：左右対称に撮影する（仙腸関節は左右対称）
③側面：第5腰椎と仙椎の部分の濃度不足に注意する
④側面：ハレーションを防ぐために含鉛ゴムを皮膚面に沿って敷くとよい

骨盤　尾骨2方向

■撮影方法

尾骨正面	70kV　200mA　0.16sec　100cm　（＋）
体　位	背臥位．前後方向．体軸をまっすぐにし，ブッキー長軸に平行に寝かせる．両下肢は伸展させる．障害陰影を減らすため，撮影前に排尿・排便させることが望ましい．
中心線	ブッキーに対して垂直から男性は頭尾方向に25°，女性は15°射入させ，恥骨結合の5cm頭側に入射する．

尾骨側面	75kV　200mA　0.2sec　100cm　（＋）
体　位	側臥位．左→右方向．骨盤部の矢状面を水平にし，背面は垂直にする．股関節，膝は軽度屈曲させる．ハレーションを防ぐために含鉛ゴムを皮膚面に沿って敷く．
中心線	ブッキーに対して垂直．尾骨入射する．

尾骨正面

尾骨側面

女性は尾頭方向に15°
男性は尾頭方向に25°

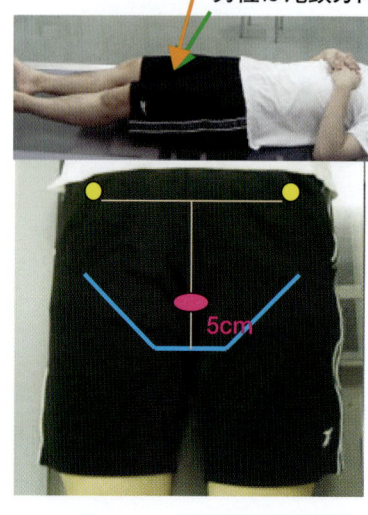

5cm

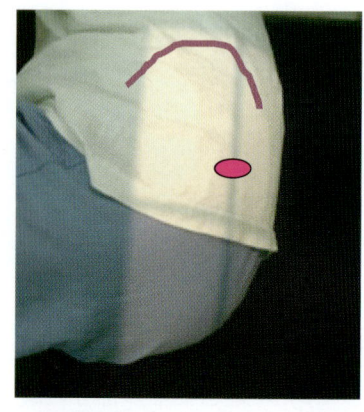

両腸骨稜を結んだ線より5横指
背側に入射

■画像評価

X線画像のポイント

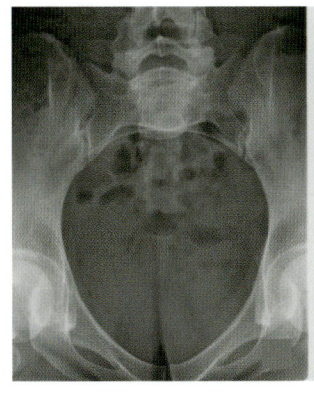

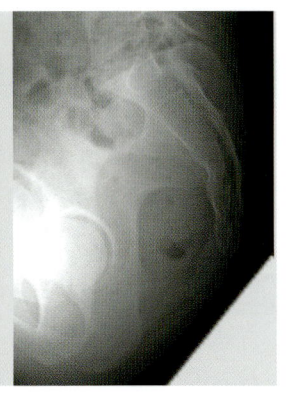

尾骨正面　尾骨と恥骨が重ならないように描出する．尾骨の正面と仙骨先端を明瞭に撮像する．
尾骨側面　仙骨関節腔から尾骨先端まで明瞭に撮像する．

撮影技術ポイント

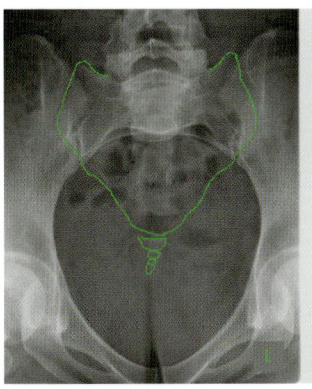

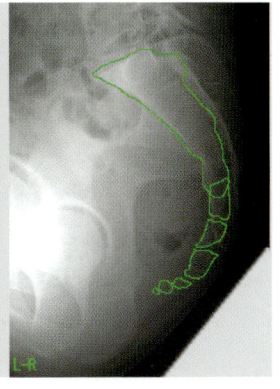

①適正な撮影条件にて撮影する（条件，マーク位置）
②正面：左右対称に撮影する（仙腸関節は左右対称）
③側面：尾骨の先端まで観察できる
④側面：ハレーションを防ぐために含鉛ゴムを皮膚面に沿って敷くとよい

骨盤　腸骨2方向（右側の場合）

■撮影方法

腸骨正面	70kV　200mA　0.12sec　100cm　（＋）
体　位	背臥位．前後方向．左右の上前腸骨棘を結ぶ線をカセッテに対して検側へ30°の斜位とする．検側の大腿は45°屈曲させる．
中心線	カセッテに対して垂直で，上前腸骨棘の高さで検側の腸骨に入射する．

腸骨斜位	75kV　400mA　0.063sec　100cm　（＋）
体　位	背臥位．前後方向．左右の上前腸骨棘を結ぶ線をカセッテに対して検側を45°上げる斜位とする．検側の大腿は伸展させる．非検側の大腿は45°屈曲させる．
中心線	カセッテに対して垂直で，上前腸骨棘の高さで検側の腸骨に入射する．

腸骨正面

腸骨斜位

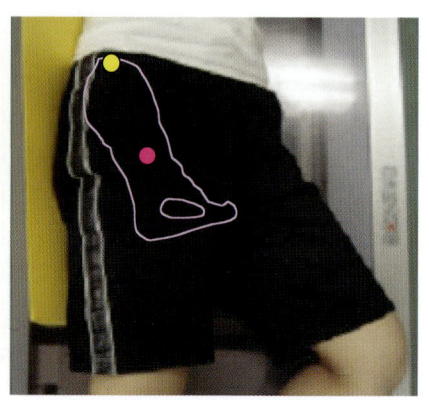

検側へ30°の斜位

検側を45°上げる斜位

■画像評価

X線画像のポイント

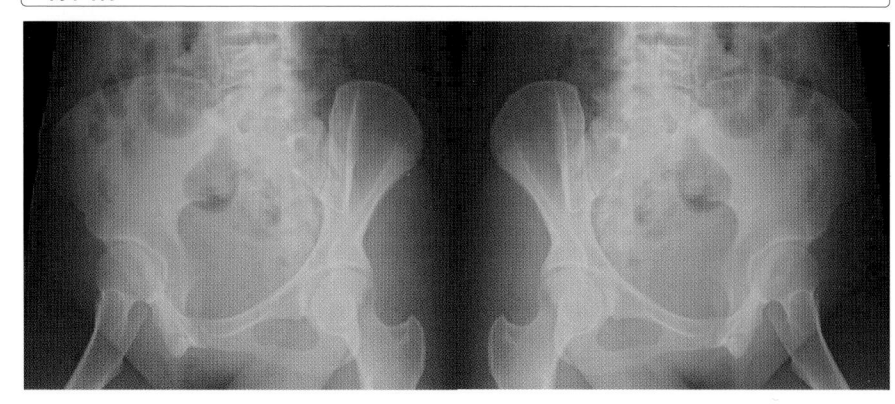

腸骨正面　検側の上前腸骨棘を外側に描出し，腸骨を広く描出する．
腸骨斜位　検側の腸骨を垂直に描出する．

撮影技術ポイント

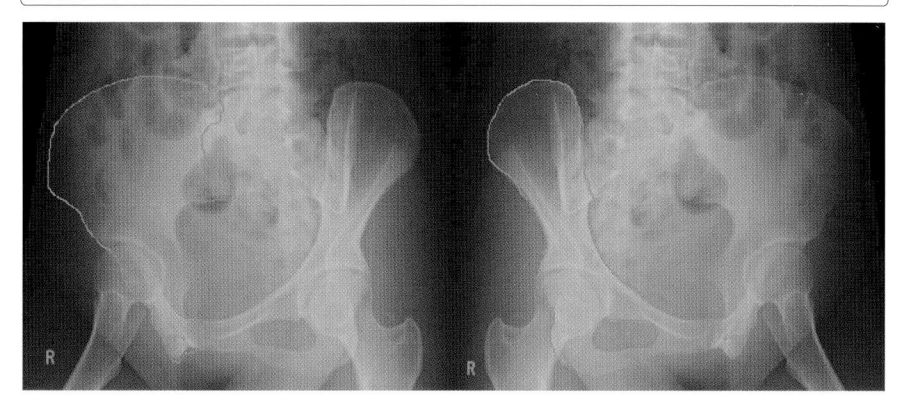

①適正な撮影条件にて撮影する（条件，マーク位置）
②検側の腸骨が辺縁まで広く観察できる
③検側の軸位方向の撮影とする

骨盤　恥骨2方向（両側の場合）

■撮影方法

恥骨正面	70kV　200mA　0.12sec　100cm　（＋）
体　位	背臥位．前後方向．左右の上前腸骨棘を結ぶ線を平行とする．下肢は伸展させる．
中心線	カセッテに対して垂直で，恥骨結合中心に入射する．

恥骨軸位	70kV　200mA　0.12sec　100cm　（＋）
体　位	背臥位．前後方向．左右の上前腸骨棘を結ぶ線を平行とする．カセッテに対して垂直より頭尾方向へ30°の中心線とする．
中心線	カセッテに対して垂直で，恥骨結合に入射する．

恥骨正面

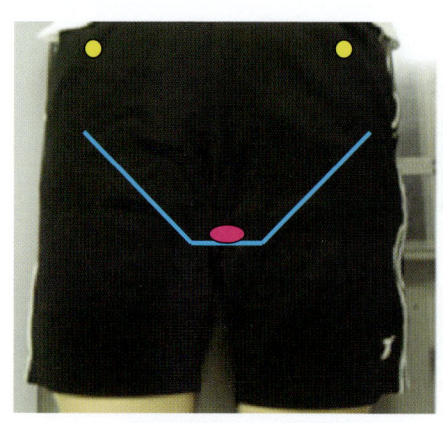

恥骨軸位

恥骨軸位　頭尾方向に30°

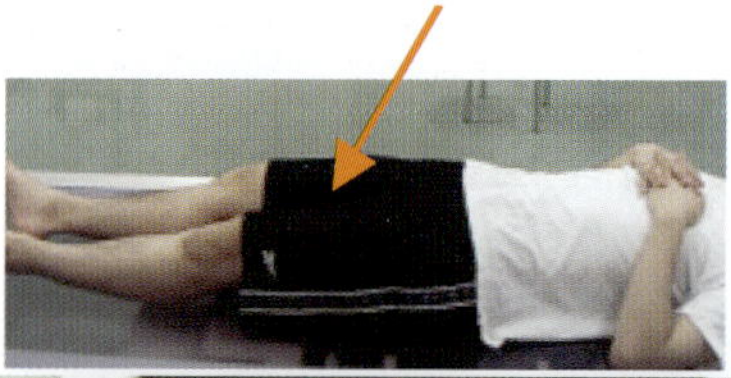

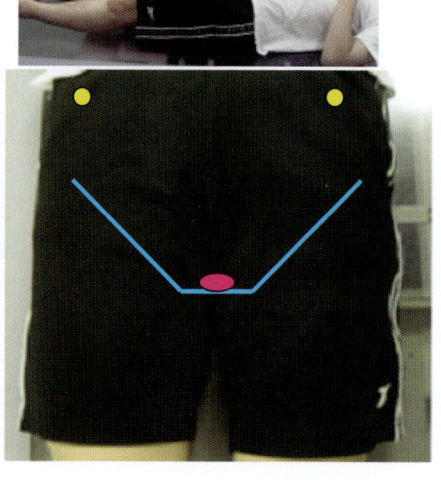

恥骨結合中心に入射

■画像評価

X線画像のポイント

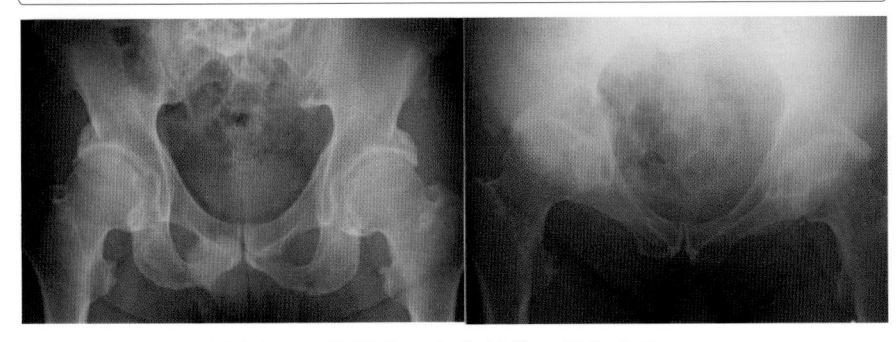

恥骨正面 恥骨を描出し，閉鎖孔は左右対称に描出する．
恥骨軸位 恥骨結合部を分離させて明瞭に描出する．

撮影技術ポイント

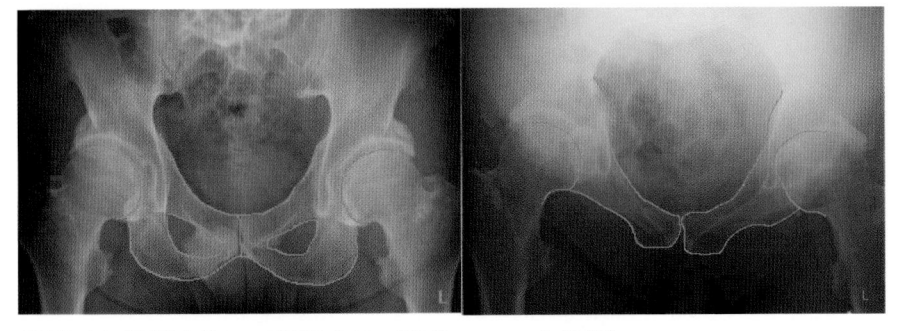

①適正な撮影条件にて撮影する（条件，マーク位置）
②正面：左右対称に撮影する（閉鎖孔は左右対称）
③軸位：閉鎖孔は軸位で描出する
④両側の大腿骨骨頭を含めて撮影する

骨盤 恥骨2方向（右側の場合）

■撮影方法

恥骨正面	70kV　200mA　0.12sec　100cm　（＋）
体　位	背臥位．前後方向．左右の上前腸骨棘を結ぶ線を平行とする．下肢は伸展させる．
中心線	カセッテに対して垂直で，恥骨結合中心に入射する．

恥骨斜位	70kV　200mA　0.12sec　100cm　（＋）
体　位	背臥位．前後方向．左右の上前腸骨棘を結ぶ線をカセッテに対して非検側へ30°の斜位とする．検側の大腿は45°屈曲させる．
中心線	カセッテに対して垂直で，恥骨結合に入射する．

恥骨正面

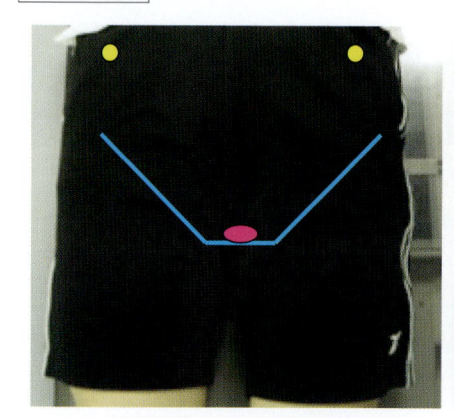

恥骨結合中心に入射

恥骨斜位

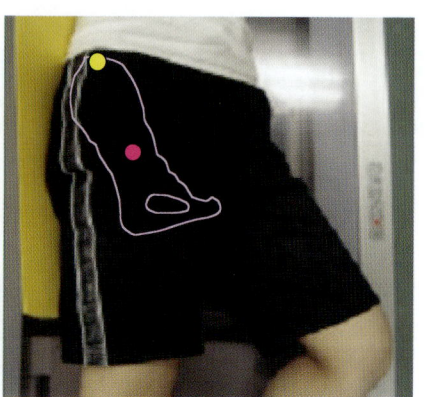

非検側へ30°の斜位

■ 画像評価

X線画像のポイント

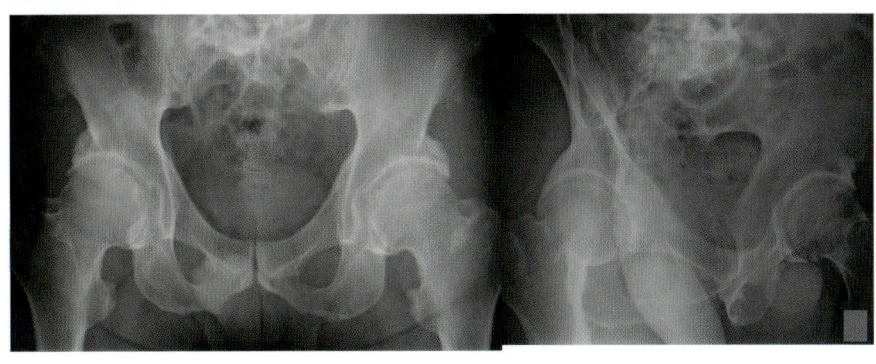

恥骨正面 恥骨を描出し，閉鎖孔は左右対称に描出する．
恥骨斜位 恥骨結合部を分離させて明瞭に描出する．

撮影技術ポイント

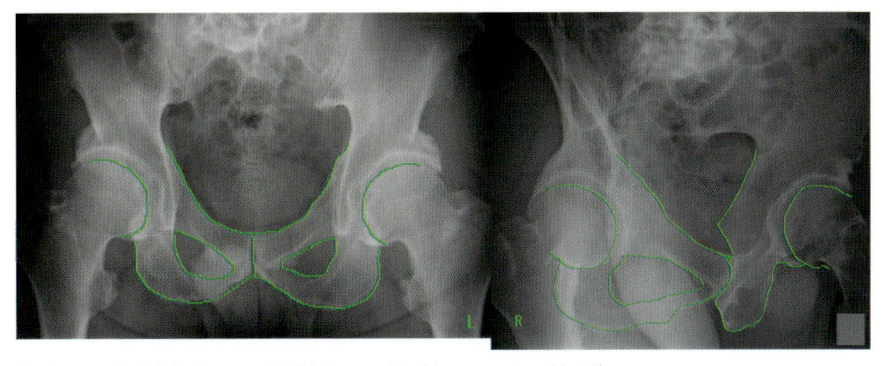

① 適正な撮影条件にて撮影する（条件，マーク位置）
② 正面：左右対称に撮影する（閉鎖孔は左右対称）
③ 斜位：坐骨は検側を前に出すような体位で撮影する
④ 両側の大腿骨骨頭を含めて撮影する

骨盤　坐骨2方向（右側の場合）

■撮影方法

坐骨正面	70kV　200mA　0.12sec　100cm　（＋）
体　位	背臥位．前後方向．左右の上前腸骨棘を結ぶ線を平行とする．下肢は伸展させる．
中心線	カセッテに対して垂直より頭尾方向へ30°の中心線で，恥骨結合中心に入射する．

坐骨斜位	70kV　200mA　0.12sec　100cm　（＋）
体　位	背臥位．前後方向．左右の上前腸骨棘を結ぶ線をカセッテに対して非検側へ30°の斜位とする．検側の大腿は45°屈曲させる．
中心線	カセッテに対して垂直で，恥骨結合に入射する．

坐骨正面　　　　　　　　　　　坐骨斜位

恥骨軸位　尾頭方向に30°

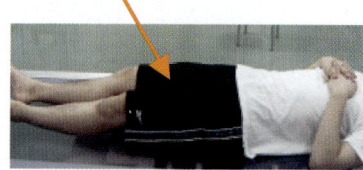

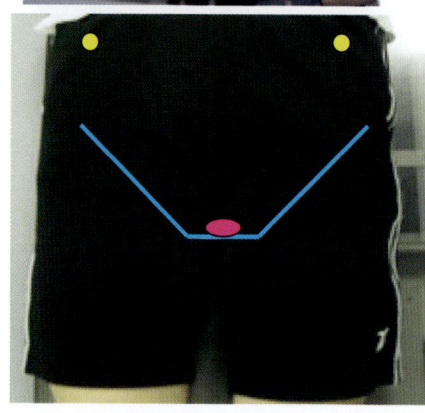

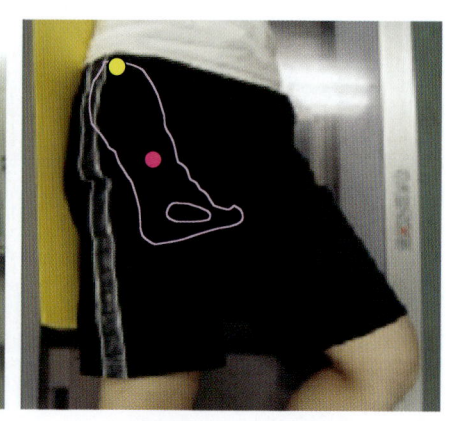

非検側へ30°の斜位

192　チェックポイント　X線撮影と画像評価

■画像評価

X線画像のポイント

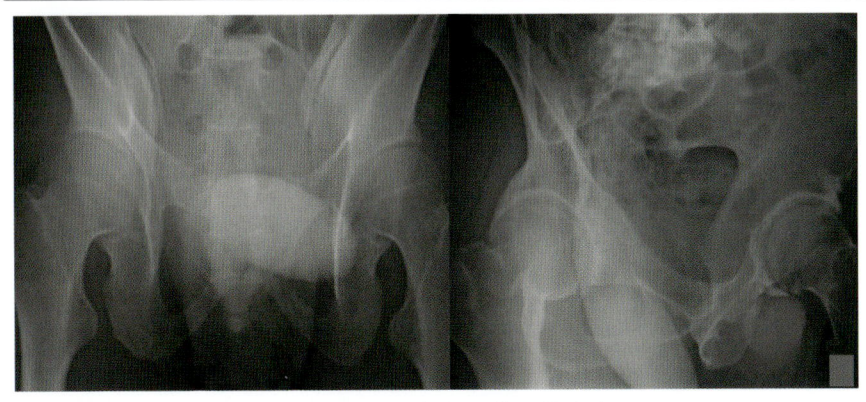

坐骨正面 恥骨を描出し，閉鎖孔は左右対称に描出する．
坐骨斜位 恥骨結合部を分離させて明瞭に描出する．

撮影技術ポイント

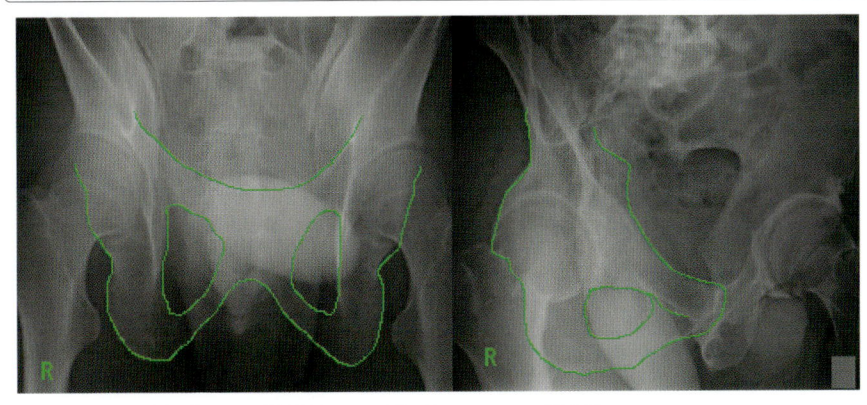

①適正な撮影条件にて撮影する（条件，マーク位置）
②正面：左右対称に撮影する（閉鎖孔は左右対称）
③斜位：坐骨は検側を前に出すような体位で撮影する
④両側の大腿骨骨頭を含めて撮影する

B. 骨盤画像診断
Ⅰ. 骨盤
Ⅱ. 骨盤外傷

I. 骨 盤

　体重と対向する下肢からの力は，骨盤周縁に沿って完全なringを形成し打ち消しあって安定しており，絶妙なバランスとなっている．このバランスが骨折などにより不安定になればなるほど重傷度が増していく（骨盤輪の安定）．

　骨盤は2つの寛骨と仙骨，尾骨からなり，これらは強力な靱帯により固く連結されている．上下の前腸骨棘に付着する筋肉は急激な運動などにより剥離する場合がある．

■ 骨盤X線写真上のチェックポイント
【正面撮影】⇒p176～177参照
　☞ 観察部位：骨盤全体と下部腰椎～股関節まで描出する
　☞ 適正な撮影条件にて撮影する（条件，マーク位置）
　☞ 左右対称に撮影する（閉鎖孔は左右対称か）
　☞ 腸骨の辺縁を確認する
　☞ 股関節や腰椎に病変はないか注意する

II. 骨盤外傷

■ 骨盤骨折の起こりやすい場所

　骨盤骨折の起こりやすい場所は大体決まっており，剥離骨折は発育期に好発し，筋の付着部の急激な筋収縮により剥がれるように骨折する．尾骨・坐骨骨折，また前方からの力によって引き起こされる恥骨骨折は外部の力による単独骨折として起こる．これらの骨折は骨盤の安定性を保ったままでの骨折なので，経過観察により予後は比較的よいことが多い．

　一方，骨盤の安定性を失う骨折として，不安定性骨折は転落したときに起こる．マルゲーニュ骨折など重複垂直骨折では骨盤内の他の臓器に損傷を認めることが多い．副損傷の有無を見るうえでCT検査は必須であり，出血性ショックがある場合は血管造影検査および塞栓術を行うことになる．

〈症例〉骨盤骨折（マルゲーニュ骨折）　下方からの強い外力で骨盤を縦断するように骨折したタイプ（→）．
この症例では，前部骨盤輪での恥骨坐骨の縦断骨折と後部骨盤輪の仙腸関節での脱臼や骨折を伴っている（→）．

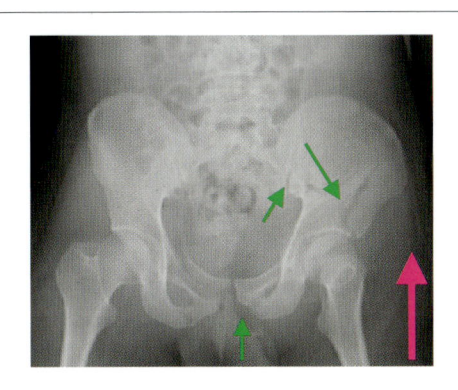

■骨盤骨折を疑わせる所見

・腰部の打撲，出血斑
・恥骨周囲の疼痛，皮下出血
・下肢肢位の異常，短縮
・骨盤可動性
・出血源不明のショック
・血尿，血便

ここに示したような身体所見は骨盤骨折を疑う所見として重要である．

■骨盤骨折の分類

> Ⅰ型　安定型骨盤損傷（a片側性，b両側性）
> 　　　後方骨盤環の損傷を認めない
> Ⅱ型　不安定型骨盤損傷（a片側性，b両側性）
> 　　　X線写真で明らかな後方骨盤環の離開を認めないが，CT像で両側仙腸関節の離開が10mm以下
> Ⅲ型　重度不安定型骨盤損傷（a片側性，b両側性）
> 　　　X線写真で明らかな後方骨盤環の離開を認める
> 　　　（日本外傷学会骨盤損傷分類委員会．日本外傷学会骨盤損傷分類．
> 　　　　日外傷会誌．1999；13：264-265．）

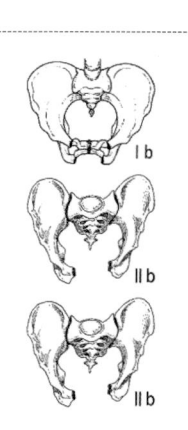

■骨盤骨折重症度

・骨盤の不安定性：マルゲーニュ骨折，open book型
・合併損傷：出血性ショック，直腸損傷，膀胱損傷，尿道損傷

　重症度決定のポイントは，骨盤輪の破綻があるか，骨盤の不安定性があるかが重要であり，骨盤の安定性を重視し分類されている．

　生命予後に影響するのは出血と合併損傷である．骨盤骨折を伴った外傷の死因では，他部位の致死的外傷が最も多いが，直接の死因と結びつくも

のも一割程度存在する．その最大の原因は，出血，合併損傷による感染である．

■骨盤骨折の特徴
・大きな外力（転落外傷，交通外傷）
・多発外傷（腹部外傷，胸部外傷，頭部外傷）
・腹腔内出血（後腹膜血腫）
・合併損傷（直腸損傷，膀胱損傷，尿道損傷）

　骨盤骨折があれば強大な外力が加わったことを意味している．したがって多部位の外傷を伴っていることが多く，特に頭部外傷，胸部外傷，腹部外傷は致死的な外傷となることが多いので早急な診断と治療が必要である．

　骨盤骨折でもうひとつ認識しなければならないのは出血で，骨盤腔内には多くの血管が走行し，骨盤骨折による血管損傷は大量の出血をきたす場合がある．

　骨盤は後腹膜の組織のため動静脈の出血は後腹膜腔に血腫が広がり，大量な出血をきたすことを認識していないと患者は出血性ショックで死亡する．

　また，骨盤骨折で多くの合併損傷を伴うことも知っていなければならない．とくに，骨盤腔内隣接臓器として膀胱や尿道の損傷を伴うことが多い．

■骨盤骨折の合併損傷

　骨盤隣接臓器の合併損傷と他部位の合併損傷に分けられる．致死的で予後に最も関わる損傷には，多発外傷としての頭部・胸部・腹部の外傷があげられ，骨盤に隣接する臓器の損傷としては血管損傷による出血が最も重要である．

　骨盤内の血腫は感染がひとたび起こると骨盤内膿瘍を形成し，ドレナージが困難な部位でもあり，敗血症へと伸展し死亡原因となる．尿道系の合併損傷や腸管の損傷を伴っていると感染の機会が増加する．

(1) 隣接臓器の合併損傷
・血管損傷
内腸骨動脈系，外腸骨動脈系　→　出血性ショック
・神経損傷
坐骨神経，閉鎖神経，仙骨神経
・骨盤内臓器損傷
尿道，膀胱，直腸，膣　→　感染，敗血症
(2) 多発外傷としての合併症
・腹腔内臓器の損傷
肝臓，腎臓，脾臓，腸間膜，腸管，横隔膜
・頭部外傷，胸部外傷

〈症例〉骨盤骨折（尿道損傷伴う）　左仙腸関節近傍と右恥坐骨に骨折．CT検査にて右腸骨の骨折が確認され（→），造影検査にて尿道外に造影剤が認められ尿道損傷も認めた（→）．膀胱損傷や尿道損傷を伴った場合，感染症の対策を十分に行わなければならない．

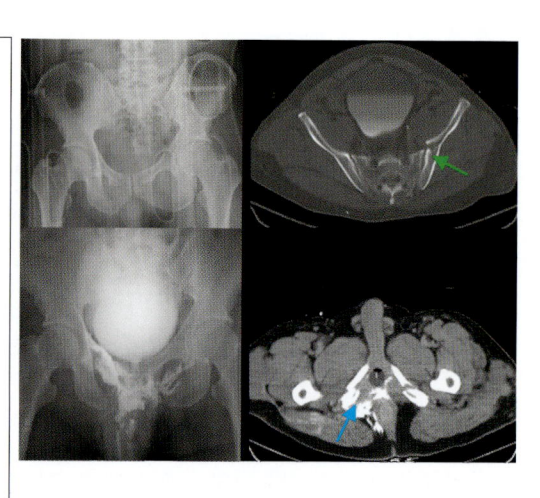

■ 骨盤骨折の治療手順

　骨盤骨折治療の優先手順は，骨盤骨折以外の致命的な外傷の把握が優先される．次に，血圧の安定が得られるか得られないかで治療方針が大きく変わる．
　まず，血圧の安定を確保した後に一般的な創外固定などの治療を行う．

創外固定は，早期より体位を変換ができるうえに出血を抑制する効果もある．

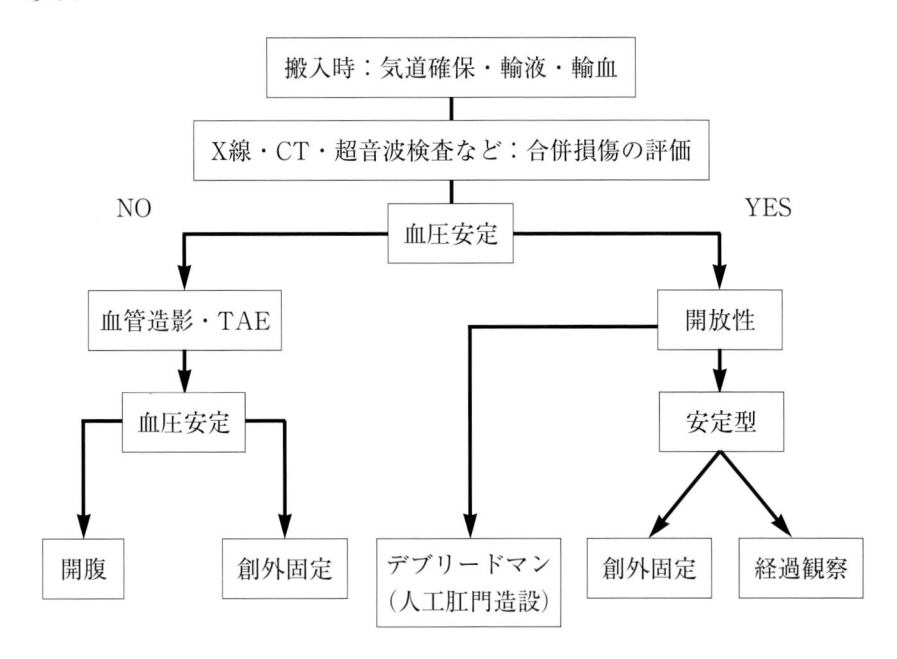

```
            搬入時：気道確保・輸液・輸血
                       │
          X線・CT・超音波検査など：合併損傷の評価
                       │
         NO            血圧安定            YES
    ┌────┴────┐                    ┌──────┴──────┐
  血管造影・TAE                          開放性
    │                                      │
  血圧安定                               安定型
  ┌─┴─┐                              ┌────┴────┐
 開腹 創外固定    デブリードマン     創外固定  経過観察
                 （人工肛門造設）
```

〈症例〉**骨盤骨折（血管の損傷伴う）**　交通外傷．急激な血圧の低下を認める（→）（BP：91mmHg）．両側恥坐骨に骨折．左仙腸関節の骨折（→）．CT検査にて両側の恥骨坐骨に骨折を認め（→），右の仙腸関節の離開を認める（→）．左の腸腰筋前面から小骨盤にかけて出血が存在する（→）．

血管造影を施行し，左内腸骨動脈の分枝から矢印の部位に血管外漏出（extravasation）が見られ（→），塞栓を行った．

血管損傷を伴う場合は，血圧低下を認めるので迅速な撮影が求められる．

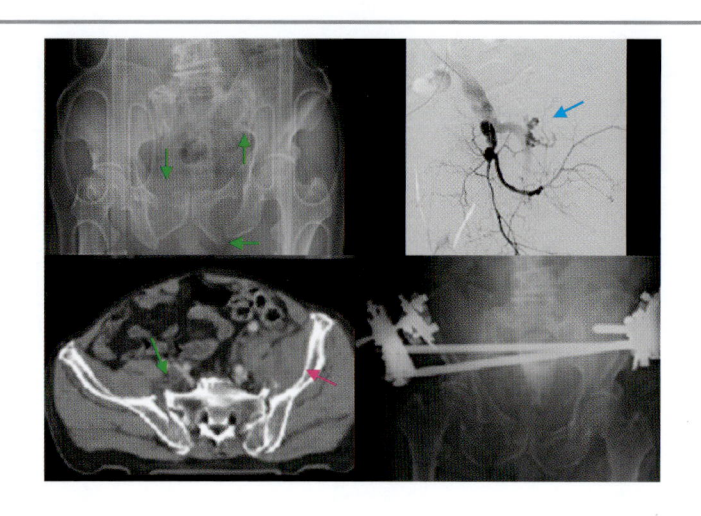

■骨盤アウトレット位，インレット位撮影法
【インレット位】⇒p178～179参照
【アウトレット位】⇒p178～179参照

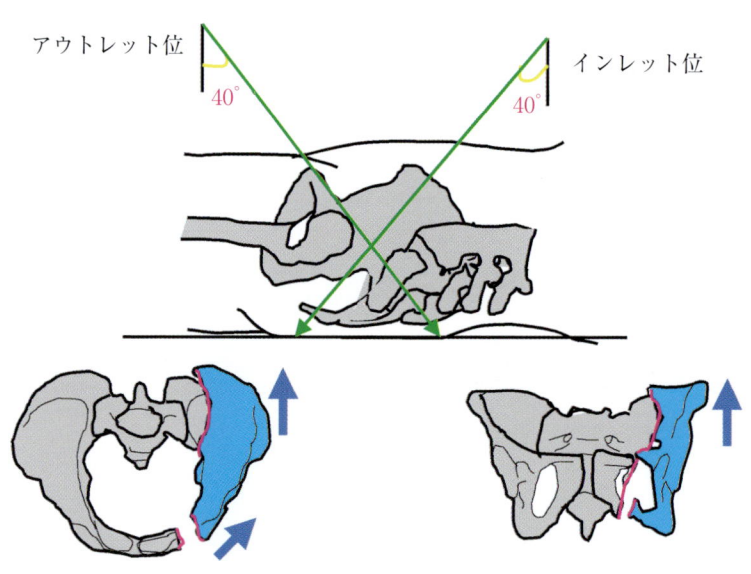

アウトレット位　　　　　　　　　　　　インレット位
　　　　40°　　　　　　　　　40°

インレット位：骨盤半分の後方転位と骨盤前部の内旋あるいは外旋の状態がわかる．

アウトレット位：骨盤の後半分の上方転位と骨盤前部の上下転位の状態がわかる．

〈症例〉**骨盤骨折** 恥骨上部に骨折（→）．右の仙腸関節近傍での離開もある（→）．L5横突起の骨折も疑う（→）．X線入射角度を変えることで骨盤を立体的に把握することができる．

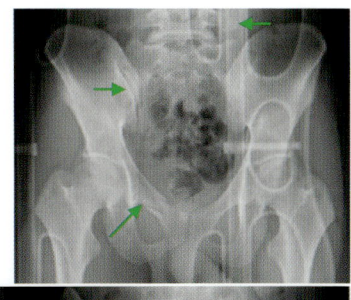

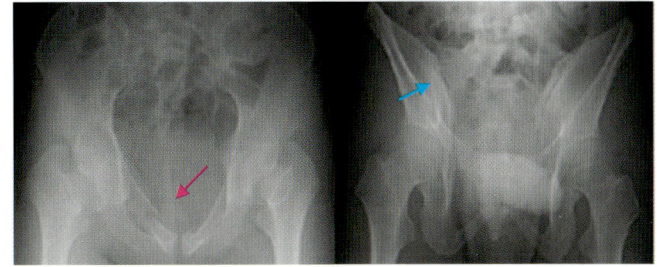

インレット位　　　　アウトレットt位

■ 外傷時の骨盤X線写真上でのチェックポイント

☞ 骨盤輪は保たれている
☞ 恥骨結合は離開していない
☞ 仙腸関節付近に骨折線はない
☞ 寛骨臼に骨折線はない
☞ 脊椎や横突起に骨折はない
☞ 左右対称に撮影する

骨盤のX線検査にかかわらず，異常の有無をすばやく見つけるには左右の対称性を見ることが重要である．骨盤の骨組織そのものはほぼ左右対称である．非対称な部分があれば骨折の存在が疑われる．骨盤骨折の分類で見たように，「骨盤輪」と「寛骨臼（臼蓋）」が重要ポイントであり，骨盤輪の前方では恥骨結合の離開があるか，後方では仙腸関節近辺の骨折が重要である（p198参照）．

また，脊椎の骨折も見逃してはならない．腰椎横突起の骨折は背部に強い外力の加わった証拠であり，腹腔内臓器損傷の存在を示唆している．

第6章　胸　郭

A．胸郭撮影
肋骨2方向
胸骨2方向
胸鎖関節2方向，3方向
鎖骨2方向
肩鎖関節2方向
肩甲骨2方向
肩関節2方向
スカプラY
ストライカー法，挙上位
肩荷重位

胸郭　肋骨2方向

■撮影方法

肋骨正面（A→P）	70kV　200mA　0.1sec　100cm　　（＋）
体位	立位．前後方向．カセッテに背中をつける．上肢は手を腰に置き肘を軽度曲げて前方に出す．上部肋骨（第1〜9）は深吸気時に，下部肋骨（第10肋骨以下）は深呼気時に撮影する．
中心線	カセッテに対して垂直な中心線で，第10肋骨までは胸骨上窩と剣状突起の中間の高さで，横隔膜下の肋骨に対しては剣状突起の高さに入射する．全肋骨の場合は正中に，片側では正中線と側胸壁の中心にする．

肋骨斜位	70kV　200mA　0.1sec　100cm　　（＋）
体位	立位．前後方向．斜位30°．検側の上肢は挙上させる．非検側の上腕をできるだけ外転させ肘を曲げ，手は腰に当てる．受傷部位が前側の場合は，胸部をカセッテにつけるように，後前方向にて撮影する．上部は吸気，下部は呼気停止にて撮影する．
中心線	カセッテに対して垂直で頭尾方向より20°で斜入する．

肋骨正面（A→P）　　　　　肋骨斜位

全肋骨の場合は正中に．片側では正中線と側胸壁の中心

頭尾方向より20°

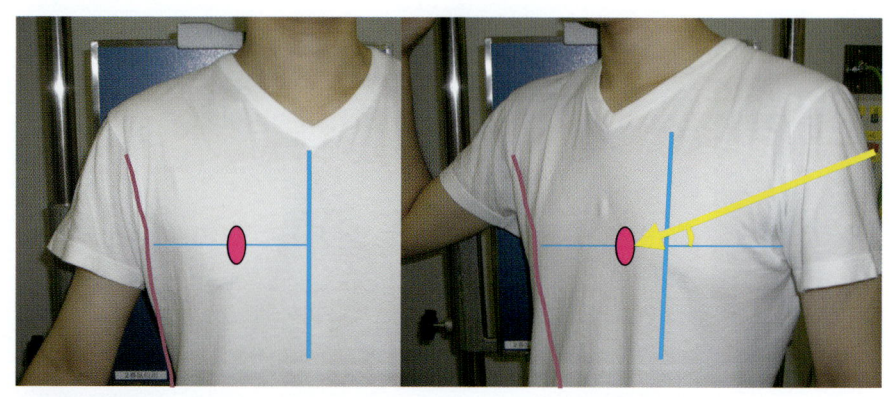

■画像評価

X線画像のポイント

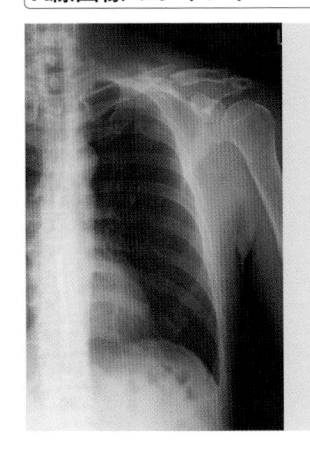

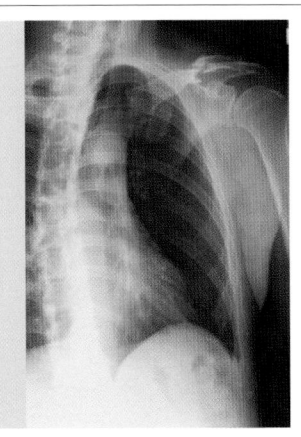

肋骨正面 肺野内肋骨像では，第1〜10までの肋骨および鎖骨・肩甲骨を描出する．また，横隔膜下の下部肋骨像では第8肋骨以下を描出する．横隔膜内に描出する場合には，X線量に注意しながら撮影する．

肋骨斜位 側胸壁から前胸壁まで肋骨を接線像として描出する．

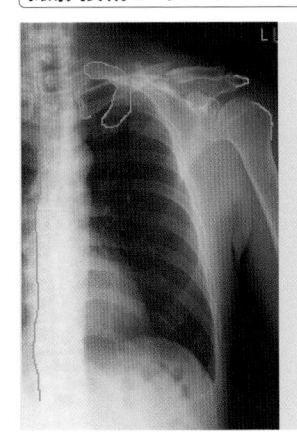

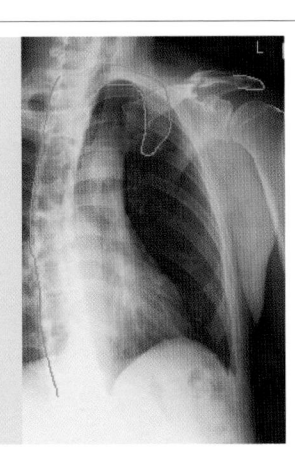

撮影技術ポイント

① 適正な撮影条件にて撮影する（条件，マーク位置）
② 第1肋骨を十分に投影する
③ 脊椎が投影され肩骨頭まで十分に観察する（位置情報の確認）
④ 受傷部位が前側の場合は，胸部をカセッテにつけるように後前方向にて撮影する

| 胸郭 | 胸骨2方向 |

■撮影方法

胸骨正面	75kV　200mA　0.12sec　100cm　（＋）
体　位	立位．後前撮影で左前斜位20°．
中心線	カセッテに対して垂直．胸骨に入射．

胸骨側面	80kV　200mA　0.1sec　100cm　（＋）
体　位	立位．左右方向．両手を体の後ろで組み，両肩を後方へ引いて胸を張る．
中心線	カセッテに対して垂直．胸骨上窩と剣状突起の中間に入射．胸壁面から2cm内側に入射する．

胸骨正面

胸骨側面

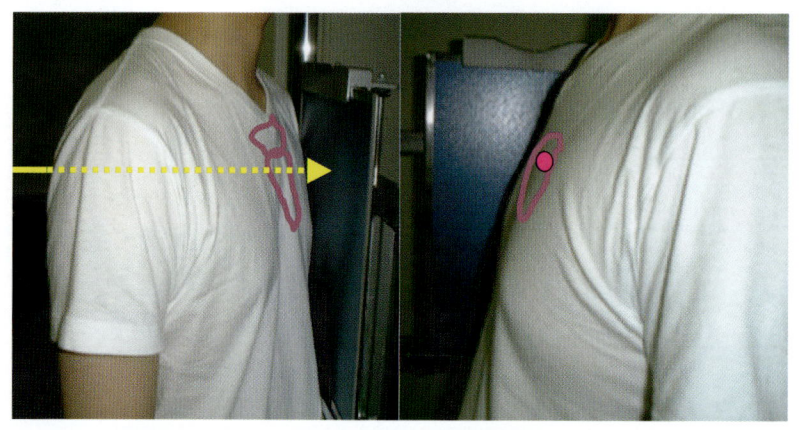

左前斜位20°

胸壁面から2cm内側に入射

※臥位のポジション（胸骨側面）では⇒p226参照

■ 画像評価

X線画像のポイント

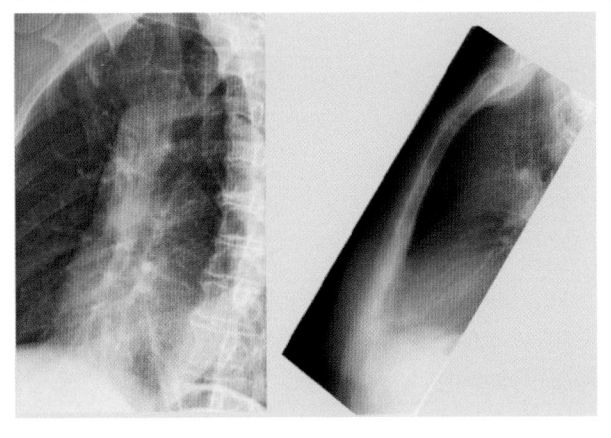

胸骨正面 胸骨柄，胸骨体，剣状突起を描出する（心陰影に重なる）．

胸骨側面 胸骨柄上部には左右の鎖骨が重複し，胸骨柄と胸骨体との結合部が分離し，胸骨の前面と後面が線状の輪郭となるように描出する．胸骨の下端内側に剣状突起を描出する．

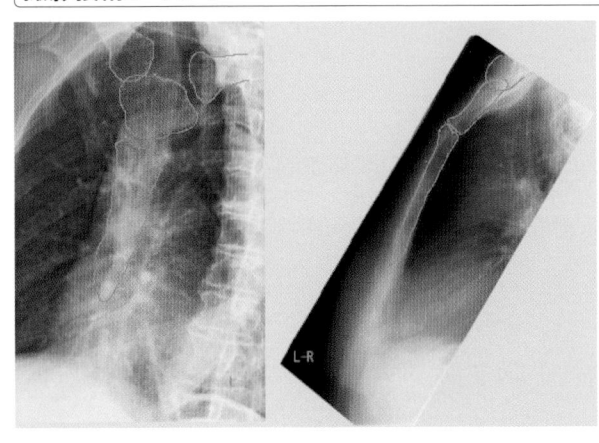

撮影技術ポイント

① 適正な撮影条件にて撮影する（条件，マーク位置）
② 正面は椎体に重ならないように描出する
③ LAO：心陰影に重なる；撮影条件は安定するが擬似陰影が多い
④ RAO：肺野に重なる；撮影条件は不安定となるがコントラストがつきやすい

胸郭　胸鎖関節2方向，3方向

■撮影方法

胸鎖関節正面（両側）	70kV　200mA　0.08sec　100cm　（＋）
体　位	立位．後前方向．胸鎖関節をカセッテの中心にする．上肢は自然下垂位にする．
中心線	第7頸椎より4横指下方でカセッテに対し垂直に入射．

胸鎖関節正面（片側）－右	70kV　200mA　0.08sec　100cm　（＋）
体　位	立位．後前方向．非検側肩をカセッテ面につけた斜位とし，そのなす角を50°の斜位とする．上肢は下垂位にする．
中心線	非検側背面の肩甲棘の中央に入射する．

胸鎖関節側面	80kV　200mA　0.1sec　100cm　（＋）
体　位	立位．左右方向．両手を体の後ろで組み，両肩を後方へ引いて胸を張る．
中心線	胸鎖関節の高さ（胸壁面から2cm内側）に入射する．

胸鎖関節正面（片側）－右　　　胸鎖関節側面

右側：LAO50°　　　胸壁面から2cm内側に入射

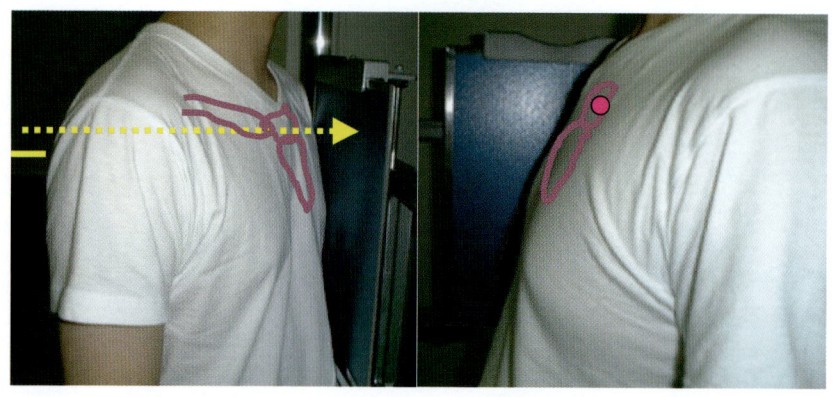

■ 画像評価

X線画像のポイント

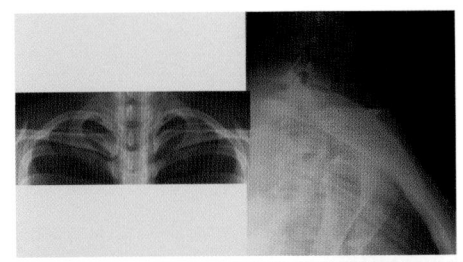

胸鎖関節正面（両側） 胸椎と胸骨が重複し，鎖骨の両近位端を左右均等に描出する．

胸鎖関節正面（片側） 胸骨柄が胸椎からはずれ，検側胸鎖関節腔を描出する．

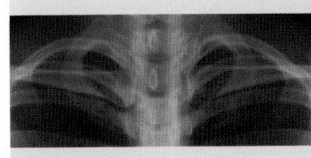

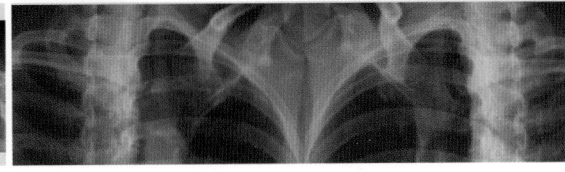

胸鎖関節側面 胸骨柄が胸椎からはずれ，検側胸鎖関節腔を描出する．

撮影技術ポイント

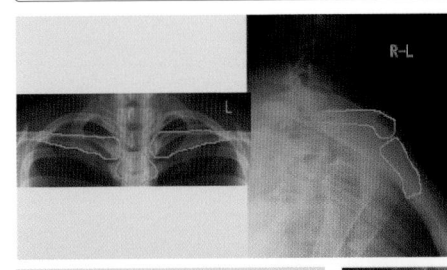

胸鎖関節（両側）
①適正な撮影条件にて撮影する（条件，マーク位置）
②正面：両鎖骨が挙上せず関節腔が観察できるようにする
③側面：両鎖骨が重なるようにする

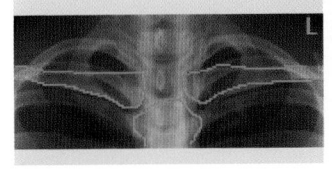

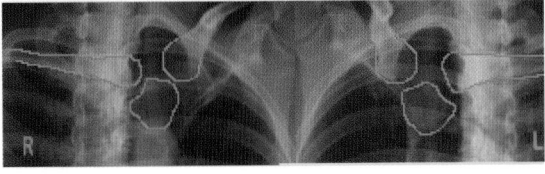

胸鎖関節（片側）
①適正な撮影条件にて撮影する（条件，マーク位置）
②正面：両鎖骨が挙上せず関節腔が観察できるようにする
③右の胸鎖関節を描出するにはRAOの体位にする
④左の胸鎖関節を描出するにはLAOの体位にする

胸郭　鎖骨2方向

■撮影方法

鎖骨正面	70kV　200mA　0.08sec　100cm　（＋）
体　位	立位．前後方向．検側の背中をカセッテにつける．上肢は自然下垂位にする．
中心線	鎖骨の中央に入射する．

鎖骨斜入	70kV　200mA　0.08sec　100cm　（＋）
体　位	立位．前後方向．検側の背中をカセッテにつける．上肢は自然下垂位にする．
中心線	尾頭方向25°で鎖骨の中央に入射する．

鎖骨正面　　　　　　　　鎖骨斜入

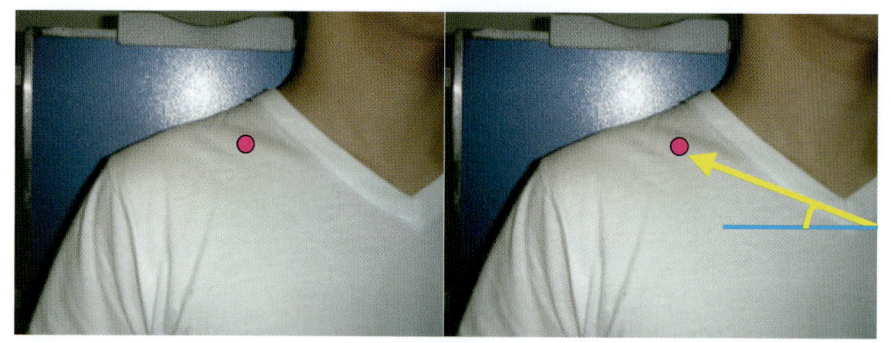

鎖骨の中央に入射　　　　尾頭方向25°

※臥位のポジション（鎖骨2方向）では⇒p226参照

■画像評価

X線画像のポイント

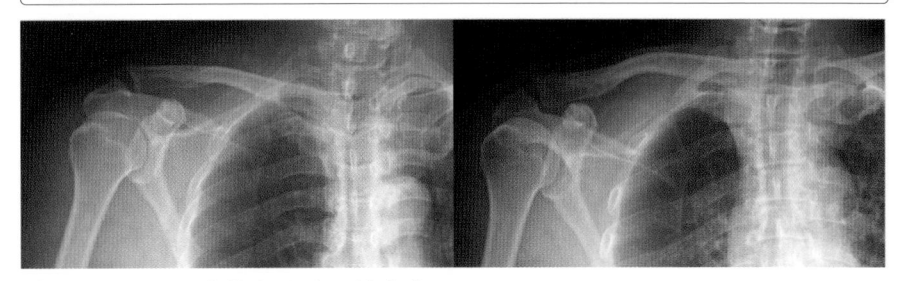

鎖骨正面　鎖骨全体を明瞭に描出する．
鎖骨斜入　鎖骨全体を明瞭に描出する．鎖骨肩峰端が下がり，鎖骨が水平に描出し肩峰端に近い下面に円錐靭帯結節を描出する．鎖骨の近位1/3は第1，2肋骨に重複し，遠位は胸郭から分離して描出する．

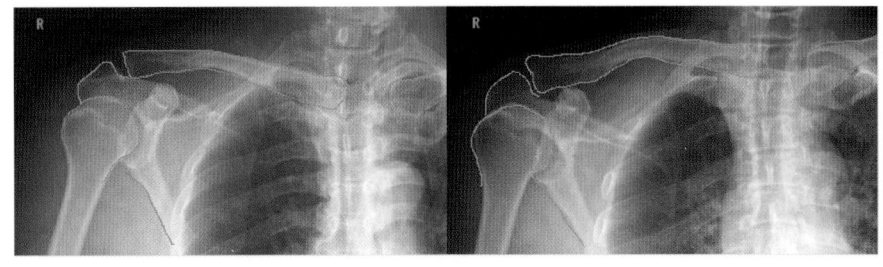

撮影技術ポイント

①適正な撮影条件にて撮影する（条件，マーク位置）
②肩骨頭から椎体まで十分に含め全体を観察する
③正面：両鎖骨が挙上せず検側の鎖骨全体を描出する
④斜入：決められた角度をもって入射する

| 胸郭 | 肩鎖関節2方向 |

■撮影方法

肩鎖関節正面	70kV　200mA　0.063sec　100cm　（＋）
体　位	立位．前後方向．検側の背中をカセッテにつける．上肢は自然下垂位にする．
中心線	肩鎖関節部に入射する．

肩鎖関節斜入	75kV　200mA　0.2sec　100cm　（＋）
体　位	立位．前後方向．検側の背中をカセッテにつける．上肢は自然下垂位にする．カセッテに対して検側に5°斜位とする．
中心線	尾頭方向から10°で肩鎖関節部に入射する．

肩鎖関節正面　　　　　　　肩鎖関節斜入

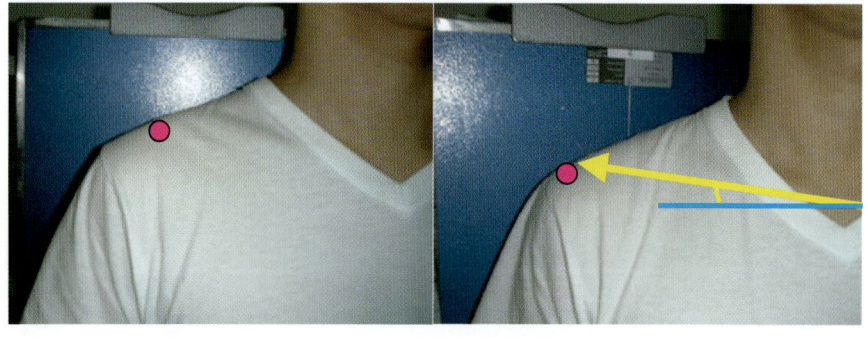

肩鎖関節部に入射　　　　　5°斜位，尾頭方向から10°

■ 画像評価

X線画像のポイント

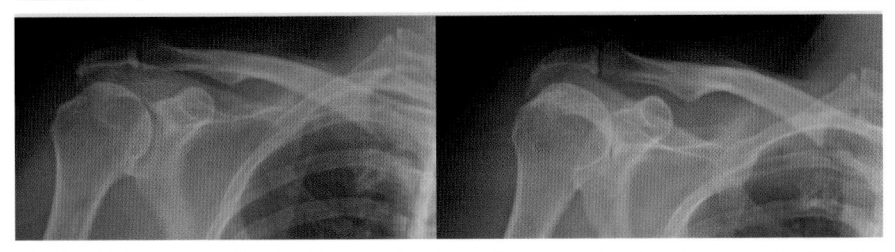

肩鎖関節正面　肩峰の関節と鎖骨の肩峰関節面が接線像として肩峰関節腔を描出し，肩峰と鎖骨の上下方向の変位や関節腔の広さ，鎖骨肩峰端の骨折を描出する．

肩鎖関節斜入　肩峰の関節と鎖骨の肩峰関節面が接線像として肩峰関節腔を描出し，肩峰と鎖骨の上下方向の変位や関節腔の広さ，鎖骨肩峰端の骨折を描出する．

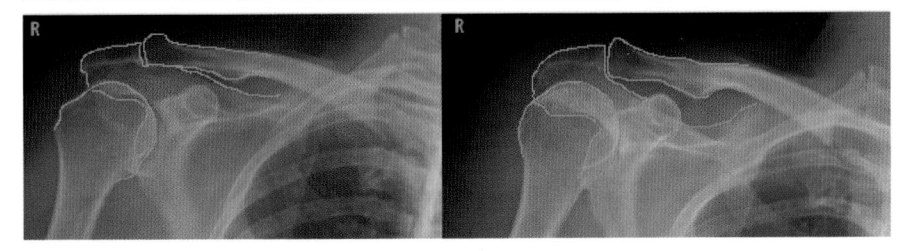

撮影技術ポイント

① 適正な撮影条件にて撮影する（条件，マーク位置）
② 肩骨頭が十分に描出する
③ 正面：鎖骨は挙上せずに描出する
④ 斜入：決められた角度をもって入射する

| 胸郭 | 肩甲骨2方向 |

■ 撮影方法

肩甲骨正面	70kV　200mA　0.063sec　100cm　（＋）
体　位	立位．前後方向．非検側を15～20°離した斜位．上腕を外転させる．
中心線	カセッテに対して垂直な線で，肩甲骨中心に入射する．

肩甲骨軸位	75kV　200mA　0.16sec　100cm　（＋）
体　位	立位．後前方向．非検側をカセッテから20°離す斜位とする．検側上肢は非検側の肩をつかむ．
中心線	カセッテに対して垂直で，肩甲骨内側に入射する．

肩甲骨正面　　肩甲骨軸位

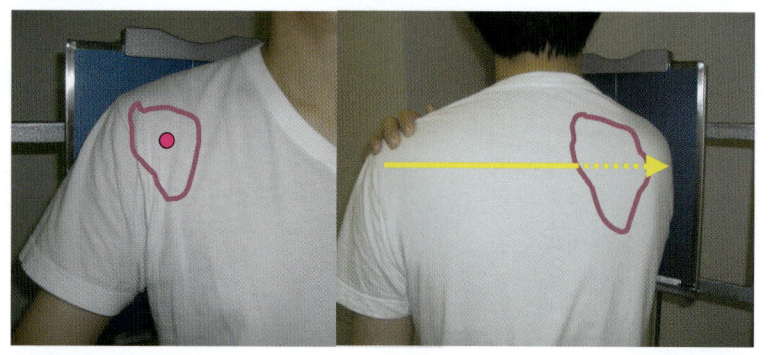

非検側を15～20°離した斜位．　非検側をカセッテから20°離す斜位
上腕を外転

※臥位のポジション（肩甲骨軸位）では⇒p227参照

■ 画像評価

X線画像のポイント

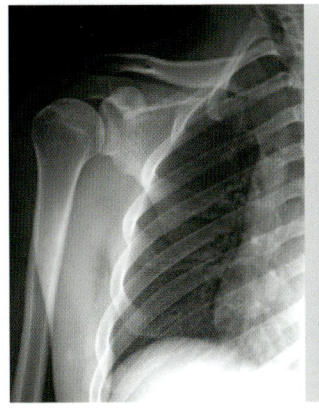

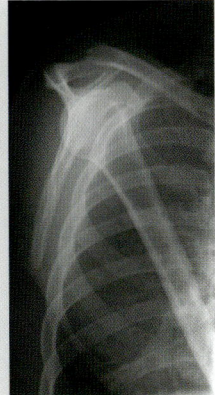

肩甲骨正面 内側縁と下角は不明瞭に描出する．上角は鎖骨に重なるが，肩峰，烏口突起，肩甲頸，外側縁，上腕骨頭を描出する．

肩甲骨軸位 肩甲骨内側縁と外側縁が一致し胸郭と分離する．肩甲棘と烏口突起の頸部および棘上窩によってY字状を示し，肩峰と鎖骨が連なる空間に上腕骨頭が描出する．上腕骨は胸郭内に描出し，肩甲骨と重複しないこと．

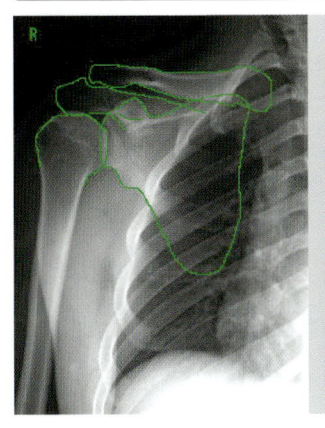

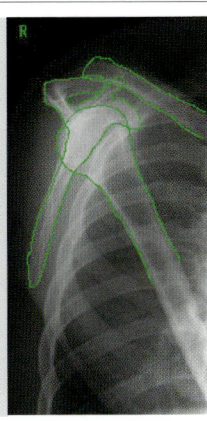

撮影技術ポイント

① 適正な撮影条件にて撮影する（条件，マーク位置）
② 肩骨頭を十分に描出する
③ 正面：鎖骨は挙上せずに描出する
④ 軸位：肋骨と分離して描出する

胸郭　肩関節2方向

■撮影方法

肩関節正面	70kV　200mA　0.08sec　100cm　（+）
体　位	立位で撮影．検側をカセッテにつけ非検側をカセッテから離すように30°斜位にする．このとき上肢は外旋位とさせる．頭部は照射野内に入らないように非検側に向ける．
中心線	頭尾方向に20°振り，上腕骨頭の内側に入射する．

肩関節軸位	70kV　200mA　0.08sec　100cm　（+）
体　位	カーブカセッテを用い，坐位で撮影．腋下にカセッテを挟み込む体位．
中心線	肩関節間隙に沿うように腋下に向けて入射する．

肩関節正面　　　　　　　　　　肩関節軸位

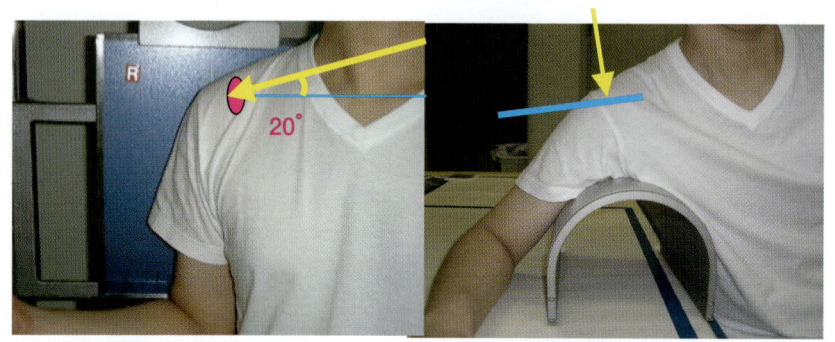

30°斜位，上肢は外旋位　　　　関節間隙に向け入射

※臥位のポジション（肩関節2方向）では⇒p227参照

■画像評価

X線画像のポイント

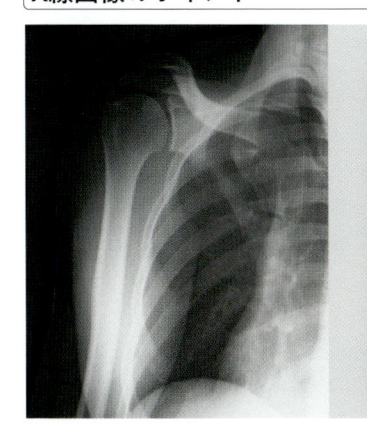

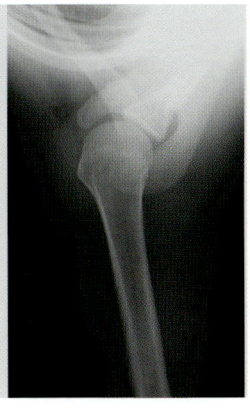

肩関節正面 肩甲骨関節窩の中央部がわずかに陥凹した関節面と上腕骨頭関節面でつくられる肩関節腔と，肩峰部の前後縁が一致して肩峰下腔を広く描出する．烏口突起は上腕骨頭の上内側に重複し，上腕骨の外側の大結節，その内側に小結節を描出する．

肩関節軸位 肩甲骨関節窩の中央部が上腕骨と直線的な関節腔を描出し，関節窩上下の関節唇を関節内に描出する．肩峰と鎖骨の肩峰端が上腕骨頭に重複し，上腕骨頭の前縁に小結節が，その内側に大結節が描出し，骨頭に接近して烏口突起が位置する．

撮影技術ポイント

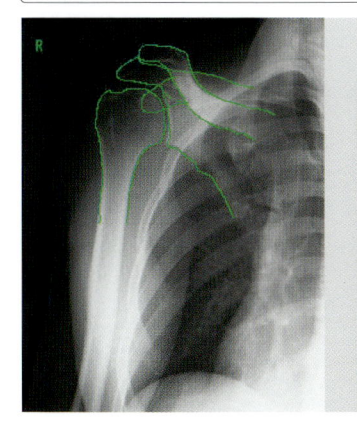

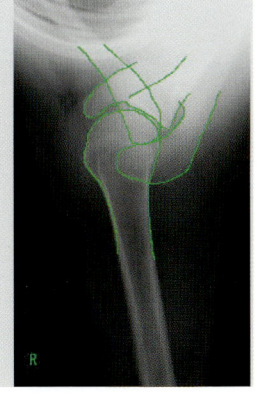

① 適正な撮影条件にて撮影する（条件，マーク位置）
② 正面：鎖骨は挙上せずに描出する
③ 正面：骨頭を十分に描出する
④ 正面：肩甲骨と肩関節の関節腔を描出する
⑤ 軸位：肩甲骨肩峰と烏口突起を十分に描出する
⑥ 軸位：関節腔をきれいに描出する

胸郭 スカプラY

■撮影方法

スカプラY	75kV　200mA　0.12sec　100cm　（＋）
体　位	立位．上体の前面はカセッテと平行な状態から，非検側がカセッテから離れるように20°回旋となる斜位とする．
中心線	頭尾方向から20°で肩甲棘後面の内側に入射する．

スカプラY

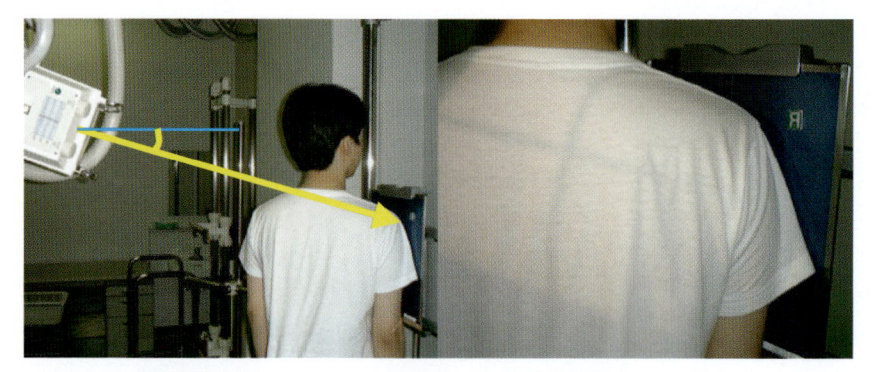

非検側がカセッテから離れるように20°回旋となる斜位

※臥位のポジション（逆スカプラY）では⇒p228参照

■画像評価

X線画像のポイント

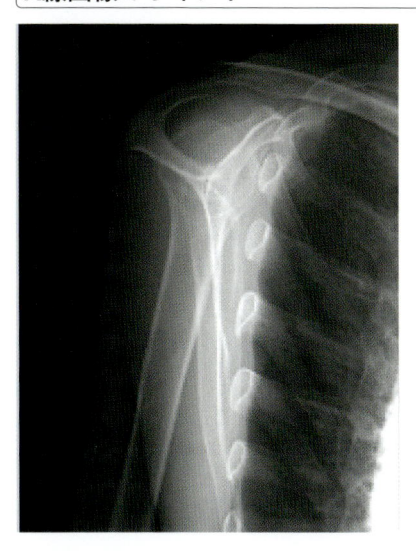

肩甲骨の内側と外側が一致して，胸郭と分離する．肩甲棘と烏口突起の頸部および棘上窩によってY字状を示し，平板状に描出した肩峰と鎖骨が連なる空間に上腕骨頭を描出する．上腕骨は肩甲骨に重複する．

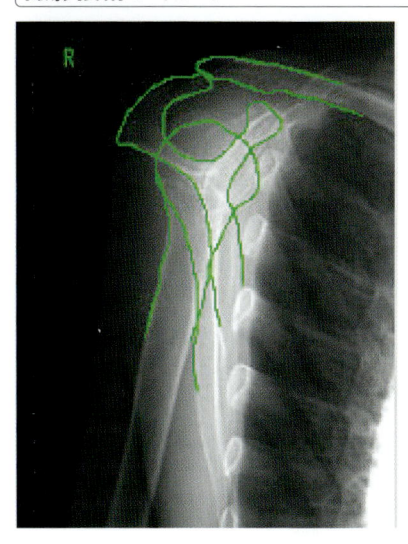

撮影技術ポイント

①適正な撮影条件にて撮影する（条件，マーク位置）
②肩峰と烏口突起を十分に観察し，肩甲骨がY字様になるように描出する
③肩峰と烏口突起に肩骨頭を1/3描出する

胸郭 ストライカー法，挙上位

■撮影方法

ストライカー法	70kV　200mA　0.1sec　100cm　（＋）
体　位	背臥位．前後方向．上腕は垂直より45°挙上し，肘を曲げて掌を頭部に置く．前腕を垂直より15°傾け内旋する．
中心線	カセッテに垂直な線で腋窩に入射する．胸骨上窩と剣状突起の中間に入射．胸壁面から2cm内側に入射する．

挙上位	70kV　200mA　0.1sec　100cm　（＋）
体　位	立位．前後方向．検側の上肢を肩の高さまで上げる．
中心線	カセッテに対して垂直で，肩関節に入射する．

ストライカー法　　　　挙上位

45°挙上

15°傾け

検側の上肢を肩の高さまで上げる

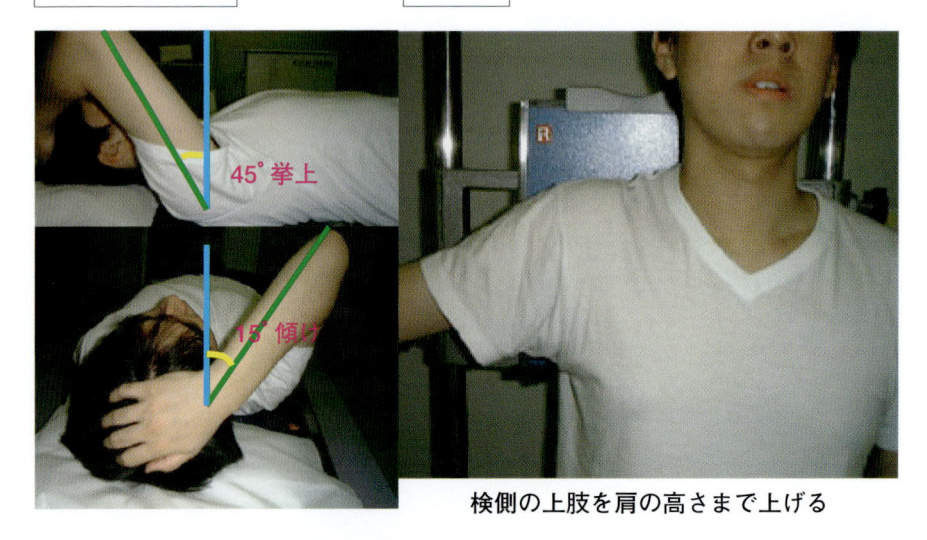

■画像評価

X線画像のポイント

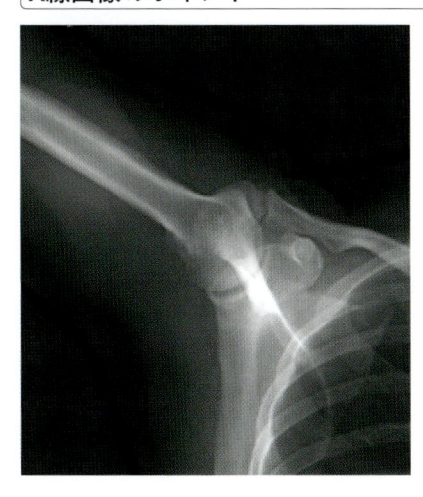

ストライカー法，挙上位 肩甲骨関節面，鎖骨および烏口突起が上方を向き，上腕骨頭後部が観察できるように描出する．

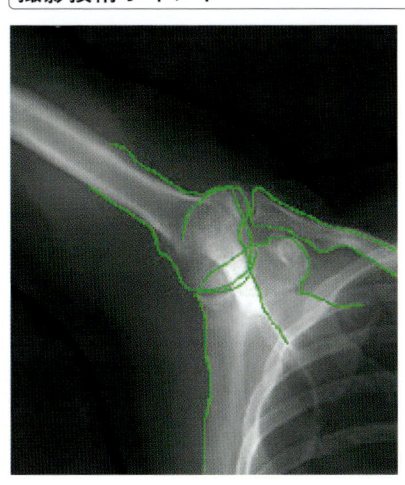

撮影技術ポイント

①適正な撮影条件にて撮影する（条件，マーク位置）
②肩骨頭後部が観察できるように描出する

胸郭　肩荷重位

■撮影方法

肩荷重位	70kV　200mA　0.1sec　100cm　（＋）
体　位	立位．前後方向．検側の背中をカセッテにつける．砂嚢（5キロ）を手関節にかける．
中心線	カセッテに対して頭尾方向に20°，肩関節に入射する．

肩荷重位

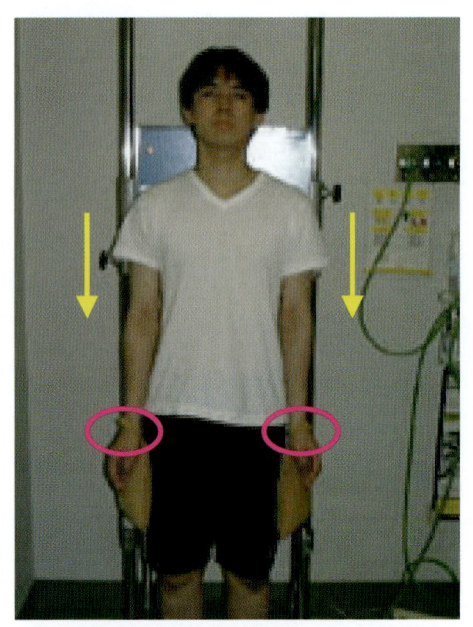

砂嚢（5kg）を手関節にかける

■画像評価

X線画像のポイント

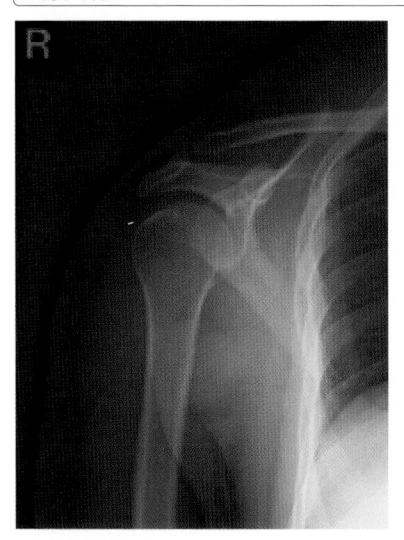

骨頭が臼蓋から離れて下方に移動する．関節窩径Aと関節窩より逸脱した骨頭径Bの百分率（B/A×100%）を骨頭下降率という．この程度からⅠ型（荷重して30%までのもの），Ⅱ型（荷重して30%以上のもの），Ⅲ型（安静時に関節窩より逸脱があるもの）に分け肩関節の動揺性を表す．

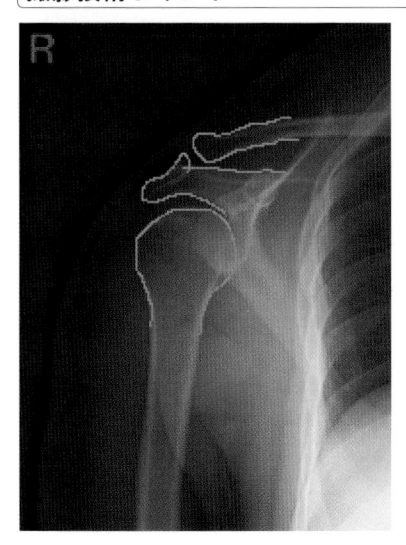

撮影技術ポイント

①適正な撮影条件にて撮影する（条件，マーク位置）
②肩峰と烏口突起を十分に観察できるように，肩骨頭を明瞭に描出する

臥位のポジションでは

胸骨側面

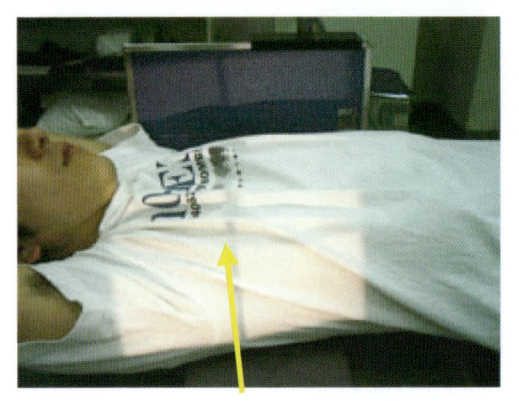

胸壁面から2cm内側に入射する

鎖骨2方向

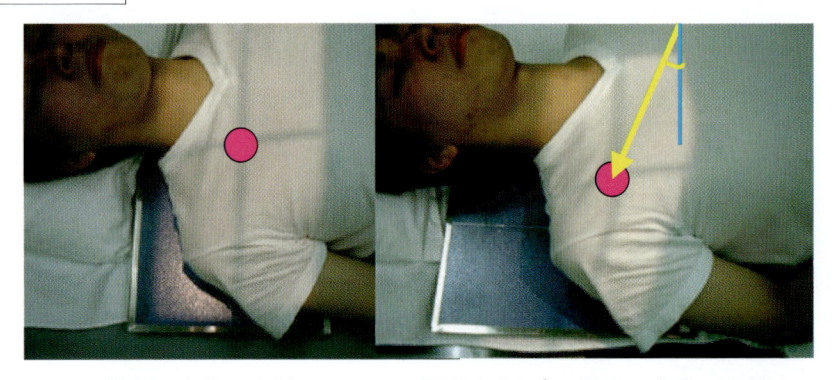

鎖骨の中央に入射　　　尾頭方向25°で鎖骨の中央に入射

肩甲骨軸位

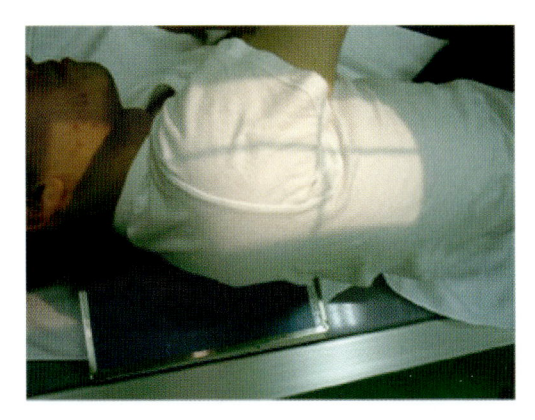

検側がカセッテから離れるように70°回旋となる斜位

肩関節2方向

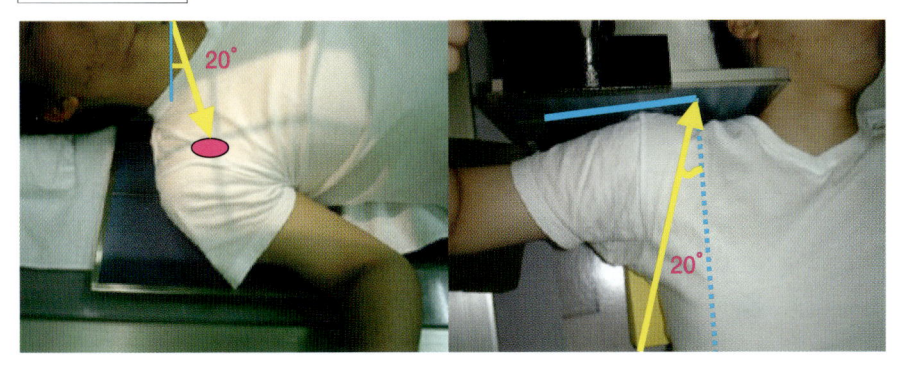

30°斜位，上肢は外旋   関節間隙に向け入射

臥位のポジションでは

逆スカプラY

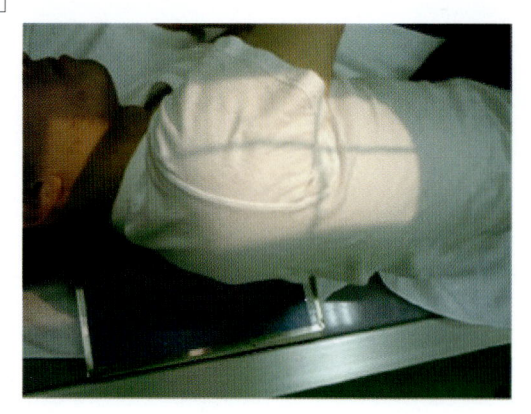

検側がカセッテから離れるように70°回旋となる斜位

B．胸郭画像診断
Ⅰ．肩部

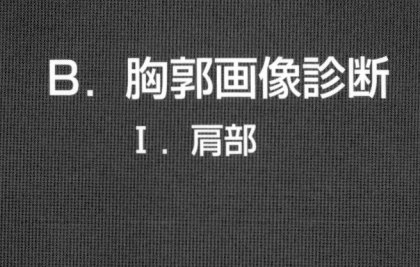

I. 肩　部

■ 肩部の解剖

　肩部は人体関節のなかで最も可動域の広い関節で，骨部は鎖骨，肩甲骨，上腕骨に構成される．軟部は強固な筋や靱帯により構成され，骨折線はそれぞれの陰影が障害となる場合があり，注意深く観察することが求められる．骨折は筋・靱帯付着部分の近傍に起こりやすく，解剖を理解することで骨折線のパターンがわかるようになる．

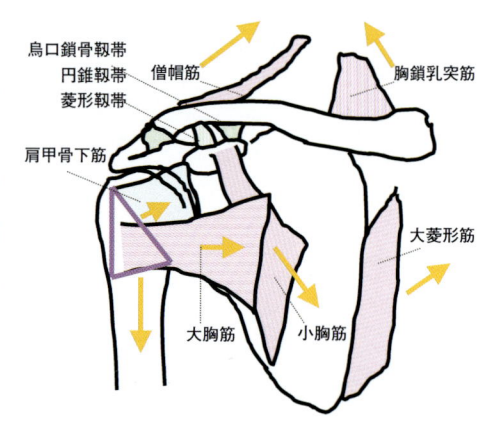

- 骨頭骨折（解剖頸，①）
- 大結節骨折（②）
- 小結節骨折（③）
- 外科頸骨折（④）

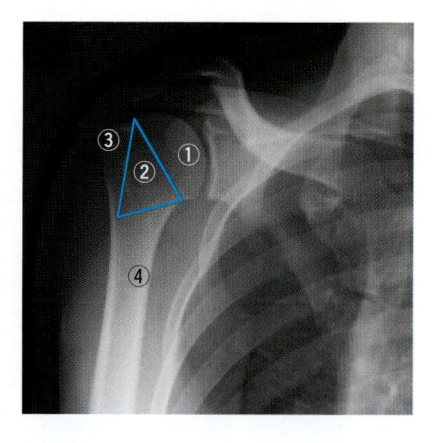

　骨折する場所を理解することで，どのように力が加わったかある程度予測できる．高齢者の女性に多い手をついたときに起こしやすい外科頸骨折や，比較的若い患者に多く発生し脱臼を伴いやすい大結節骨折などがある．筋，靱帯の状態によっては可動域を制限され，外傷時などのときは定められた撮影法どおりに撮影できなくなる場合が多いので，そのような場合を想定してトレーニングが必要となってくる．

〈症例〉**上腕骨骨頭骨折（大結節骨折）**　スキーにて転倒し受傷．右上腕骨大結節の剥離骨折を認める（→）．骨片は軽度情報に転移している．

大結節骨折は筋付着部剥離骨折がほとんどで，比較的若い患者に多い．脱臼骨折を併発しやすい．

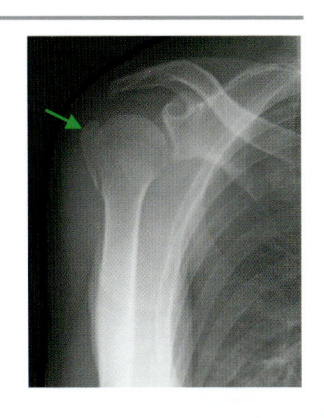

〈症例〉**上腕骨骨頭骨折（外科頸骨折）**　歩行時に車に追突され受傷．上腕骨骨頭近位に粉砕状骨折を認める（→）．

この部分の骨折は腕を強い力で突いた状態に起こりやすい．転倒した拍子に受傷しやすく高齢の女性に多く見られる．

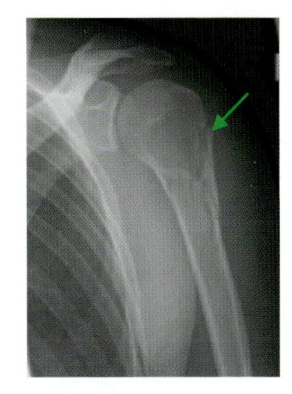

〈症例〉**肩関節脱臼（hill-sacks lesion）**　野球で無理な体勢で投球．今までに脱臼を3回起こしている．

上腕骨骨頭後方に圧迫痕が認められる（→）（hill-sacks）．脱臼を何回も繰り返すような患者に多く見られる．

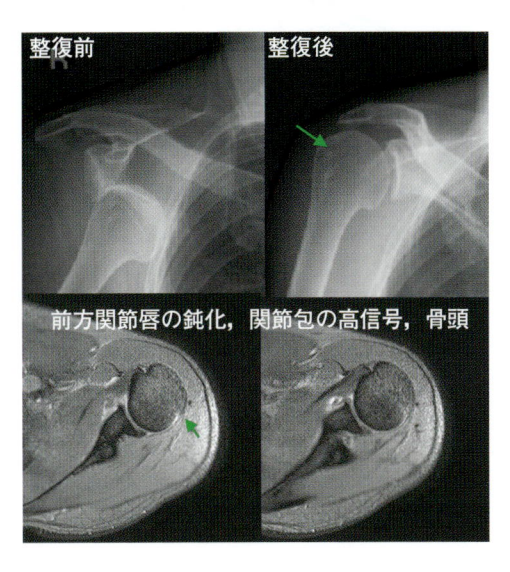

整復前　整復後

前方関節唇の鈍化，関節包の高信号，骨頭

鎖骨遠位端骨折の分類（Neer）

type1：烏口鎖骨靭帯が損傷しておらず転移のない安定した骨折

type2：烏口鎖骨靭帯が中枢骨片から剥離したため転移する不安定な骨折（手術適応の対象）

type3：関節面の骨折，外傷後関節症になりやすい

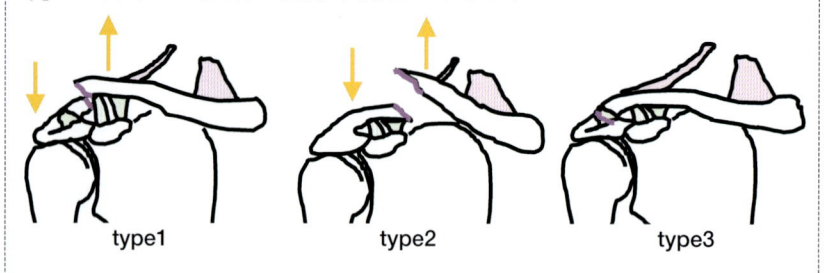

type1　　　　　type2　　　　　type3

肩鎖関節損傷の分類（Allmann）

gradeⅠ：軽度の圧痛と腫脹

gradeⅡ：亜脱臼，関節面は1/2以下で烏口鎖骨靭帯は断裂していない

gradeⅢ：肩鎖靭帯，烏口鎖骨靭帯の両方が断裂脱臼を呈する（手術適応の対象）

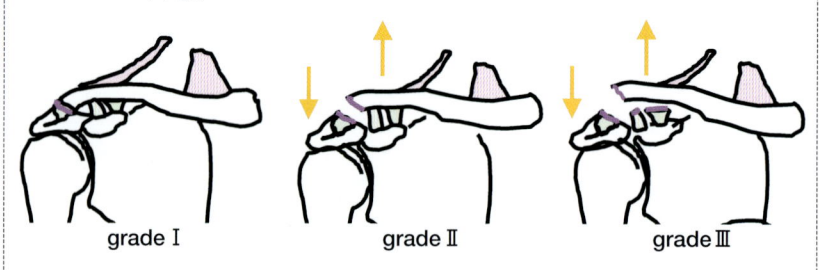

gradeⅠ　　　　　gradeⅡ　　　　　gradeⅢ

〈症例〉**鎖骨骨折（grade Ⅲ）** 歩行時に右折車に巻き込まれて受傷．肩鎖靱帯と烏口鎖骨靱帯の両方が断裂，骨折し脱臼を示す（手術適応）．

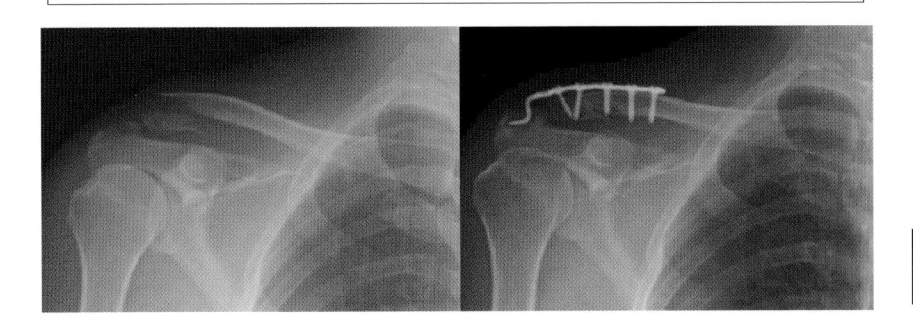

第7章　上肢

A．上肢撮影
上腕骨2方向
肘関節2方向
肘関節斜位（内旋，外旋）
肘関節尺骨神経溝
前腕骨2方向
手関節2方向
手関節斜位（内旋，外旋）
手根管
舟状骨（Ⅰ，Ⅱ，Ⅲ，Ⅳ，Ⅴ）
手2方向
拇指2方向
示指2方向

| 上肢 | 上腕骨2方向 |

■ 撮影方法

上腕骨正面	65kV　200mA　0.063sec　100cm　（＋）
体　　位	立位．前後方向．上肢をやや外転し，手掌を正面に向け，上腕骨骨頭から肘関節まで入るようにする．
中　心　線	上腕骨中心にカセッテに対して垂直に入射する．

上腕骨側面	65kV　200mA　0.063sec　100cm　（＋）
体　　位	立位．後前方向．肘を90°屈曲し手を腰に当て，検側肩および肘をカセッテにつける．上腕骨骨頭から肘関節まで入るようにする．
中　心　線	上腕骨中心へカセッテに対して垂直に入射する．

上腕骨正面　　　　　　上腕骨側面

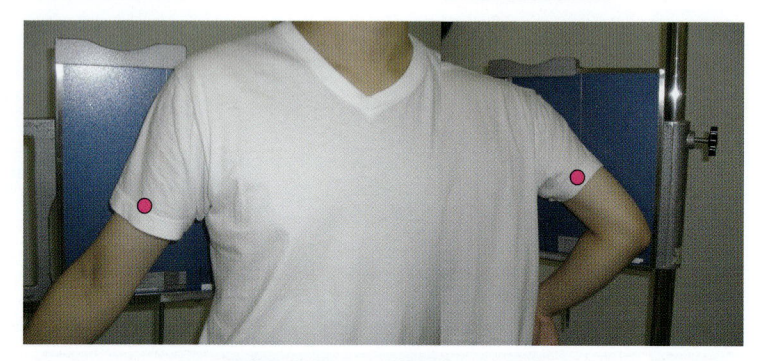

上腕骨骨頭から肘関節まで描出

※臥位のポジション（上腕骨2方向）では⇒p262参照

■画像評価

> X線画像のポイント

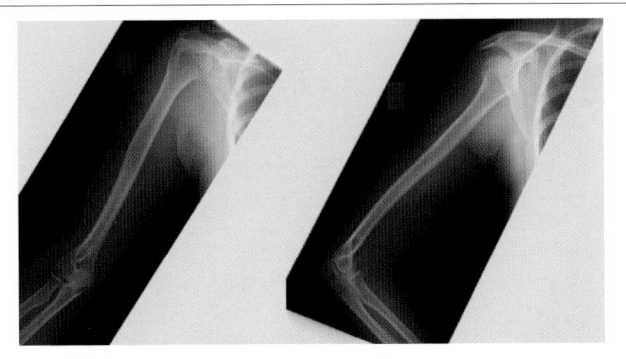

上腕骨正面　上腕骨骨頭から肘関節まで描出する．上腕骨骨頭が濃度不足にならないように十分に描出する．肘関節が完全な正面になっていること．
上腕骨側面　上腕骨骨頭から肘関節まで描出する．上腕骨骨頭が濃度不足にならないように十分に描出する．肘関節が完全な側面になっていること．

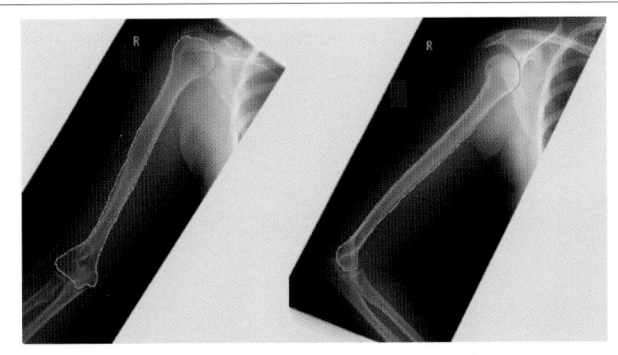

> 撮影技術ポイント

①適正な撮影条件にて撮影する（条件，マーク位置）
②肩関節から肘関節まで可能なかぎり撮影されることが望ましいが，無理な場合はどちらかの関節を含める

上肢　肘関節2方向

■ 撮影方法

肘関節正面	55kV　100mA　0.05sec　100cm　（－）
体　位	座位．前後方向．上腕部を肩の高さまで挙上し，肘関節を伸展して手掌と肘関節の内側を上方へ向け，軽度外旋する（内側上顆と外側上顆がカセッテ面に対し平行になるようにする）．
中心線	カセッテに対して垂直．内側および外側上を結ぶ中点から遠位側1.5cmの点に入射する．

肘関節側面	55kV　100mA　0.05sec　100cm　（－）
体　位	坐位．外内方向．上腕部を肩の高さまで挙上し，肘関節を90°屈曲する．前腕は手掌を垂直にして，手関節の位置で前腕の遠位側を3cmほど上げる．
中心線	カセッテに対して垂直．外側上顆の45°前腕側前方1.5cmの点に入射する．

肘関節正面　　　肘関節側面

内側および外側上を結ぶ中点から遠位側1.5cmの点に入射

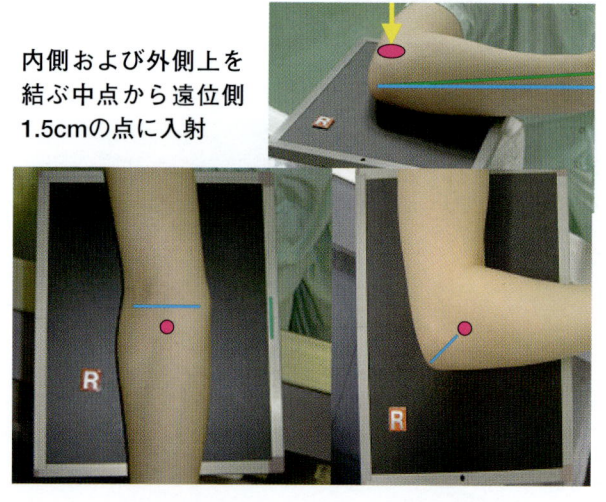

※臥位のポジション（肘関節2方向）では⇒p262参照

■画像評価

X線画像のポイント

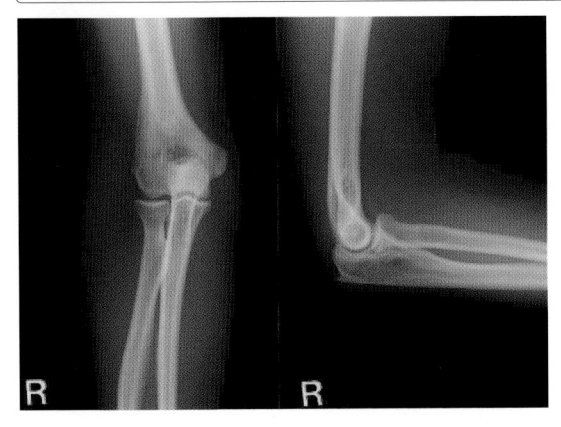

肘関節正面 肘頭は上腕骨内側・外側上顆の中央よりやや内側に投影し，肘頭軸と鉤状突起を一致して描出すること．

肘関節側面 上腕骨滑車面が同心円上に描出し，その外周に尺骨の滑車切痕を等しい間隔で描出する．

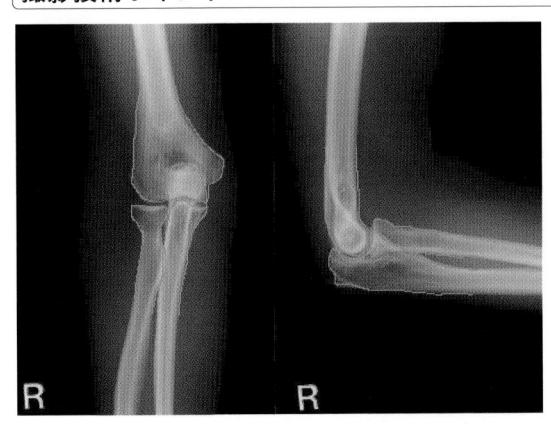

撮影技術ポイント

① 適正な撮影条件にて撮影する（条件，マーク位置）
② 正面：橈骨体と尺骨体が重ならずに描出する
③ 側面：上腕骨の内顆外顆がきれいに重なり合うように描出する

| 上肢 | 肘関節斜位（内旋，外旋） |

■撮影方法

肘関節内旋	55kV　100mA　0.05sec　100cm　　（−）
体　位	坐位．前後方向．上腕部を肩の高さまで挙上し，肘関節を伸展して，中間位から45°内旋させる．
中心線	カセッテに対して垂直．上腕骨外側上顆の後方1cmの点に入射する．

肘関節外旋	55kV　100mA　0.05sec　100cm　　（−）
体　位	坐位．前後方向．上腕部を肩の高さまで挙上，肘関節を伸展して，中間位から45°外旋させる．
中心線	カセッテに対して垂直．肘関節内側上顆と外側上顆を結ぶ線の外側1/3の点に入射する．

肘関節内旋　　肘関節外旋

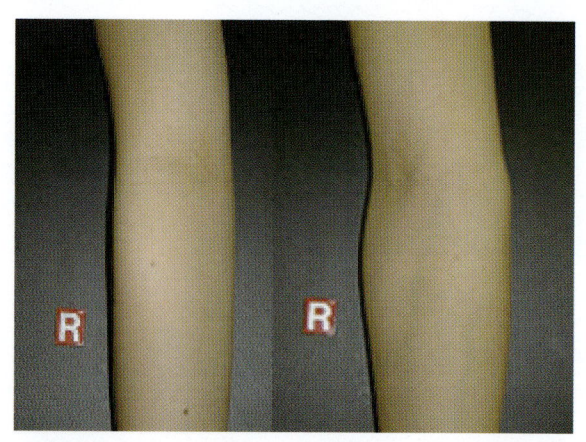

伸展して，45°内旋　　伸展して，45°外旋

■ 画像評価

X線画像のポイント

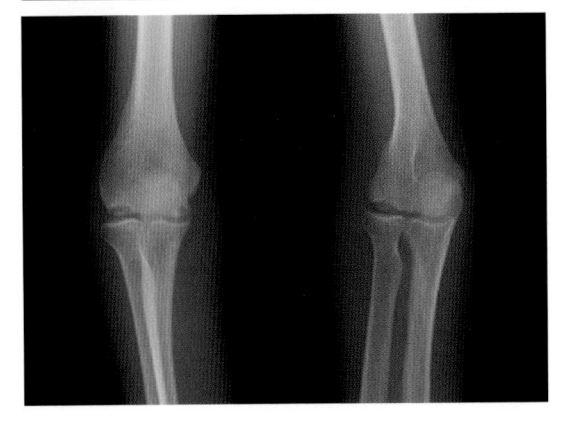

肘関節内旋 内側には球状の上腕骨小頭による腕橈関節を，その外側に上腕骨滑車，外側上顆，肘頭窩を描出し，肘頭がそれらに重複する．橈骨と尺骨は鉤状突起がわずかに重複し，その遠位部は分離する．

肘関節外旋 内側に球状の上腕骨滑車と1/4円状の尺骨滑車切痕による腕尺関節腔を描出する．上腕骨小頭は肘頭および外側上顆に重複する．

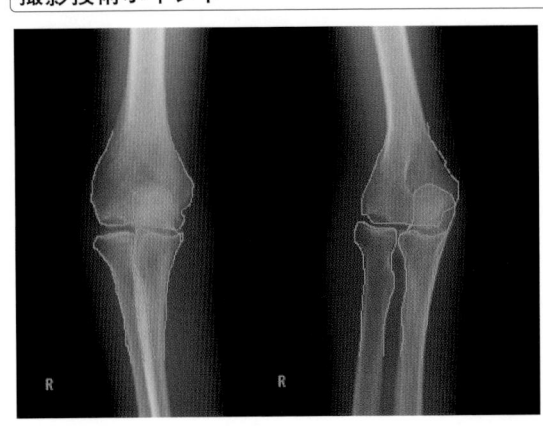

撮影技術ポイント

① 適正な撮影条件にて撮影する（条件，マーク位置）
② 内旋：腕橈関節面と内顆の関節腔を描出する
③ 外旋：橈骨体と尺骨体が重ならないように描出する

上肢　肘関節尺骨神経溝

■撮影方法

肘関節尺骨神経溝	55kV　100mA　0.05sec　100cm　（－）
体　位	坐位．上腕部を肩の高さまで挙上し，上腕を水平にしてカセッテにつけ，可能なかぎり肘関節を屈曲する．傾斜した前腕部の長軸をカセッテに対して垂直より20°外旋させる．
中心線	上腕骨長軸に平行で，垂直から20°傾斜した中心線を，上腕骨内側上顆皮膚縁より1cm内側の点に入射する．

肘関節尺骨神経溝

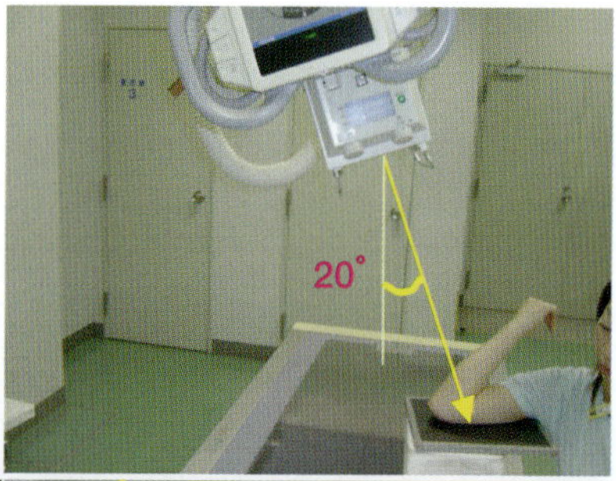

上腕骨内側上顆皮膚縁より1cm内側の点に入射

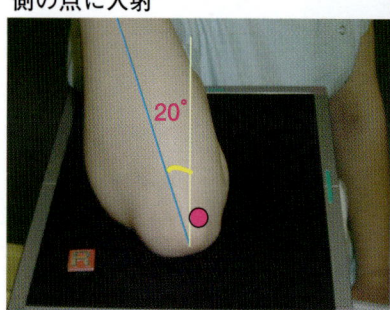

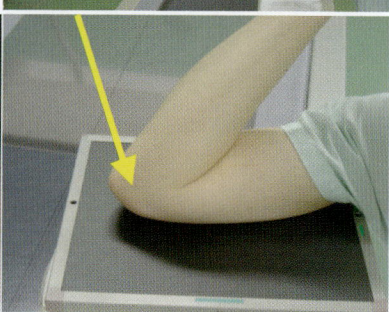

■画像評価

X線画像のポイント

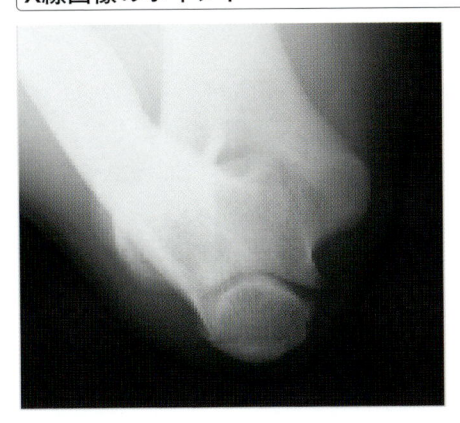

尺骨神経溝は上腕骨内側上顆と上腕骨滑車の中間に馬蹄状に描出する．その内側に上腕骨滑車と肘頭による関節腔を描出する．

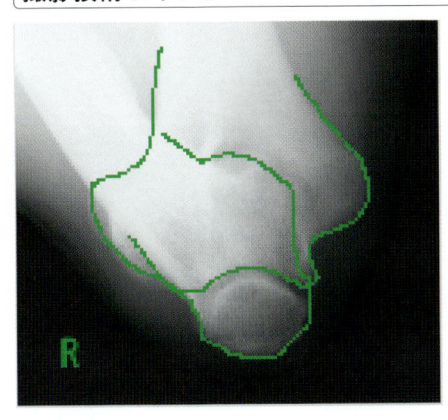

撮影技術ポイント

①適正な撮影条件にて撮影する（条件，マーク位置）
②上腕骨内側上顆と上腕骨滑車の中間に馬蹄状に描出する

上肢　前腕骨2方向

■撮影方法

前腕骨正面	55kV　100mA　0.05sec　100cm　（－）
体　位	坐位．上腕部を肩の高さまで挙上し，肘関節を伸展して，カセッテに前腕の手背側をつける．手掌を上方に向けやや外旋させる．
中心線	カセッテに対して垂直．前腕部の中央に入射する．

前腕骨側面	55kV　100mA　0.05sec　100cm　（－）
体　位	坐位．外内方向．上腕部を肩の高さまで挙上し，肘関節を90°屈曲する．前腕は手掌を垂直にして，カセッテに前腕部第5指側をつける．
中心線	カセッテに対して垂直．前腕部の中央で外側皮膚外縁に入射する．

前腕骨正面　　前腕骨側面

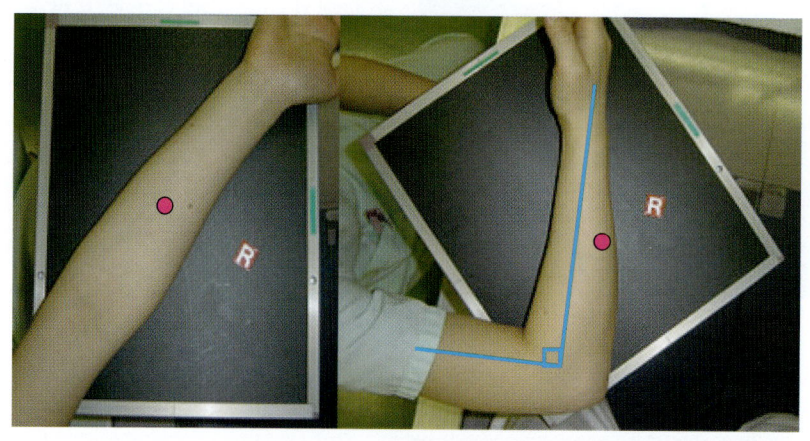

前腕部の中央で外側皮膚外縁に入射

※臥位のポジション（前腕骨2方向）では⇒p263参照

■画像評価

X線画像のポイント

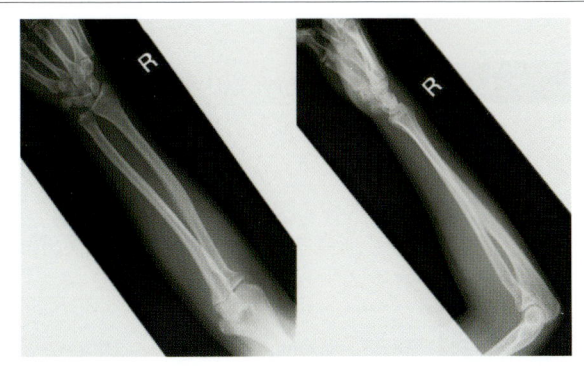

前腕骨正面　肘関節および手関節を正確な正面像で描出する．橈骨および尺骨は，橈骨体と尺骨体が重ならず，橈骨粗面と下橈尺関節部で重複し，その他では分離する．

前腕骨側面　カセッテに対して垂直．前腕部の中央で外側皮膚外縁に入射する．

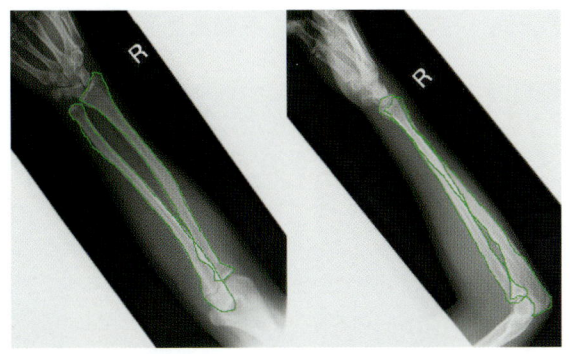

撮影技術ポイント

①適正な撮影条件にて撮影する（条件，マーク位置）
②肘関節から手関節まで可能なかぎり撮影していることが望ましい
③正面：橈骨体と尺骨体が重ならないように描出する
④側面：手関節付近にて橈骨体と尺骨体が重なるように描出する

上肢 手関節2方向

■撮影方法

手関節正面	50kV　100mA　0.05sec　100cm　（－）
体　位	坐位．後前方向．上腕部を肩の高さまで挙上し，肘関節を90°屈曲する．手掌を下にしてカセッテの中央に置く．指は力を抜き軽く屈曲する．
中心線	カセッテに対して垂直な中心線で，橈骨と尺骨の茎状突起を結ぶ中点に入射する．

手関節側面	50kV　100mA　0.05sec　100cm　（－）
体　位	坐位．後前方向．上腕部を肩の高さまで挙上し，肘関節を90°屈曲する．第5指側をカセッテにつけ手掌を垂直より7°外旋させ，橈骨軸と指の長軸を一直線に揃える．第1指を手掌側に倒す．
中心線	カセッテに対して垂直．橈骨茎状突起に入射する．

手関節正面　　　手関節側面

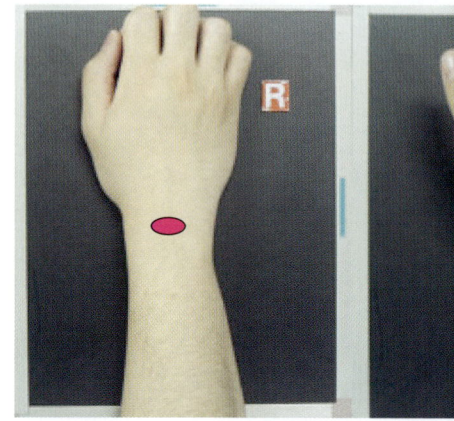

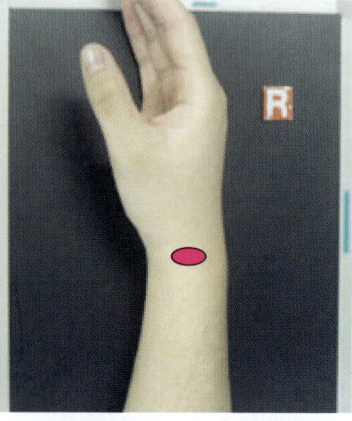

手掌を垂直より7°外旋

※臥位のポジション（手関節2方向）では⇒p264参照

■画像評価

X線画像のポイント

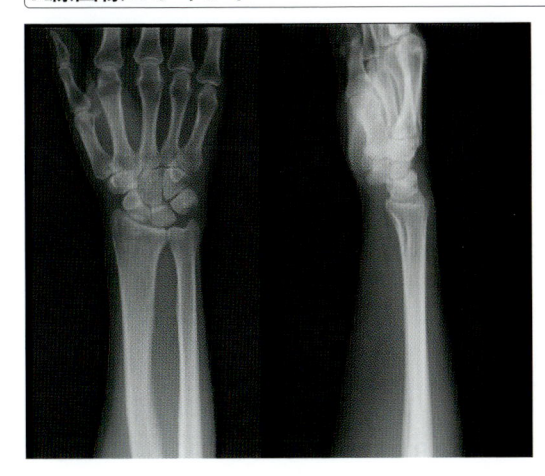

手関節正面 橈骨手根関節，手根中央関節，手根中手関節を描出する．

手関節側面 橈骨と尺骨を一致させて描出する．橈骨尺骨が中心軸で重複し，舟状骨，月状骨，尺骨，橈骨の輪郭を明瞭に描出する．

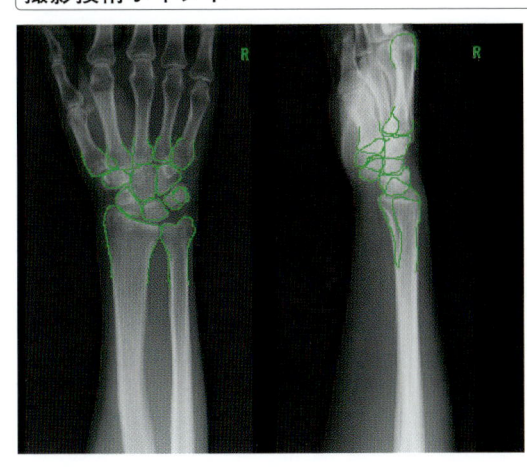

撮影技術ポイント

① 適正な撮影条件にて撮影する（条件，マーク位置）
② 正面：中手骨から手根骨までを描出する
③ 側面：橈骨体と尺骨体が重なるように描出する
④ 側面：第2と第3中手骨が重なるように描出する

上肢 手関節斜位(内旋,外旋)

■撮影方法

手関節内旋	50kV 100mA 0.05sec 100cm (－)
体　位	坐位．手の外側をカセッテにつけ，指を伸展して手掌がカセッテに対して45°にする．
中心線	カセッテに対して垂直．橈骨遠位端の中央に入射する．

手関節外旋	50kV 100mA 0.05sec 100cm (－)
体　位	坐位．手の外側をカセッテにつけ，指を伸展して手背がカセッテに対して45°にする．
中心線	カセッテに対して垂直．橈骨遠位端の中央に入射する．

手関節内旋

手関節外旋

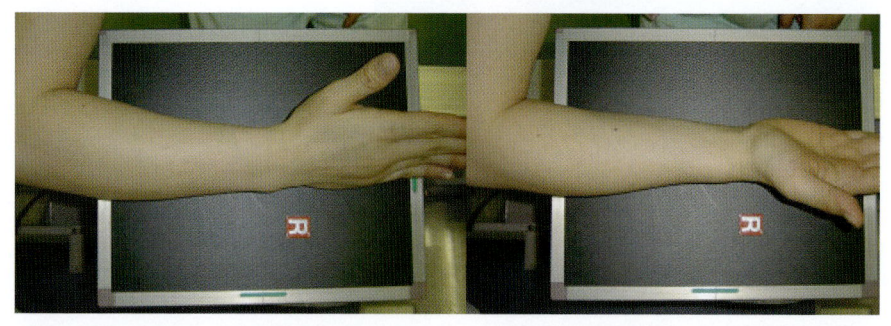

内旋：指を伸展して手掌がカセッテに対して45°

外旋：指を伸展して手掌がカセッテに対して45°

■画像評価

X線画像のポイント

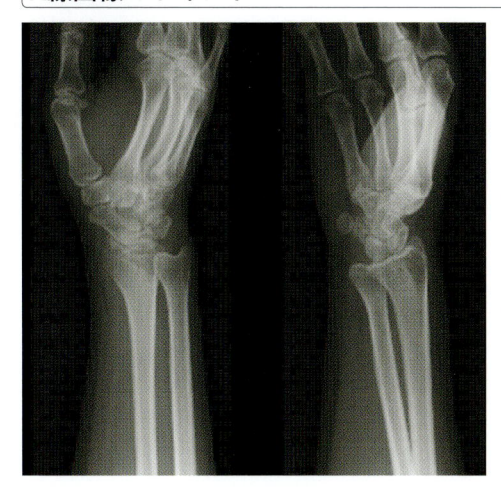

手関節内旋　橈骨が内側になる手関節部の斜位像で，舟状骨の近位1/2は月状骨および有頭骨に重複するが，舟状骨が広く重複の少ない像として描出する．

手関節外旋　橈骨が外側になる手関節の斜位像で，橈骨，尺骨が重複する．内側に三角骨が突出し，その外側に豆状骨が分離して描出する．

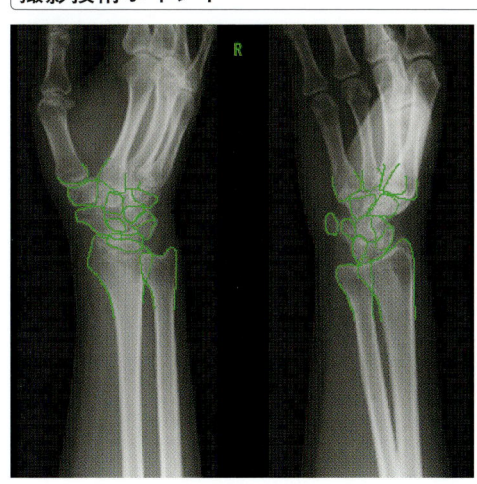

撮影技術ポイント

① 適正な撮影条件にて撮影する（条件，マーク位置）
② 中手骨から手根骨までを描出する
③ 内旋：舟状骨が広く重複の少ない像として描出する
④ 外旋：内側に三角骨が突出し，その外側に豆状骨を分離して描出する

上肢 手根管

■撮影方法

手根管	50kV　100mA　0.05sec　100cm　（−）
体　　位	坐位．肘関節を伸展して手根部内側をカセッテにつけ，指を非検側の手で手背側に引き，手掌面をカセッテに対しなるべく垂直にする．手掌面の第3指と手関節肘管を通る軸を5°内旋する．
中 心 線	垂直より30°の斜入．手掌の第4中手骨底へ入射する．

手根管

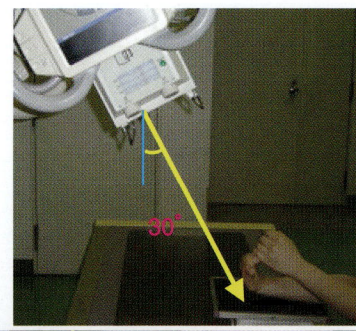

手掌の第4中手骨底へ入射

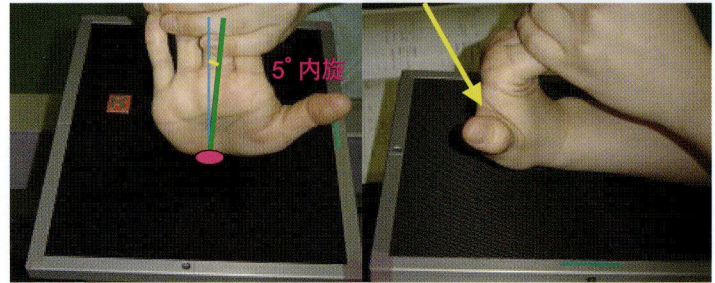

5°内旋

■画像評価

X線画像のポイント

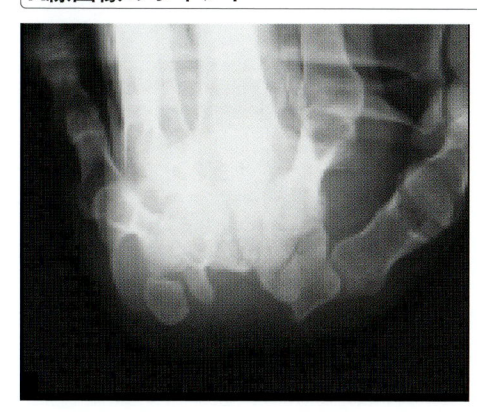

第1指側より,手根管を形成する大菱形骨結節,舟状骨,有頭骨,有鉤骨の接線像を描出し,手根溝の軸位像を描出する.

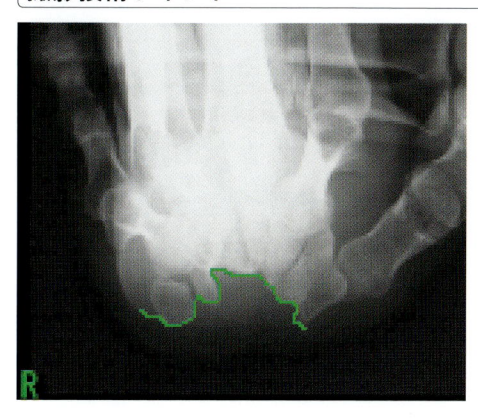

撮影技術ポイント

①適正な撮影条件にて撮影する（条件,マーク位置）
②手根骨の接線像より手根溝を描出する

上肢　舟状骨（Ⅰ，Ⅱ，Ⅲ，Ⅳ，Ⅴ）

■撮影方法

舟状骨Ⅰ	50kV　100mA　0.04sec　100cm　（－）
体　位	坐位．手掌および手関節をカセッテにつけて，左右の肘関節を軽度屈曲して前腕部を揃え，左右の手関節を可能な範囲で外旋する．
中心線	カセッテに対して垂直．左右の橈骨茎状突起の中点に入射する．

舟状骨Ⅱ	50kV　100mA　0.04sec　100cm　（－）
体　位	坐位．左右の第1指を外にして指を握り，手掌および手関節をカセッテにつけ，左右の肘関節を軽度屈曲して前腕部を揃える．
中心線	カセッテに対して垂直．左右の橈骨茎状突起の中点に入射する．

舟状骨Ⅲ	50kV　100mA　0.04sec　100cm　（－）
体　位	坐位．手掌面を合わせ，接合面を垂直にしてカセッテにつけ，左右の肘関節を軽度屈曲して前腕部を揃える．
中心線	カセッテに対して垂直．左右の橈骨茎状突起の中点に入射する．

舟状骨Ⅳ	50kV　100mA　0.04sec　100cm　（－）
体　位	坐位．第1と第2指を丸めて指先をつけ，左右第1指を密着し，左右の肘関節を軽度屈曲して前腕部を揃え，左右の手掌と指先をカセッテにつける．
中心線	カセッテに対して垂直．左右の橈骨茎状突起の中点に入射する．

舟状骨Ⅴ	50kV　100mA　0.04sec　100cm　（－）
体　位	坐位．両側の手を水をすくうような形にし，手背がカセッテに対して45°になるように両手を回外する．左右第5指を密着させ，左右の肘関節を軽度屈曲して，前腕部を揃える．
中心線	カセッテに対して垂直．左右の尺骨茎状突起の中点に入射する．

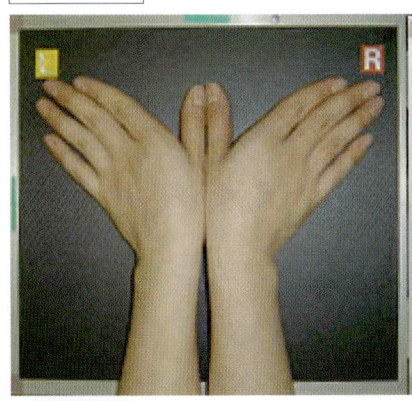

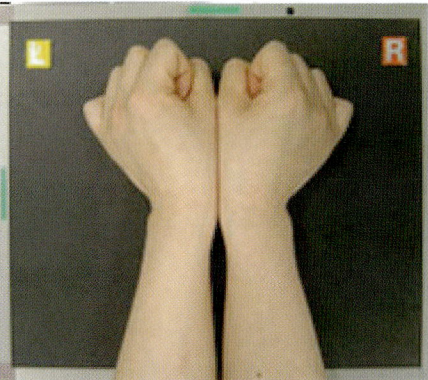

舟状骨Ⅰ 舟状骨Ⅱ

舟状骨Ⅲ 舟状骨Ⅳ

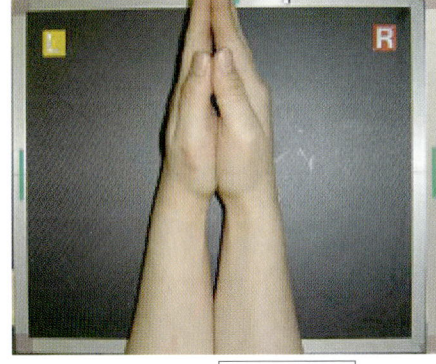

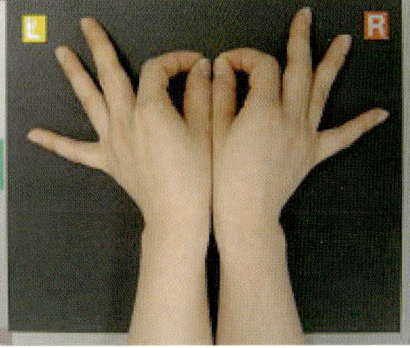

舟状骨Ⅴ

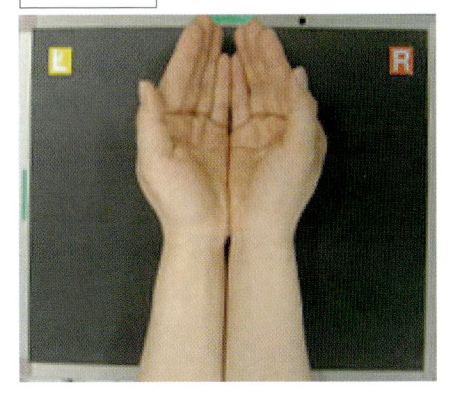

■ 画像評価

X線画像のポイント

舟状骨Ⅰ　手関節は正面像を描出し，舟状骨が長軸方向に伸展して広く描出する．舟状骨は隣接した月状骨，大菱形骨，有頭骨との重複が少なく，関節腔を開大して描出する．

舟状骨Ⅱ　手関節は正面像を描出し，舟状骨が長軸方向に広く描出する．舟状骨に隣接した橈骨，月状骨，有頭骨との重複が少なくなり，関節腔を明瞭に描出する．

舟状骨Ⅲ　両側の手関節側面像は尺骨が橈骨の少し外側に描出し，橈骨の軸上に月状骨，有頭骨，第2～5指中手骨は直線状に描出する．月状骨の内側に舟状骨の遠位端が単独に描出するが，近位部は月状骨，有頭骨に重複する．

舟状骨Ⅳ　手関節は回内斜位像とほぼ同一の像を描出し，舟状骨を広く描出する．月状骨も側方に広く描出するが橈骨や舟状骨，三角骨と重複する．

舟状骨Ⅴ　手関節は回外斜位像とほぼ同一の像を描出し，舟状骨の近位と月状骨が重複するが辺縁を明瞭に描出する．内側の豆状骨が突出し，その内側に三角骨を描出する．

舟状骨Ⅰ

舟状骨Ⅱ

舟状骨Ⅲ

舟状骨Ⅳ

舟状骨Ⅴ

第7章A．上肢撮影

上肢 手2方向

■撮影方法

手正面	50kV　100mA　0.032sec　100cm　　（−）
体　位	坐位．カセッテ中心に手掌を置き，各手指間を広げ，指を伸展して前腕部はカセッテにつける．
中心線	カセッテに対して垂直．第3中手骨のMP関節に入射する．

手斜位	50kV　100mA　0.04sec　100cm　　（−）
体　位	坐位．第5指および手の外側をカセッテにつけ，第1指と第2指を丸めて指先をつけ，第3指および第4指を基節骨から階段状にずらす．
中心線	カセッテに対して垂直．第2中手骨骨頭に入射する．

手正面　　　　　手斜位

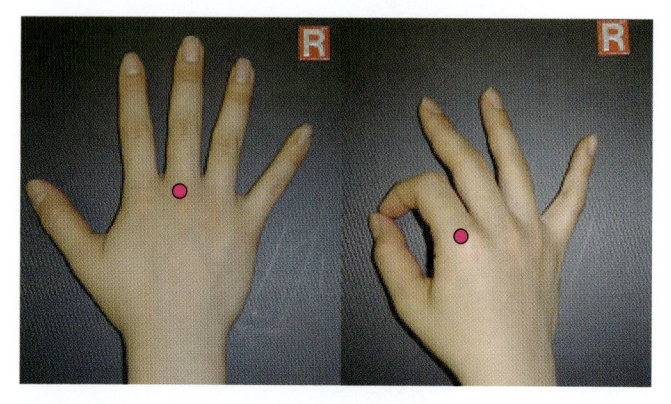

※臥位のポジション（手2方向）では⇒p264参照

■画像評価

X線画像のポイント

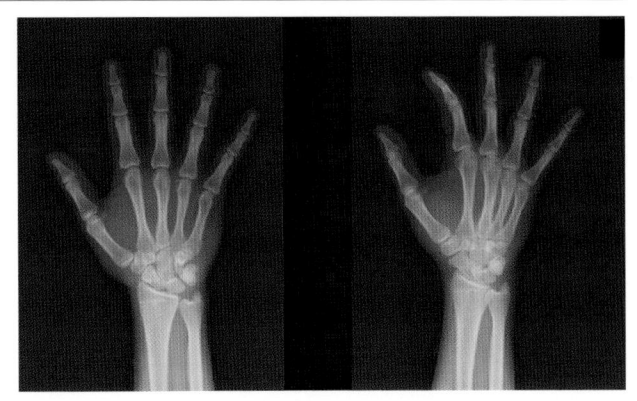

手正面 手関節から末節骨までを描出し,第2～5までの中手骨,基節骨,中節骨,末節骨の正面像と第1指の斜位像を描出する.
手斜位 手関節から第5の末節骨までを斜位像として描出する.

撮影技術ポイント

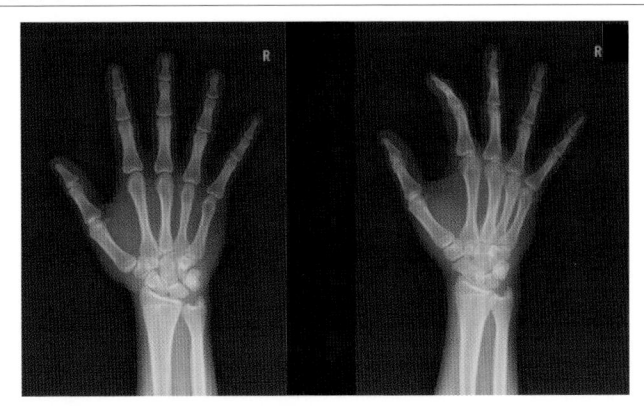

①適正な撮影条件にて撮影する(条件,マーク位置)
②正面:手関節を含め指先までを描出する
③斜位:中手骨が重ならない程度の角度にする

上肢　拇指2方向

■撮影方法

拇指（第1指）正面	50kV　100mA　0.02sec　100cm　（−）
体　位	坐位．前腕部を回内し，拇指（第1指）の背面をカセッテにつける．第1指の中手骨から末節骨がほかの指骨と重ならないようにする．
中心線	カセッテに対して垂直．MP関節に入射する．

拇指（第1指）側面	50kV　100mA　0.02sec　100cm　（−）
体　位	坐位．第1指側面をカセッテにつける．
中心線	カセッテに対して垂直．MP関節に入射する．

拇指（第1指）正面　　拇指（第1指）側面

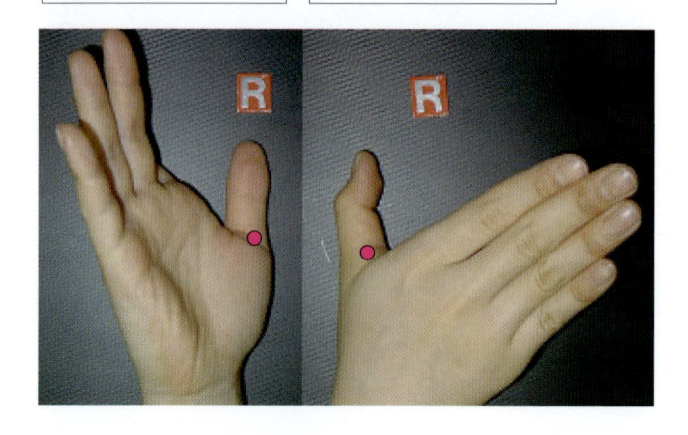

■画像評価

X線画像のポイント

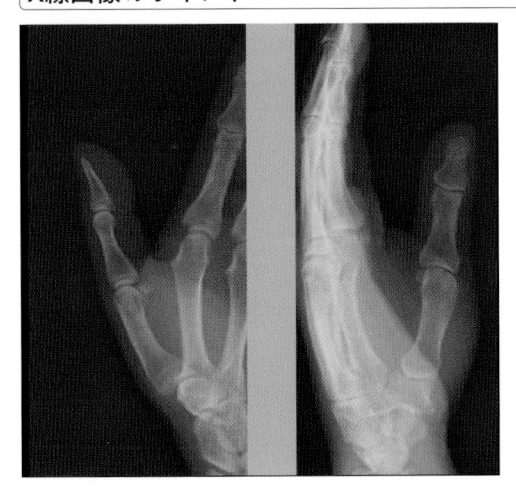

拇指正面 第1指の中手骨から末節骨まで正面像を描出する．
拇指側面 第1指の中手骨から末節骨まで側面像を描出する．

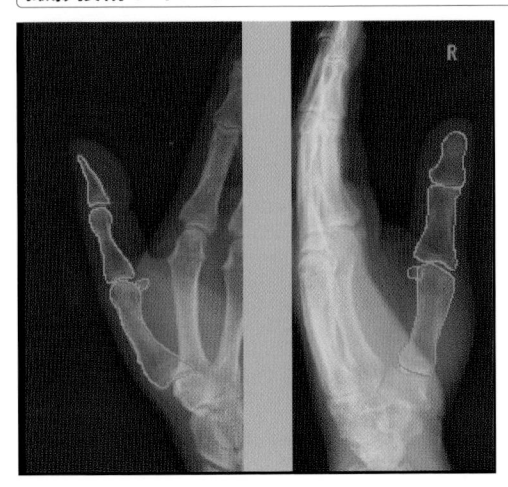

撮影技術ポイント

①適正な撮影条件にて撮影する（条件，マーク位置）
②中手骨から指先まで十分に描出する

上肢　示指2方向

■撮影方法

示指（第2指）正面	50kV　100mA　0.02sec　100cm　（−）
体　位	坐位．カセッテに手掌を置き，指を伸展する．
中心線	カセッテに対して垂直．第2指の第2関節（PIP関節）に入射する．

示指（第2指）側面	50kV　100mA　0.02sec　100cm　（−）
体　位	坐位．指の外側をカセッテにつけ手掌面を垂直に立て，示指はできるだけ伸展する．
中心線	カセッテに対して垂直．PIP関節に入射する．

示指（第2指）正面　　　示指（第2指）側面

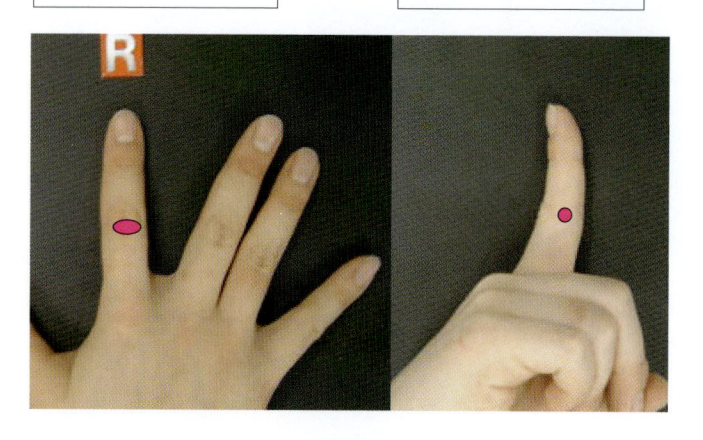

■画像評価

X線画像のポイント

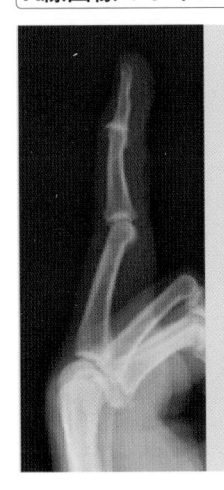

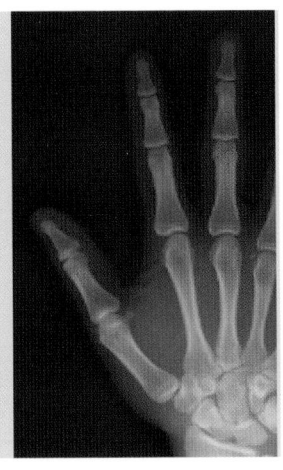

示指正面　末節骨からMP関節までの正面像を描出する．
示指側面　末節骨からMP関節までの側面像を描出する．

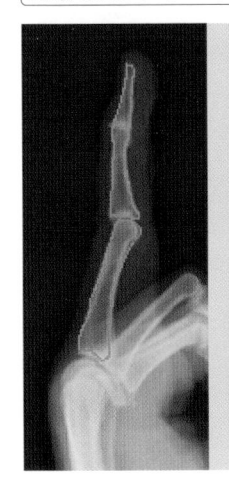

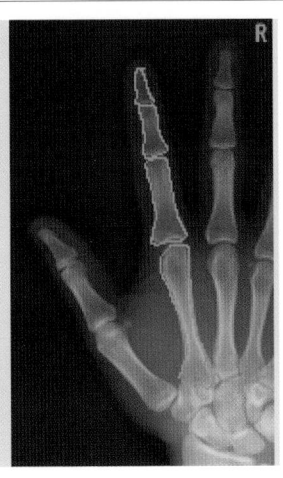

撮影技術ポイント

①適正な撮影条件にて撮影する（条件，マーク位置）
②中手骨から指先まで十分に描出する

臥位のポジションでは

上腕骨2方向

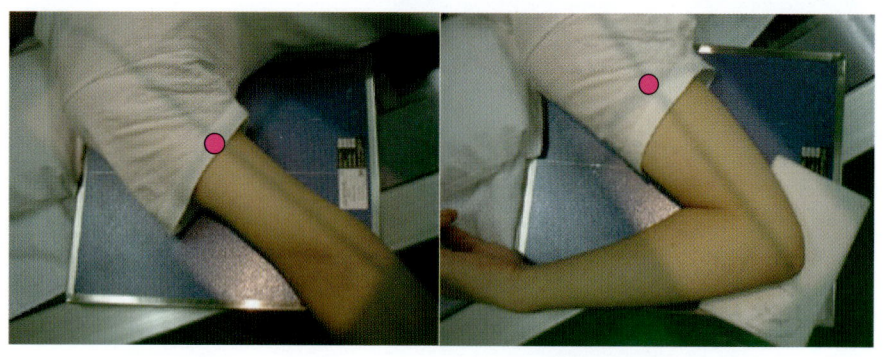

上腕骨・骨頭から肘関節

肘を90°屈曲，外転

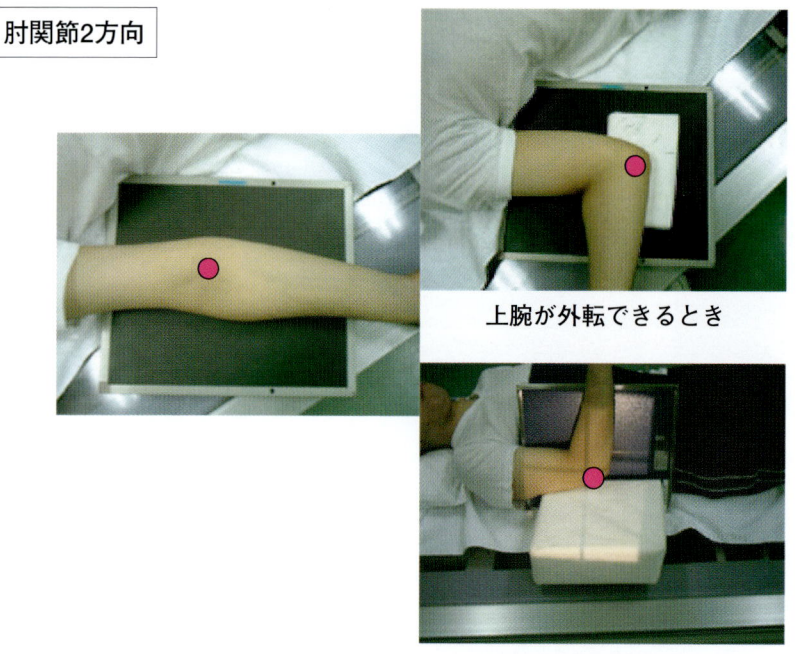

肘関節2方向

上腕が外転できるとき

上腕が外転できないとき

前腕骨2方向

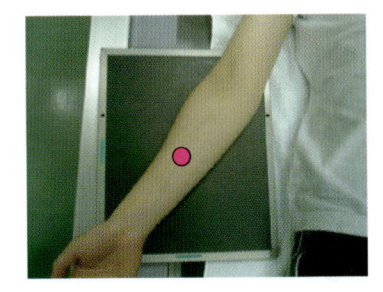

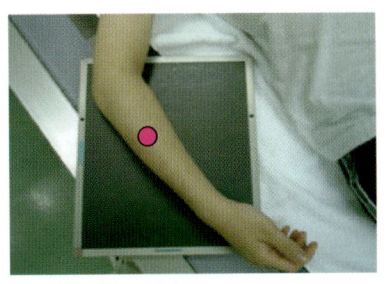

肘関節が自由に動かせるとき

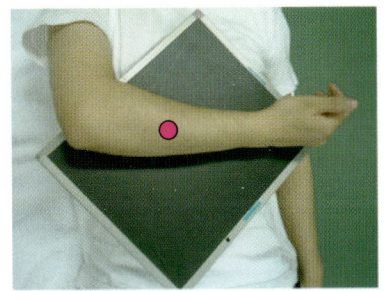

肘関節が伸展できないとき

第7章A．上肢撮影

臥位のポジションでは

手関節2方向

肘関節が伸展でき前腕が内転できるとき

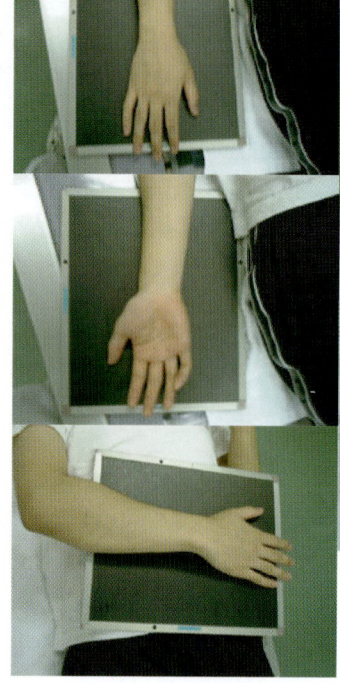

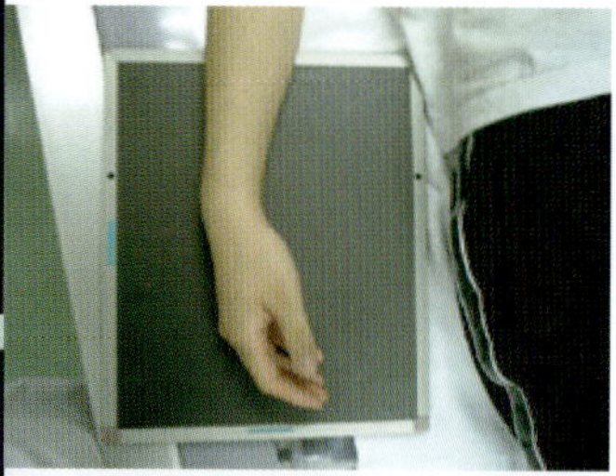

肘関節が伸展できるが前腕が内転できないとき

肘関節が伸展できないとき

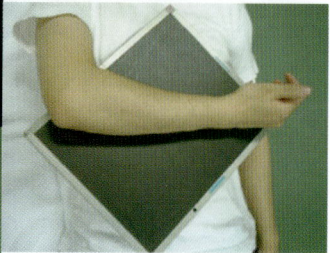

肘関節が伸展できるとき

肘関節が伸展できないとき

手2方向

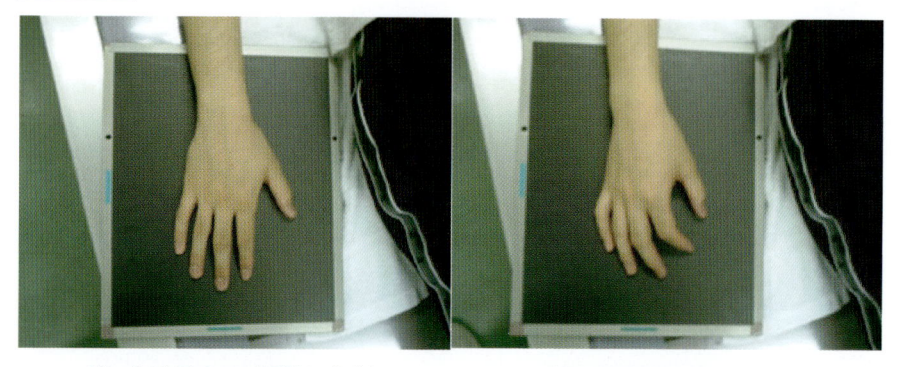

第3中手骨のMP関節に入射

第2中手骨骨頭に入射

B．上肢画像診断

Ⅰ．肘関節
Ⅱ．前腕骨
Ⅲ．手関節

I. 肘関節

■肘関節の骨配置

　肘関節は定められた2方向での撮影が基本であるが，骨の配置によって転位，骨折を見極める場合があるので正確なポジショニングが要求される．しかし，全身外傷時での正確なポジショニングは不可能なことが多く，ある基準を持って撮影することが診断に役立つ．

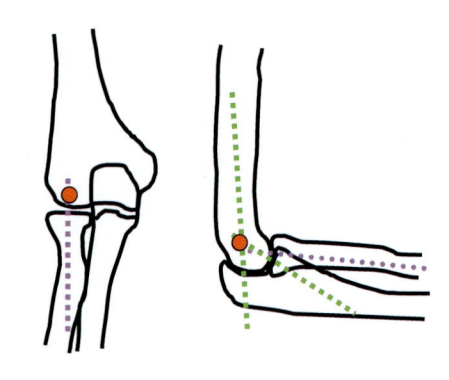

…橈骨長軸は上腕骨小頭を通り
…上腕骨長軸と上腕骨小頭のなす角度は正常値で35～45°である．これらの線や角度を大きく逸脱する場合は脱臼や骨折を疑う．

■臥位のポジションでの撮影⇒p262参照

　通常のポジショニングができないときは臨機に撮影法を変更しながら検査をすすめていく．正面は腕を伸展させて撮影可能なことが多いが，側面において上腕の外転できないときにポジショニングが困難なことが多い．しかし基準となる骨配置に注意しながら撮影する．

II. 前腕骨

名前のある骨折

モンテジア（Monteggia）骨折

尺骨骨幹部骨折＋橈骨頭の前方脱臼

前腕の内旋強制，尺骨の後面が直接的に打撃を受けることにより生じる．

分類
- Ｉ型：尺骨骨折＋前方脱臼（70％）
- Ⅱ型：尺骨骨折＋後方脱臼
- Ⅲ型：尺骨近位＋前方脱臼
- Ⅳ型：橈尺骨骨折＋脱臼（まれ）

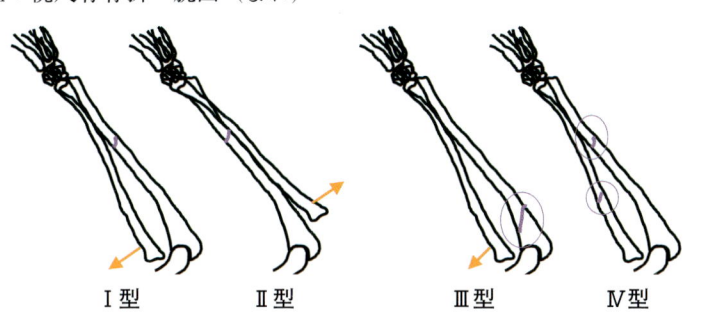

ガレアッチ（Galeazzi）骨折

橈骨骨幹部骨折＋尺骨遠位端の関節脱臼

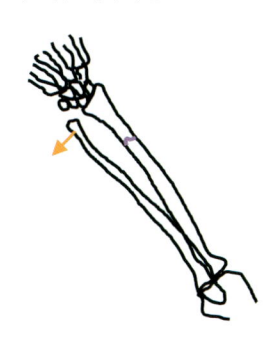

〈症例〉前腕骨骨折（モンテジア骨折：Ⅳ型）　鉄棒より落下し受傷（→外力の方向）．尺骨骨折＋橈骨骨折＋橈骨頭の前方脱臼（→）．

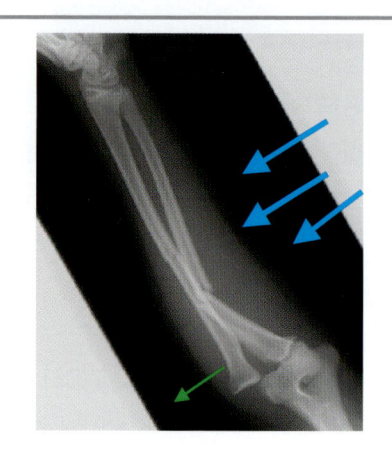

III. 手関節

コーレス骨折：橈骨遠位端骨折
- 手のひらをついて倒れた際に発生する
- 骨折線は掌側遠位から背側近位に向かう
- 外見にはホーク状変形を呈する

> 〈症例〉手関節骨折（コーレス骨折）　掌背方向に外力（→外力方向）が加わったために起こる骨折．骨折面はホーク状に描出される．

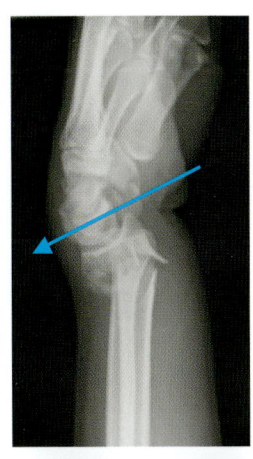

スミス骨折：橈骨遠位端骨折
- 手関節を掌屈して倒れた際に発生する
- 骨折線は背側遠位から掌側近位に向かう

> 〈症例〉手関節骨折（スミス骨折）　背掌方向に外力（→外力方向）が加わったために起こる骨折（逆コーレス骨折）．

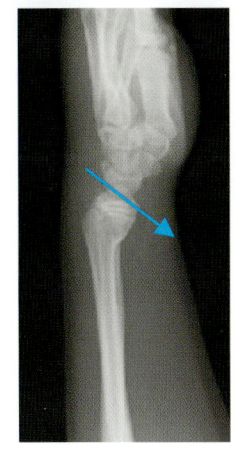

バートン骨折：橈骨遠位端関節内骨折
- 橈骨遠位端関節内骨折

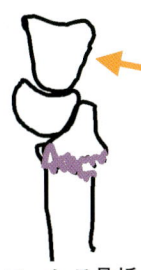

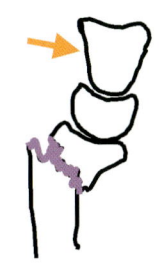

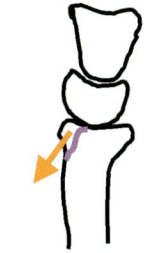

コーレス骨折　　スミス骨折　　バートン骨折　背側　　バートン骨折　掌側

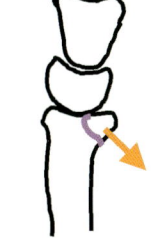

■ 臥位のポジションでの撮影⇒p264参照

第8章　下　肢

A．下肢撮影

股関節2方向
ラウエンシュタイン，開排位
大腿骨2方向
膝関節2方向
膝関節斜位（内旋，外旋）
膝関節顆間窩
膝蓋骨軸位
　　（45°，30°，60°，90°）
膝関節側面最大伸展，屈曲
膝関節立位
下腿骨2方向
足関節2方向
足関節斜位（内旋，外旋）
踵骨2方向
踵骨アントンセン
足2方向
足2方向（立位）
下肢全長2方向

下肢　股関節2方向

■ 撮影方法

股関節正面	70kV　200mA　0.12sec　100cm　（＋）
体　位	背臥位．前後方向．左右の上前腸骨棘を結んだ線を水平にする．下肢は伸展位で膝蓋骨を正面にする．
中心線	ブッキーに対して垂直．正中線上の恥骨結合の上方3cmの点に入射する．

股関節軸位	80kV　200mA　0.25sec　100cm　（＋）
体　位	背臥位．水平方向軸位撮影．お尻の下に発砲スチロールを敷き骨盤が水平な臥位にする．非検側の股関節膝を90°曲げ補助具の上に乗せる．検側の脚は膝蓋骨が真上を向くように内旋する．
中心線	上前腸骨棘と恥骨結合結ぶ線に平行で大腿骨頸部に入射する．

股関節正面　　　　　　　　股関節軸位

恥骨結合の上方3cm　　　　大腿骨頸部に入射

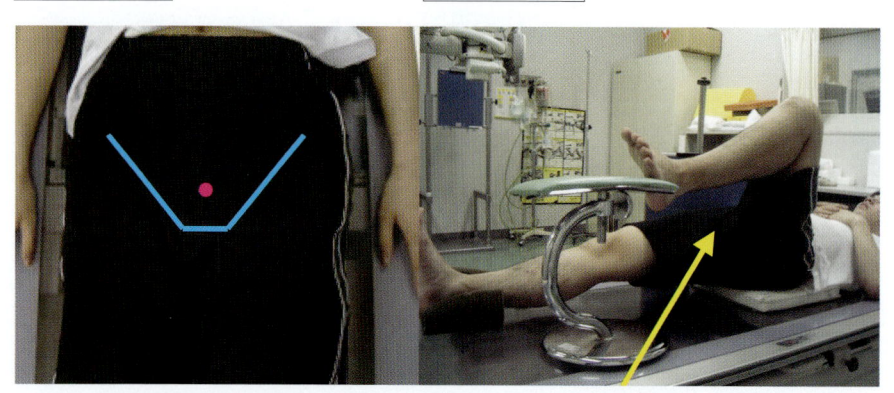

■ 画像評価

X線画像のポイント

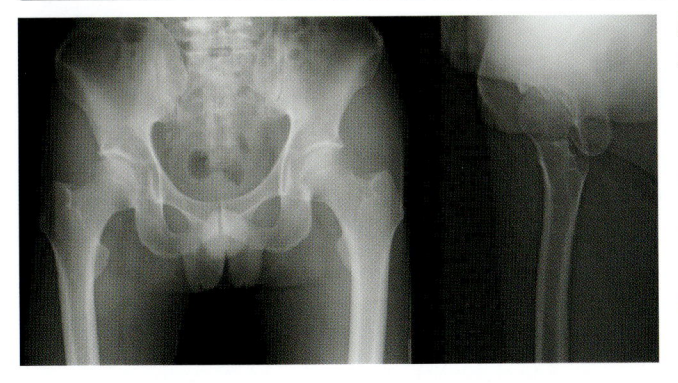

股関節正面 仙骨・尾骨の正中線が恥骨結合と一致し，腸骨および両側の閉鎖孔を左右対称に描出する．寛骨臼，大腿骨頭に続いて大腿骨頸と大転子を広く，小転子は大腿骨内側に小さく描出する．手術後の金属は必ず含むこと．

股関節軸位 大腿骨頸部が水平に長く描出する．大腿骨骨頭寛骨臼が濃度不足にならず十分描出する．手術後の金属は必ず含むこと．

撮影技術ポイント

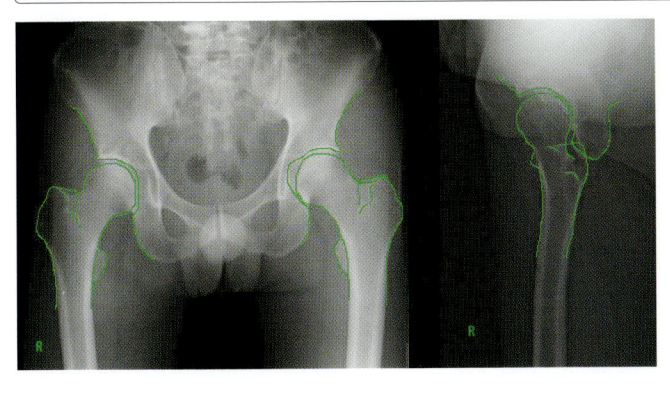

①適正な撮影条件にて撮影する（条件，マーク位置）
②生殖腺防護は必要かどうか確認する
③正面：左右対称に撮影する（閉鎖孔は左右対称）
④正面：膝蓋骨を真上とした体位で，大腿骨頸部を十分に観察する
⑤軸位：関節面を明瞭に描出する
⑥軸位：膝蓋骨を真上とした体位で，大腿骨頸部を十分に観察する

下肢 ラウエンシュタイン，開排位

■撮影方法

ラウエンシュタイン	75kV　200mA　0.12sec　100cm　（+）
体　位	背臥位．前後方向．非検側の膝を屈曲させ，体を検側に45°傾ける．検側股関節部をブッキーの中心に合わせる．検側の下肢は股関節45°外転，膝関節を90°屈曲させ，大腿部外側をブッキーにつける．
中心線	カセッテに対して垂直な中心線で大腿骨頭に向けて入射する．

開排位	75kV　200mA　0.12sec　100cm　（+）
体　位	背臥位．両大腿部を90°屈曲し，左右に大きく開いた状態にする．特に骨盤が前傾しないこと．
中心線	恥骨結合上縁に垂直に入射する．

ラウエンシュタイン

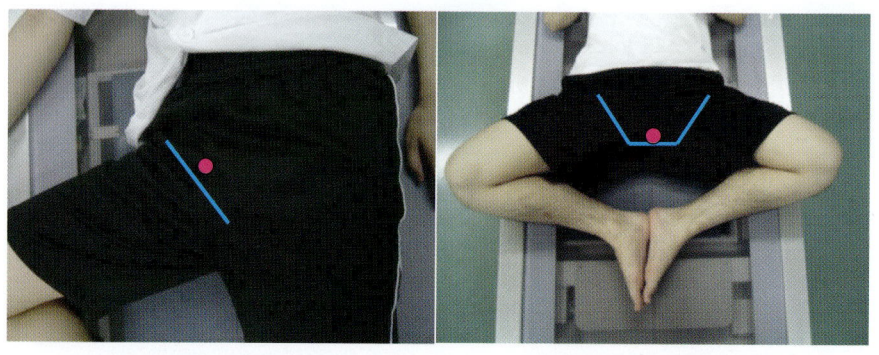

大股骨頭に向けて入射

開排位

恥骨結合上縁に垂直に入射

■画像評価

X線画像のポイント

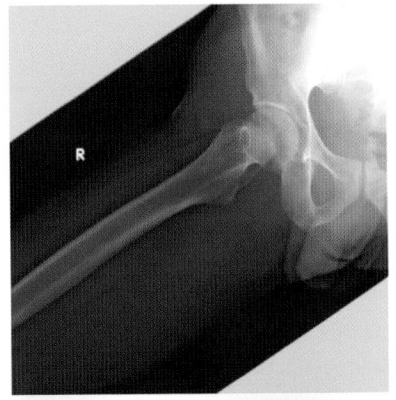

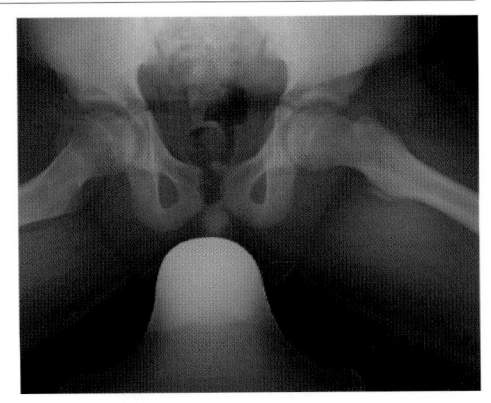

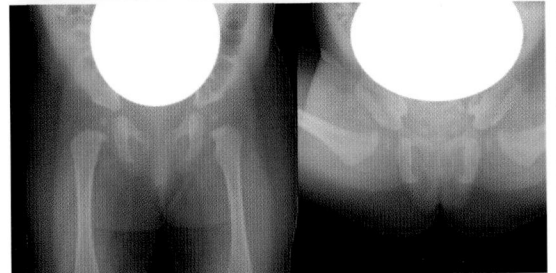

ラウエンシュタイン 大腿骨頸部の側面像を描出する．股関節の濃度が十分であること．

開排位，小児股関節 腸骨および両股関節を左右対称に描出する．開排が十分であること．

撮影技術ポイント

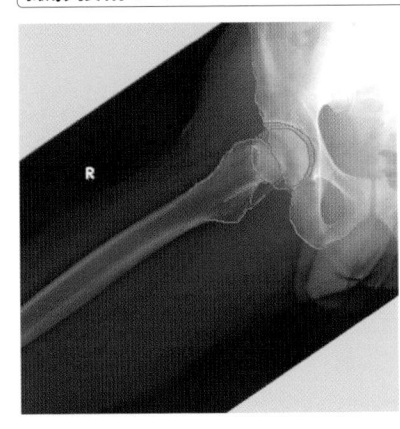

ラウエンシュタイン
① 適正な撮影条件にて撮影する（条件，マーク位置）
② 臼蓋部の観察はできるか

開排位，小児股関節
① 適正な撮影条件にて撮影する（条件，マーク位置）
② 正面は左右対称に撮影する（閉鎖孔は左右対称か）
③ 臼蓋部を観察する
④ 生殖腺防護は必要かどうか確認する

下肢 大腿骨2方向

■撮影方法

大腿骨正面	70kV　200mA　0.1sec　100cm　（＋）
体　位	背臥位．前後方向．股関節および膝関節を伸展し，大腿部を内旋させる．
中心線	カセッテに垂直で股関節と膝関節の中点で大腿部の中央に入射する．

大腿骨側面	70kV　200mA　0.1sec　100cm　（＋）
体　位	側臥位．内外方向．検側の大腿部をカセッテにつけ，骨盤部を斜位にする．非検側の膝関節は屈曲して立て，検側の膝関節も軽度屈曲する．
中心線	カセッテに対して垂直．股関節と膝関節の中間で大腿部の中央よりやや前方に入射する．

大腿骨正面　　大腿骨側面

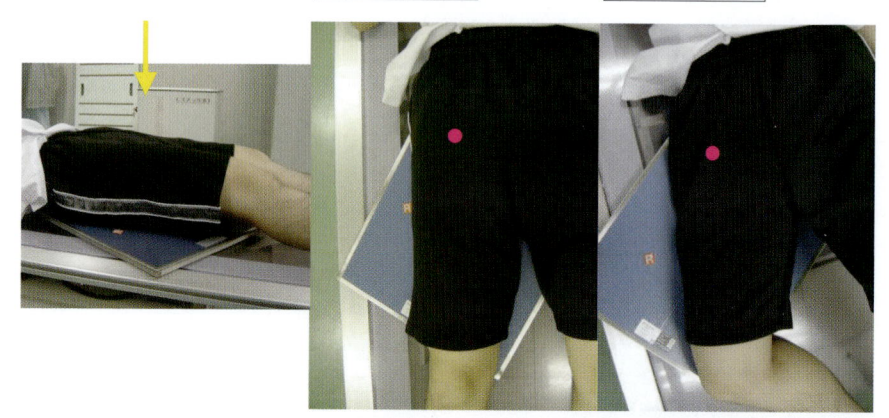

大腿部の中央に入射　　大腿部の中央よりやや前方に入射入射

※臥位のポジション（大腿骨側面）では⇒p306参照

■ 画像評価

X線画像のポイント

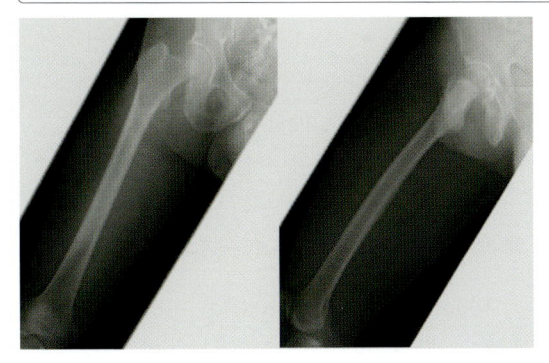

大腿骨正面 大腿骨頭から膝関節まで描出する．大腿骨頭および大転子は広く描出する．

大腿骨側面 大腿骨頭に大転子が重複した側面像で描出する．

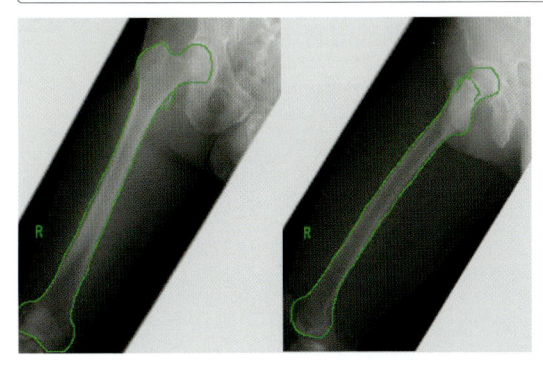

撮影技術ポイント

① 適正な撮影条件にて撮影する（条件，マーク位置）
② 股関節から膝関節まで可能なかぎり撮影することが望ましいが，無理な場合はどちらかの関節を含める

下肢　膝関節2方向

■撮影方法

膝関節正面	50kV　100mA　0.08sec　100cm　（－）
体位	背臥位または座位．前後方向．膝を伸展して膝蓋骨を正しく前方に向ける．下腿前面が水平よりやや傾斜（10°）するように軽度屈曲する．
中心線	カセッテに対して垂直．膝蓋骨下端に入射する．

膝関節側面	50kV　100mA　0.08sec　100cm　（－）
体位	側臥位．内外方向撮影．非検側の下肢は前方に出す．外側をカセッテにつけ，膝関節の内角が130°となるように屈曲し外旋する．下腿の足方を8°上げる．
中心線	カセッテに対して垂直．膝蓋骨下端と後方のくびれを結ぶ線の中点に入射する．

膝関節正面　　　　膝関節側面

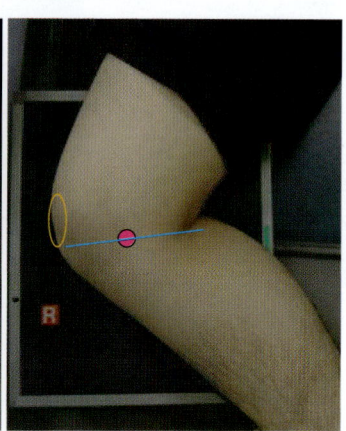

膝蓋骨下端に入射　　膝蓋骨下端と後方のくびれを結ぶ線の中点に入射

※臥位のポジション（膝関節側面）では⇒p306参照

■画像評価

X線画像のポイント

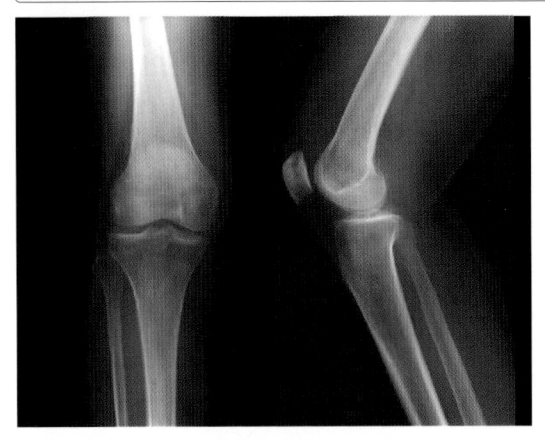

膝関節正面　膝蓋骨が大腿骨の中央にあること．関節間隙を広く投影する．脛骨上関節面の内側は二重の線で，外側は一致した接線像で描出する．

膝関節側面　内顆と外顆の関節面がほぼ一致し，脛骨上関節面との間に関節腔を描出する．大腿骨膝関節面と膝蓋骨との間に関節腔を描出する．大腿骨関節面は，内顆が後方で小さく隆起を，外顆はなだらかな曲線を示す．脛骨上関節は内側で下方にくぼんだ曲線を描出し，外側は直線状になる．顆間結節は脛骨中央部で大腿骨内外顆に重複し，腓骨頭は脛骨後方で重複して描出する．

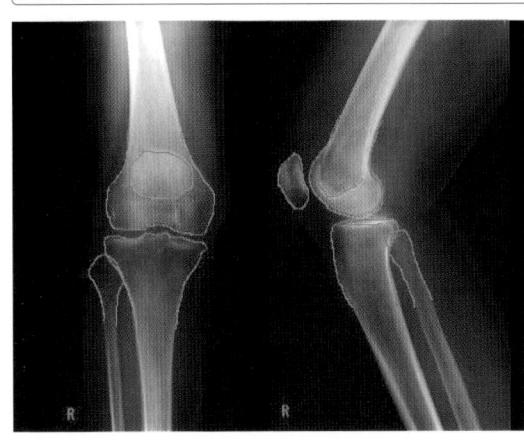

撮影技術ポイント

① 適正な撮影条件にて撮影する（条件，マーク位置）
② 正面：膝蓋骨を正面位置に描出する
③ 正面：脛骨関節面を明瞭に描出する
④ 側面：膝蓋骨が分離し大腿骨の内顆外顆が重なり合うように描出する

下肢 膝関節斜位（内旋，外旋）

■ 撮影方法

膝関節内旋	50kV　100mA　0.08sec　100cm　（−）
体　位	背臥位または座位．膝関節を伸展して45°内旋する．
中心線	カセッテに垂直な線で，膝蓋骨下端の外側に入射する．

膝関節外旋	50kV　100mA　0.08sec　100cm　（−）
体　位	背臥位または座位．膝関節を伸展して45°外旋する．
中心線	カセッテに垂直な線で，膝蓋骨下端の内側入射する．

膝関節内旋

膝関節外旋

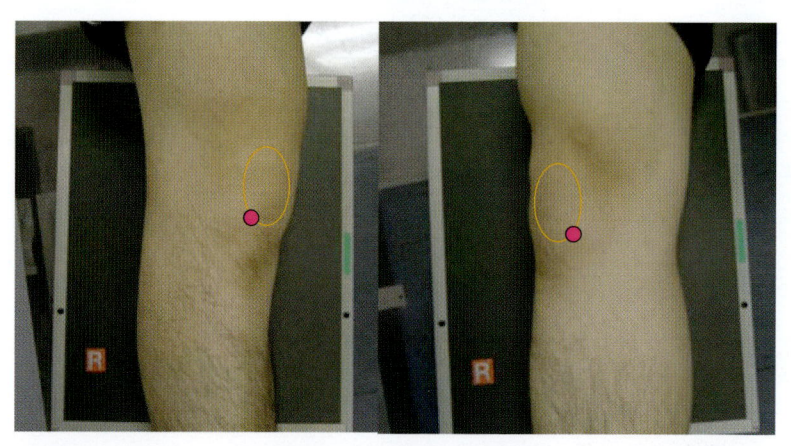

膝関節を伸展して45°内旋膝蓋骨下端の外側に入射

膝関節を伸展して45°外旋膝蓋骨下端の内側入射

■画像評価

X線画像のポイント

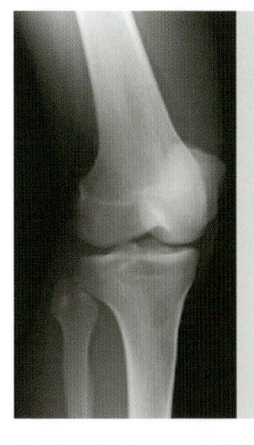

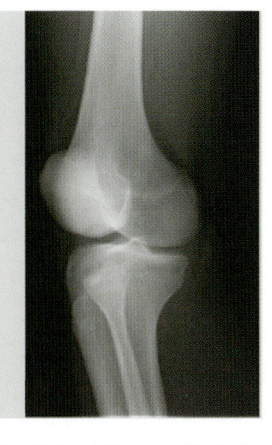

膝関節内旋　大腿骨の内側および外側顆と脛骨上関節面との関節腔は明瞭に描出し，顆間隆起は大腿骨外側顆と重複して描出する．膝蓋骨は外側が大腿骨内側顆に重複し脛腓関節は分離し，腓骨全体が脛骨に重複しない．

膝関節外旋　大腿骨外側顆と脛骨外側関節面による関節腔を描出し，腓骨と脛骨を重複して描出する．大腿骨内側顆は顆間隆起に重複し，膝蓋骨も外側を除いて大腿骨内側顆に重複して描出する．

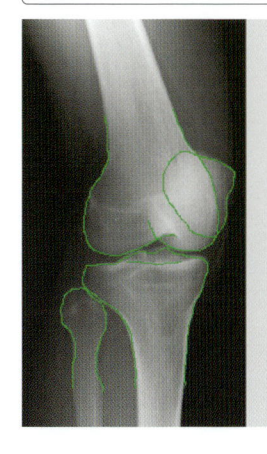

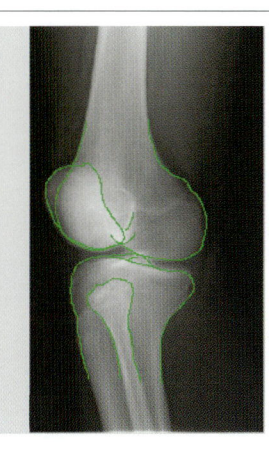

撮影技術ポイント

①適正な撮影条件にて撮影する（条件，マーク位置）
②内旋：大腿骨外顆から脛腓関節などを描出する
③外旋：大腿骨内顆などを描出する

下肢 膝関節顆間窩

■撮影方法

膝関節顆間窩	50kV　100mA　0.08sec　100cm　（－）
体　位	腹臥位．腹臥位で上体を起こし，検側を立て膝にする．検側の大腿骨をカセッテに対して50°にし，大腿の正中面は垂直にする．下腿部は足関節を10°上げるようにする．
中心線	カセッテに垂直な線で，大腿骨の内，外顆の中央に入射する．検側の大腿骨をカセッテに対して50°にし，下腿部は足関節を10°上げるようにする．

膝関節顆間窩

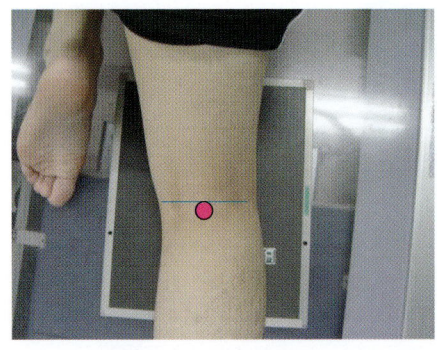

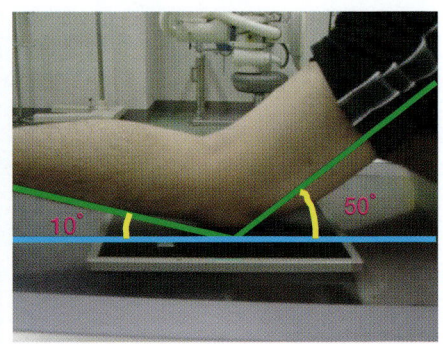

検側の大腿骨をカセッテに対して50°にし，下腿部は足関節10°上げるようにする．

■画像評価

X線画像のポイント

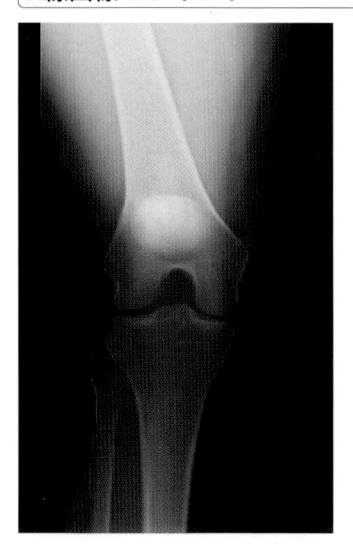

カセッテに垂直な線で，大腿骨の内，外顆の中央に入射する．

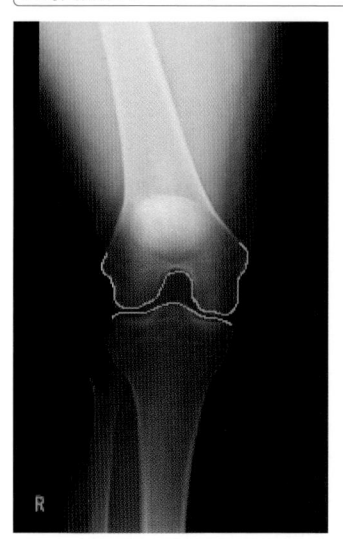

撮影技術ポイント

①適正な撮影条件にて撮影する（条件，マーク位置）
②大腿骨外顆から内顆，顆間窩などを描出する

下肢　膝蓋骨軸位（45°, 30°, 60°, 90°）

■撮影方法

膝蓋骨軸位（45°）	55kV　100mA　0.16sec　100cm　（－）
体　位	座位または背臥位．膝関節の軸方向撮影．大腿骨長軸がカセッテの中心線と平行になるように座らせ，膝関節を45°屈曲して膝を立てる．
中心線	膝蓋骨前面に平行な角度で入射する．

膝蓋骨軸位（30°, 60°, 90°）	55kV　100mA　0.16sec　100cm　（－）
体　位	背臥位．膝蓋骨脱臼の診断には，30°，60°，90°の角度で撮影する．膝蓋骨前面が水平になるように踵を上げると関節面が抜けやすい．
中心線	膝蓋骨前面に平行な角度で入射する．

膝蓋骨軸位（45°）

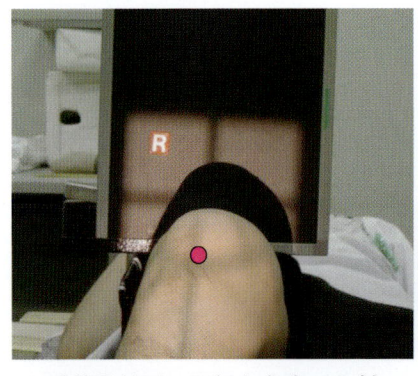

膝蓋骨前面に平行な角度で入射 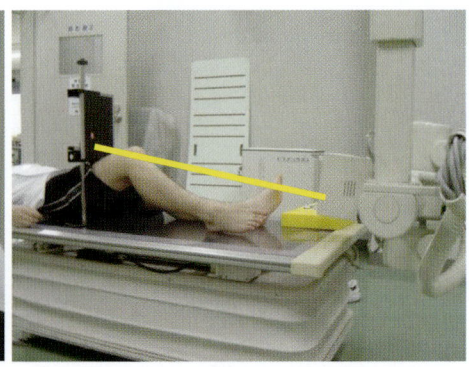　　　膝関節を45°屈曲して膝を立てる

■画像評価

X線画像のポイント

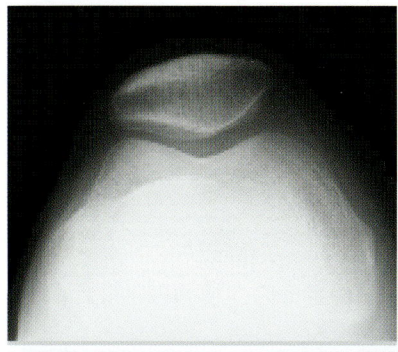

膝蓋骨軸位（45°）　大腿骨膝蓋面を接線状に，膝蓋骨関節面の内側と外側を接線状に，関節腔を均等に広く描出する．

膝蓋骨軸位（30°, 60°, 90°）　大腿骨膝蓋面，膝蓋骨関節面の内側と外側がそれぞれ接線状に，関節腔を均等に広く描出する．

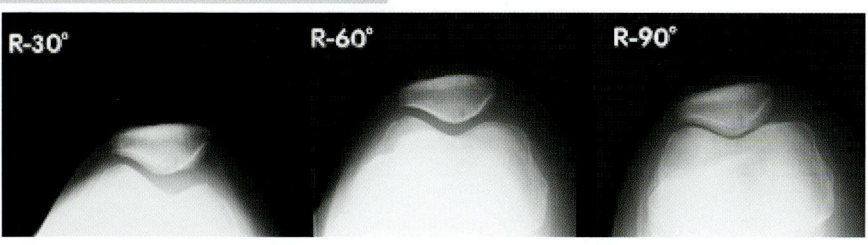

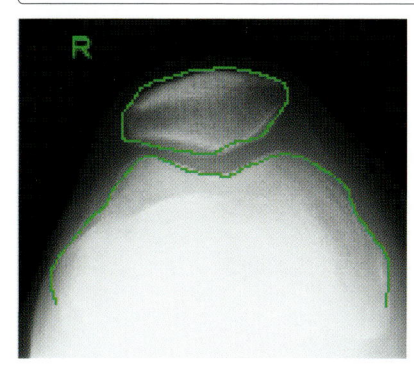

撮影技術ポイント

① 適正な撮影条件にて撮影する（条件，マーク位置）
② 膝蓋骨を正面位置に描出する
③ 膝蓋骨を分離して描出する

下肢　膝関節側面最大伸展，屈曲

■撮影方法

最大伸展	50kV　100mA　0.08sec　100cm　（－）
体位	側臥位．内外方向．足を最大伸展させる．非検側の下肢は前方に出し，膝下に台を置き安定させる．
中心線	膝関節側面と同様．

最大屈曲	50kV　100mA　0.08sec　100cm　（－）
体位	側臥位．内外方向．足を最大屈曲させる．検側の下肢は前方に出し，膝下に台を置き安定させる．
中心線	膝関節側面と同様．

最大伸展

最大屈曲

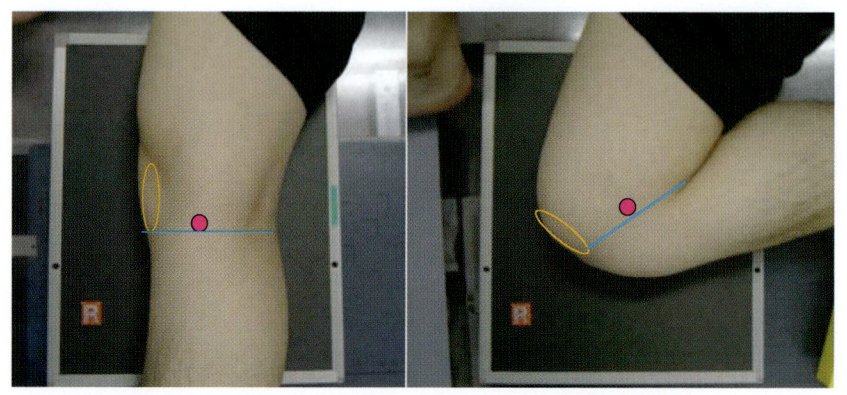

足を最大伸展

足を最大屈曲

■画像評価

X線画像のポイント

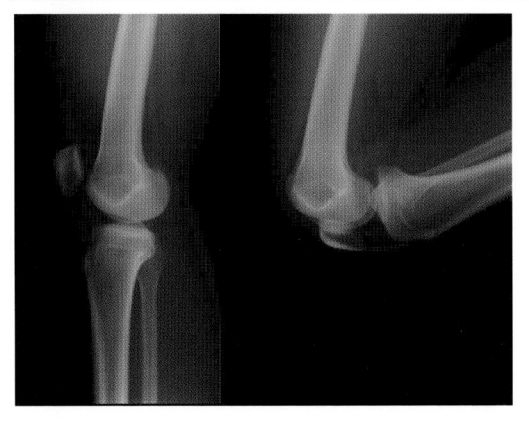

最大伸展 内顆と外顆の関節面がほぼ一致し，脛骨上関節面との間に関節腔を描出する．大腿骨膝関節面と膝蓋骨との間に関節腔を描出する．大腿骨関節面は，内顆が後方で小さく隆起を，外顆はなだらかな曲線を示す．脛骨上関節は内側で下方にくぼんだ曲線を描出し，外側は直線状になる．顆間結節は脛骨中央部で大腿骨内外顆に重複させ，腓骨頭は脛骨後方で重複させて描出する．

最大屈曲 内顆と外顆の関節面をほぼ一致させ，脛骨上関節面との間に関節腔を描出する．大腿骨膝関節面と膝蓋骨との間に関節腔を描出する．大腿骨関節面は，内顆が後方で小さく隆起を，外顆はなだらかな曲線を示す．脛骨上関節は内側で下方にくぼんだ曲線を描出し，外側は直線状になる．顆間結節は脛骨中央部で大腿骨内外顆に重複させ，腓骨頭は脛骨後方で重複させて描出する．

撮影技術ポイント

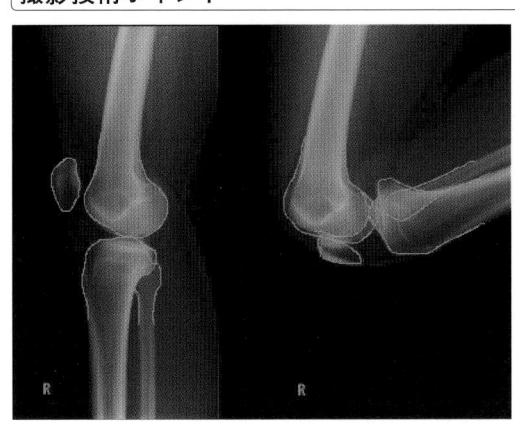

①適正な撮影条件にて撮影する（条件，マーク位置）
②側面：膝蓋骨が分離し大腿骨の内顆外顆が重なり合うように描出する

下肢　膝関節立位

■撮影方法

立位正面	50kV　100mA　0.08sec　100cm　（−）
体　位	立位．前後方向．膝を伸展して膝蓋骨が正面になるように正しく前方に向ける．検側の足に荷重をかける．
中心線	カセッテに対して垂直．膝蓋骨下端に入射する．

立位正面

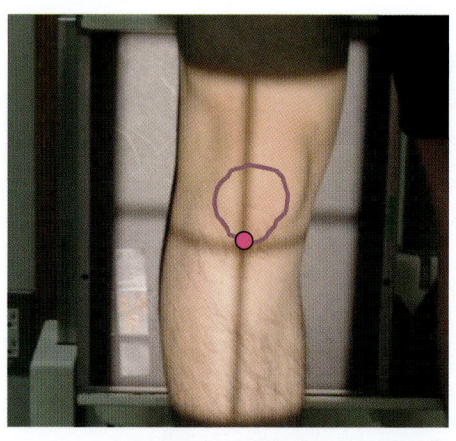

検側の足に荷重する

■画像評価

X線画像のポイント

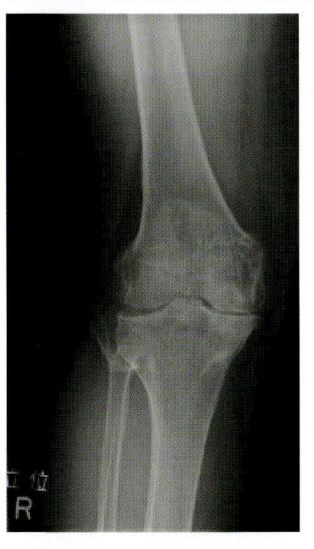

膝蓋骨が大腿骨の中央に位置する．関節間隙を広く投影する．脛骨上関節面は内側は二重の線で，外側は一致した接線像で描出する．

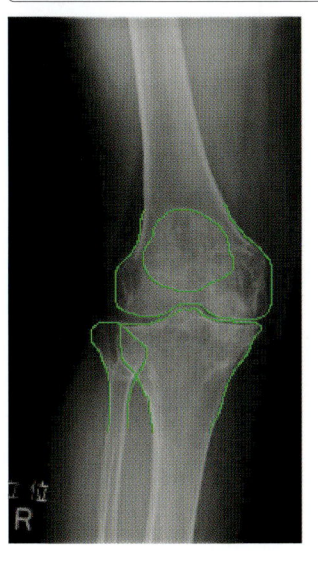

撮影技術ポイント

① 適正な撮影条件にて撮影する（条件，マーク位置）
② 正面：膝蓋骨を正面位置に描出する
③ 正面：荷重にて撮影することが望ましい（片足立位）

下肢　下腿骨2方向

■撮影方法

下腿骨正面	50kV　100mA　0.08sec　100cm　（－）
体　位	背臥位．前後方向．膝関節を伸展し，下腿部後面をカセッテにつけて足関節を15°内旋させる．
中心線	カセッテに対して垂直．下腿の中央に入射する．

下腿骨側面	50kV　100mA　0.08sec　100cm　（－）
体　位	側臥位．内外方向．下腿部の外側をカセッテにつけ，足関節を水平より15°外旋させる．膝関節は軽度屈曲させる．
中心線	カセッテに対して垂直．下腿部の中央で後方の皮膚面に入射する．

下腿骨正面　　　　　下腿骨側面

鉛ゴム板

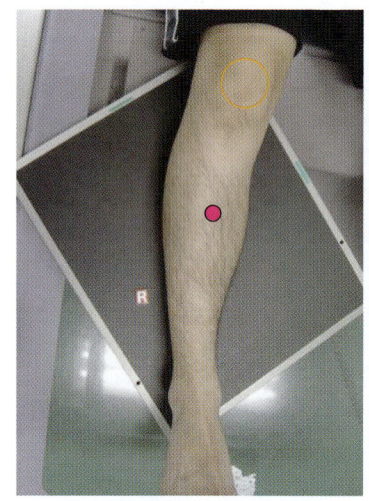

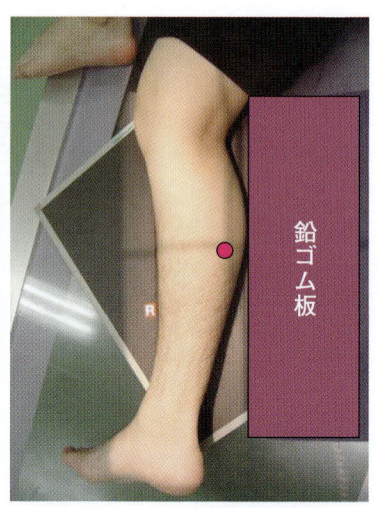

足関節を15°内旋　　下腿部の中央で後方の皮膚面に入射

※臥位のポジション（下腿骨側面）では⇒p307参照

■画像評価

X線画像のポイント

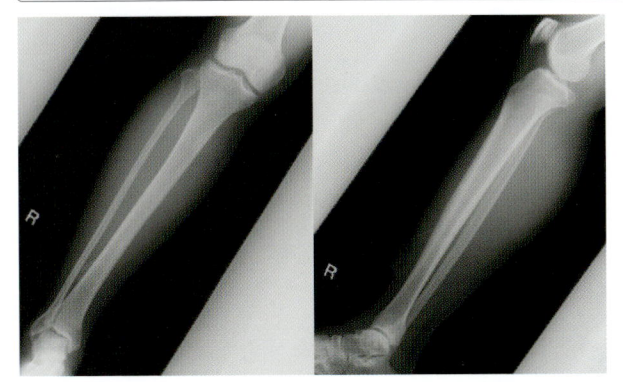

下腿骨正面 脛骨と腓骨は脛腓関節と腓骨切痕部で重複するが，ほかは分離させて描出する．膝関節腔は分離しないが，足関節腔はその間隙を描出する．

下腿骨側面 脛骨と腓骨は腓骨頭および足関節部でわずかに重複するが，その他は分離させて描出する．足関節は少し外旋した斜位を示し，関節腔は不明瞭に描出する．

撮影技術ポイント

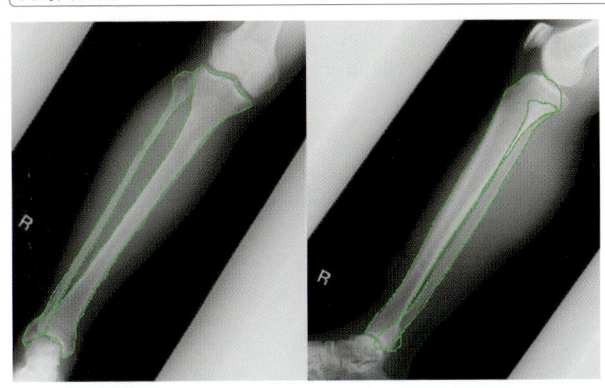

①適正な撮影条件にて撮影する（条件，マーク位置）
②股関節から膝関節まで可能なかぎり撮影することが望ましいが，無理な場合はどちらかの関節を含める
③正面：膝蓋骨が正面位置に観察される位置にポジショニングする
④側面：脛骨と腓骨を分離するように描出する

下肢 足関節2方向

■ 撮影方法

足関節正面	50kV　100mA　0.05sec　100cm　（－）
体　位	座位または背臥位．前後方向．膝関節を伸展し踵をカセッテにつけ，足軸は10°内旋させる．足底面は直角とする．
中心線	カセッテに対して垂直な線で，脛骨内果，腓骨外果の中点に入射する．

足関節側面	50kV　100mA　0.05sec　100cm　（－）
体　位	側臥位．内外方向．足関節部の外側をカセッテにつけ，水平より足先を10°上げる．
中心線	カセッテに対して垂直．脛骨内果の中央に入射する．

足関節正面　　　　足関節側面

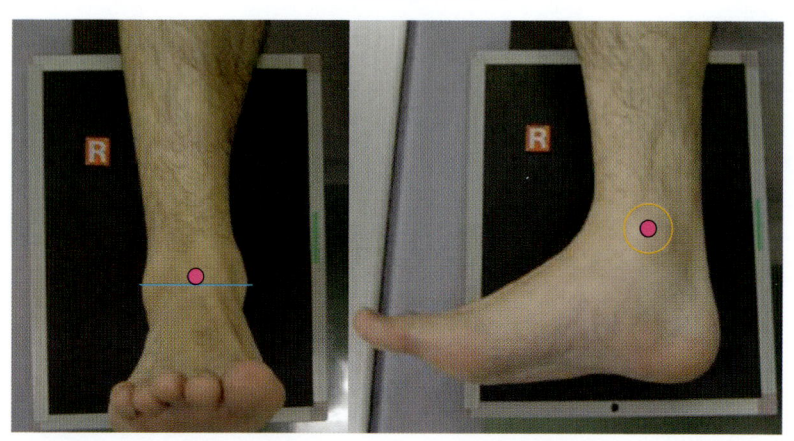

足軸は10°内旋させる　　　水平より足先を10°上げる

※臥位のポジション（足関節側面）では⇒p307参照

■ 画像評価

X線画像のポイント

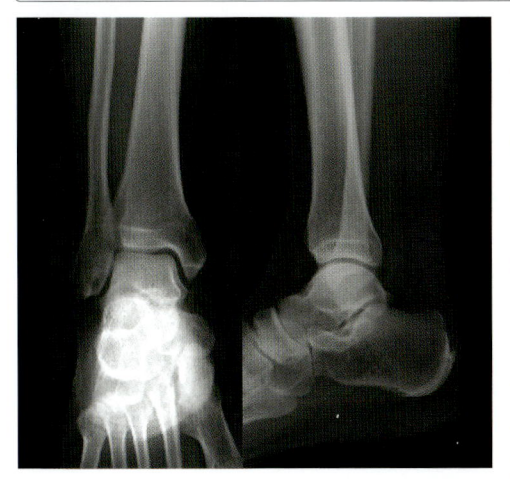

足関節正面 足関節上方の関節は中央部の関節腔を描出し，脛骨関節の後縁は下方に描出して関節腔に重複する．脛骨内果関節面と距骨内果面による関節の上方で分離せず，また脛骨外果関節面と距骨外果面との関節は全体に分離させて描出する．

足関節側面 脛骨下関節面と距骨滑車上面による関節腔を広く描出し，脛骨内果と腓骨外果が距骨中央で重複する．距骨滑車上面の内果，外果が一致し，距骨に重複した脛骨，腓骨を描出する．

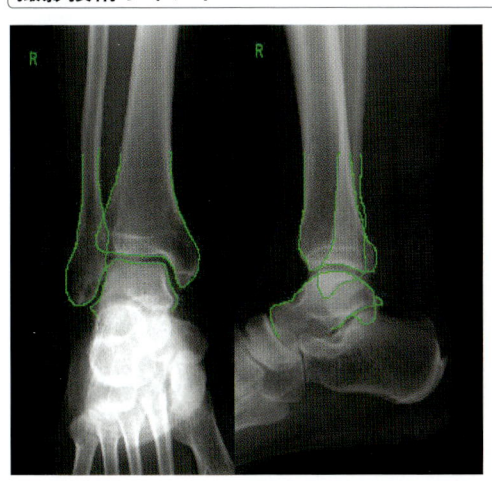

撮影技術ポイント

①適正な撮影条件にて撮影する（条件，マーク位置）
②正面：足関節腔を明瞭に描出する

下肢　足関節斜位（内旋，外旋）

■撮影方法

足関節内旋	50kV　100mA　0.05sec　100cm　（－）
体　位	座位または背臥位．前後方向．10cm程度の発泡スチロールの上に踵に乗せ，足を55°内旋させる．
中心線	カセッテに対して垂直で腓骨外果と脛骨内果の中央に入射する．

足関節外旋	50kV　100mA　0.05sec　100cm　（－）
体　位	座位または背臥位．足を45°外旋させる．
中心線	カセッテに対して垂直で腓骨外果と脛骨内果の中央に入射する．

足関節内旋　　　　　足関節外旋

足を55°内旋　　　　　足を45°外旋

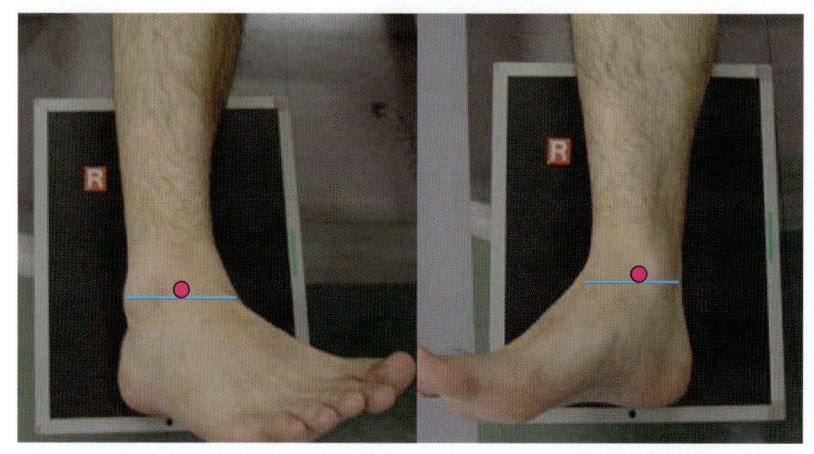

■画像評価

X線画像のポイント

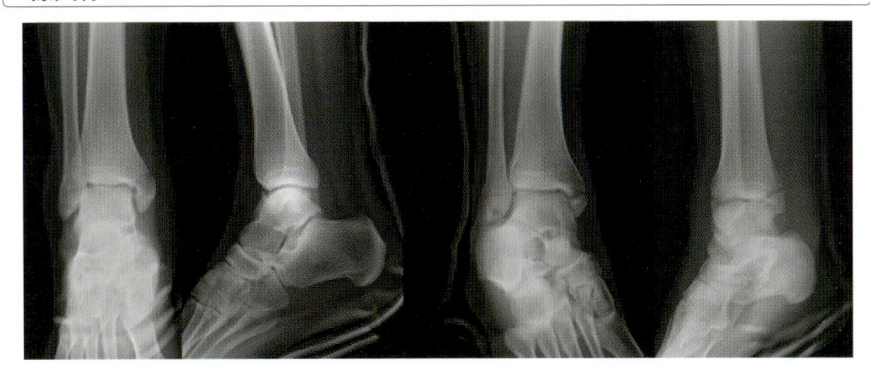

足関節内旋 腓骨外果，脛骨内果，腓骨切痕，脛骨関節後縁を描出し，脛骨下関節面と距骨滑車上面による距腿関節および脛骨下端と距骨滑車部の斜位，また後距踵関節と踵骨溝を描出する．

足関節外旋 腓骨外果，脛骨内果を描出し，脛骨下関節面と距骨滑車上面による距踵関節および脛骨下端と距骨滑車部の斜位を描出する．

撮影技術ポイント

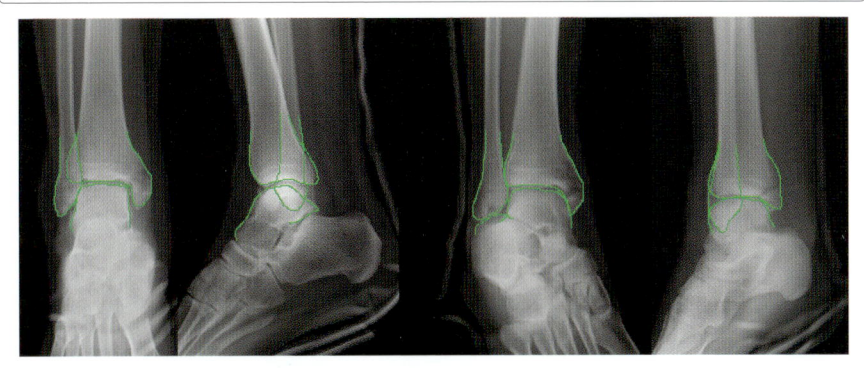

①適正な撮影条件にて撮影する（条件，マーク位置）
②内旋：骨外顆や脛頸腓関節などを描出する
③外旋：骨内顆などを描出する

下肢　踵骨2方向

■撮影方法

踵骨軸位	50kV　100mA　0.12sec　100cm　（－）
体　位	座位または背臥位．膝関節を伸展して踵をカセッテにつける．足底を垂直にする．
中心線	尾頭方向で40°で脛骨内果の直下に入射する．

踵骨側面	50kV　100mA　0.04sec　100cm　（－）
体　位	側臥位．内外方向．カセッテに足関節部の外側をつけ，足関節は弛緩させる．
中心線	カセッテに対して垂直な中心線で，脛骨内果の下端1横指・後方2横指の点に入射する．

踵骨軸位　　　　　踵骨側面

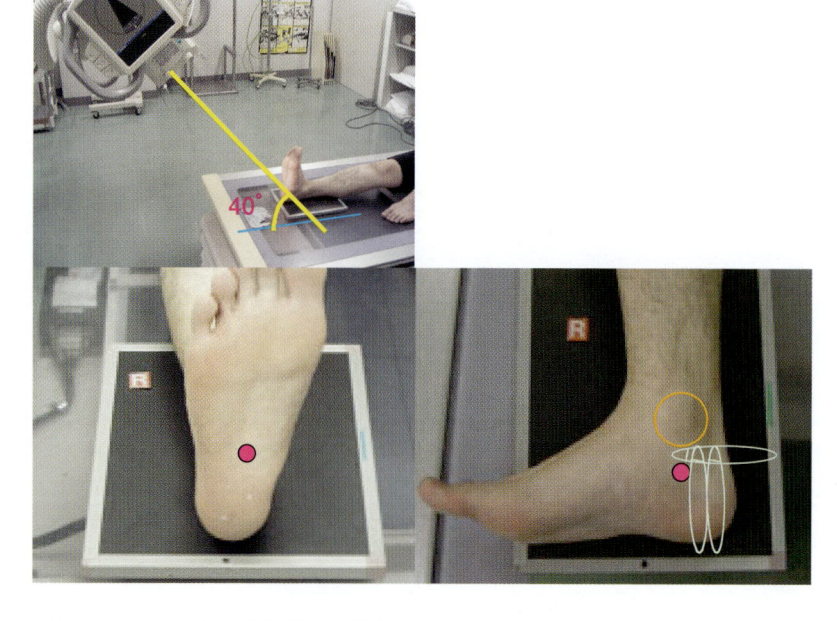

■画像評価

X線画像のポイント

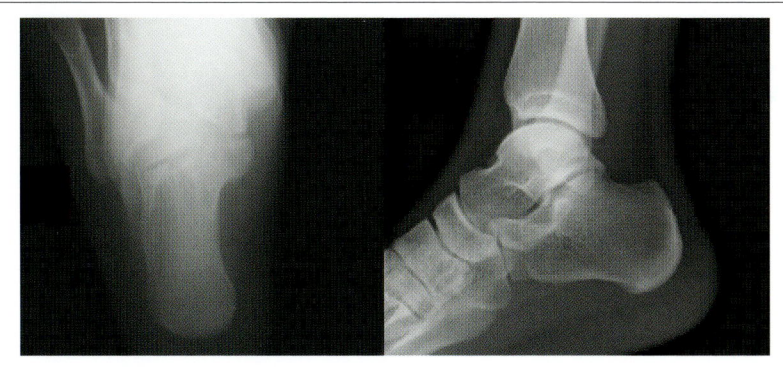

踵骨軸位 距踵関節より後方の踵骨を描出し,踵骨の内側には載距突起,外側には第5中足骨底を描出する.

踵骨側面 踵骨の側面像として距骨と前距踵関節・中距踵関節,踵立方関節を描出し,関節腔を分離して描出する.

撮影技術ポイント

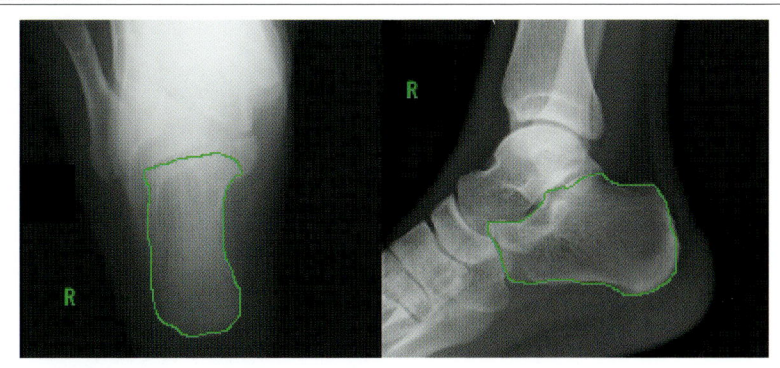

① 適正な撮影条件にて撮影する(条件,マーク位置)
② 側面:踵骨全体を描出する
③ 側面:ショパール関節まで含めて撮影する

下肢　踵骨アントンセン

■撮影方法

アントンセン	50kV　100mA　0.1sec　100cm　（－）
体　位	腹臥位．内外方向．下腿部の中心線をカセッテに対して垂直にし，足底は下腿部に対して垂直とし，足軸は踵を上げて40°とする．
中心線	頭尾方向へ20°で脛骨内果の直下に斜入する．

アントンセン

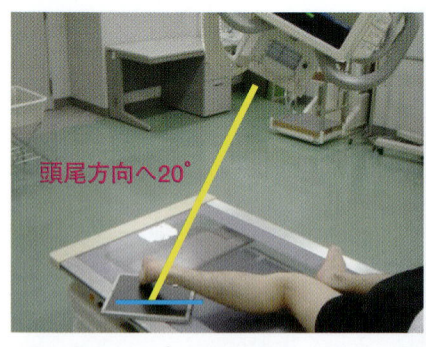

頭尾方向へ20°

頭尾方向へ20°で脛骨内果の直下に斜入．足軸は踵を上げて40°

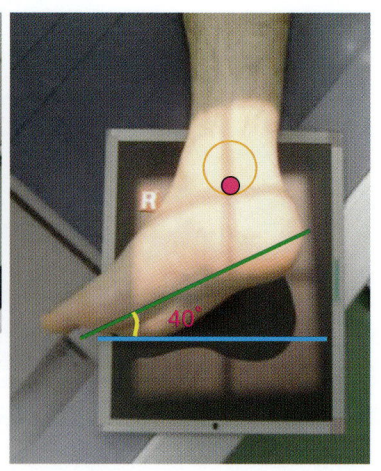

40°

■画像評価

X線画像のポイント

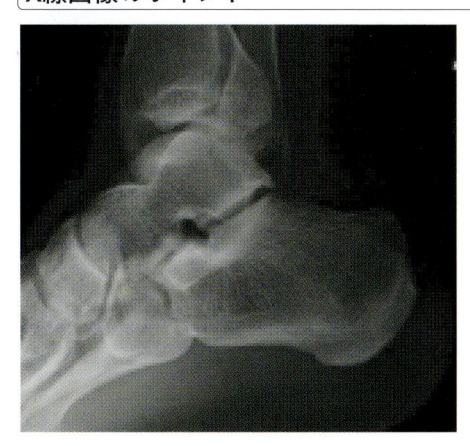

後距踵関節と中距踵関節を直線的に描出し，その中間に踵骨溝を描出する．

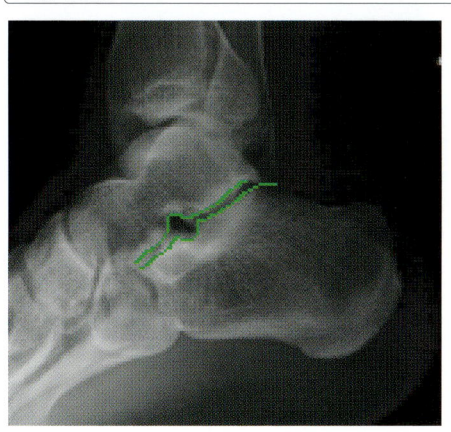

撮影技術ポイント

①適正な撮影条件にて撮影する（条件，マーク位置）
②距踵関節を明瞭に描出する

下肢　足2方向

■撮影方法

足正面	50kV　100mA　0.025sec　100cm　　（－）
体　位	座位または背臥位．前後方向．膝関節を曲げて，足底をカセッテにつけて，足指は進展する．
中心線	垂直より7°指先側より入射．第2中足骨の中央に斜入する．

足斜位	50kV　100mA　0.025sec　100cm　　（－）
体　位	座位または背臥位．前後方向．足底をカセッテにつけて，脱力させ外側（小指が）2横指分上げた斜位にする．
中心線	カセッテに対して垂直な中心線で，第4指中足骨中央に入射する．

足正面　　　　　足斜位

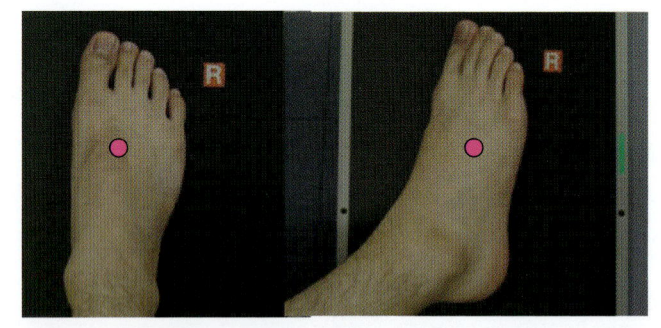

垂直より7°指先側より入射　　外側（小指が）2横指分上げた斜位

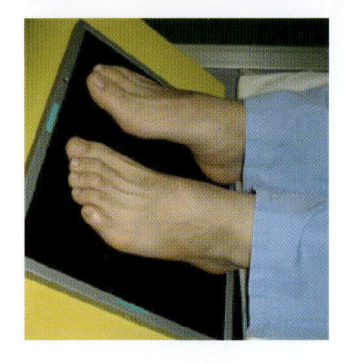

足を伸展した状態のときは補助具などを使用する

画像評価

X線画像のポイント

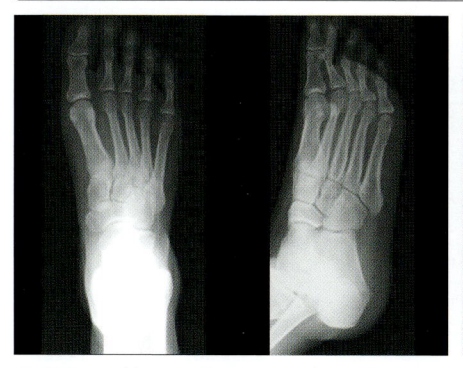

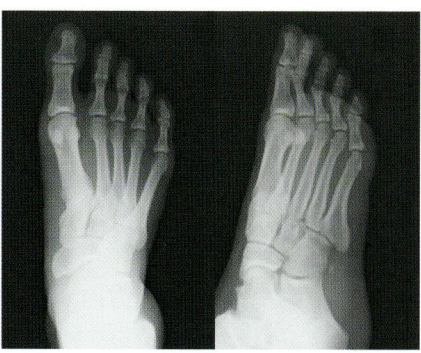

足正面　第1〜5指までの末節骨・中節骨・基節骨を分離させ，距骨と踵骨を除く足根骨を描出し，第1指中足骨頭の位置に種子骨を描出する．

足斜位　足関節は斜位像になり，距骨・踵骨はほぼ側面像を描出し，足根骨は重複を少なくして関節腔を描出する．また，第1〜5指までの中足骨・基節骨末節骨は，できるかぎり分離して描出する．

撮影技術ポイント

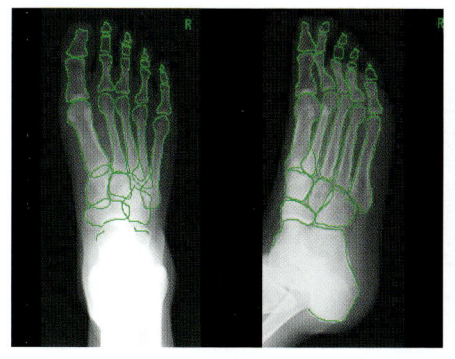

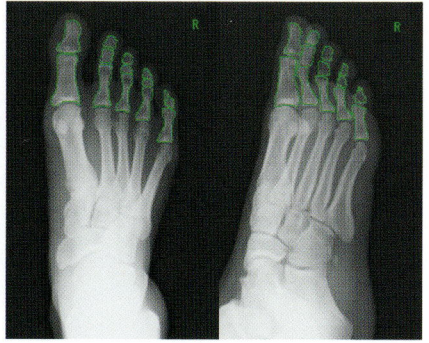

足正面　①適正な撮影条件にて撮影する（条件，マーク位置）
　　　　　②足全体を描出する
　　　　　③斜位：足骨が分離した状態にする

足斜位　①適正な撮影条件にて撮影する（条件，マーク位置）
　　　　　②足指先まで描出する
　　　　　③斜位：指ができるだけ重ならない状態にする

| 下肢 | 足2方向（立位） |

■撮影方法

足正面立位	50kV　100mA　0.036sec　100cm　（－）
体　位	立位．前後方向．足底をカセッテにつけ，足指は進展し，荷重をかけた状態にする．
中心線	垂直より7°指先側より入射．第2中足骨の中央に斜入する．

足側面立位	50kV　100mA　0.02sec　100cm　（－）
体　位	立位．内外方向．足の下に発泡スチロールを引く．カセッテに足の外側をつける．撮影時は片足荷重とする．
中心線	内果に入射する．

足正面立位　　　　　足側面立位

垂直より7°指先側より入射　　　撮影時は片足荷重

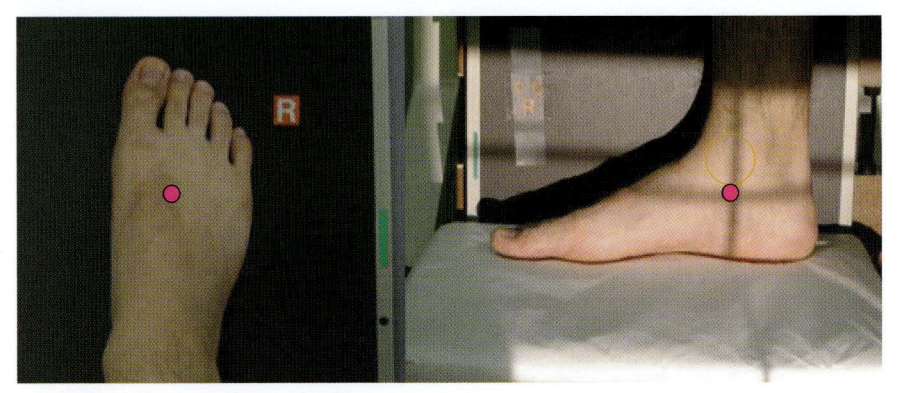

■画像評価

X線画像のポイント

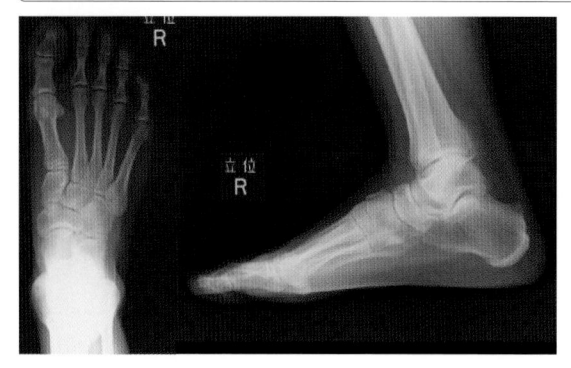

足正面立位 第1～5指までの末節骨・中節骨・基節骨を分離させ，距骨と踵骨を除く足根骨を描出し，第1指中足骨頭の位置に種子骨を描出する．

足側面立位 足関節および距骨，踵骨は側面像では，足根骨は重複して描出される．

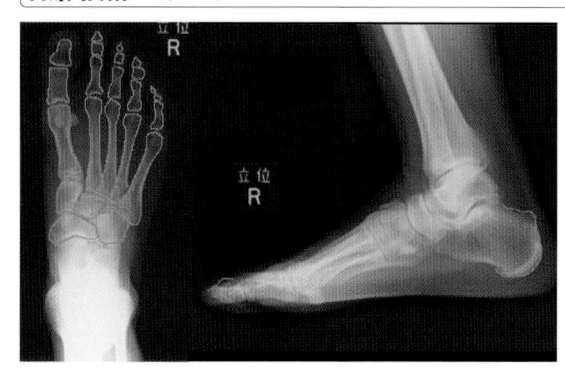

撮影技術ポイント

①適正な撮影条件にて撮影する（条件，マーク位置）
②足全体が観察できる
③側面：つま先から踵まで描出する

下肢　下肢全長2方向

■撮影方法

下肢全長立位正面	75kV　400mA　0.071sec　200cm　（−）
体　位	立位．前後方向．両足を肩幅まで開き，膝蓋骨を正しい正面を向けさせる．両足に均等に力を入れさせて立たせる．
中心線	膝蓋骨下縁に垂直に入射する．

下肢全長立位側面	75kV　400mA　0.071sec　200cm　（−）
体　位	立位．内外方向．検側の足の外側をカセッテにつける．検側の足に荷重をかけるように立たせる．反対の足は前方に出させる．
中心線	膝蓋骨下縁に垂直に入射する．

下肢全長立位正面　　　　下肢全長立位側面

感度補償フィルタは厚いほうが尾側

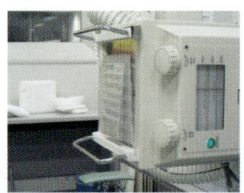

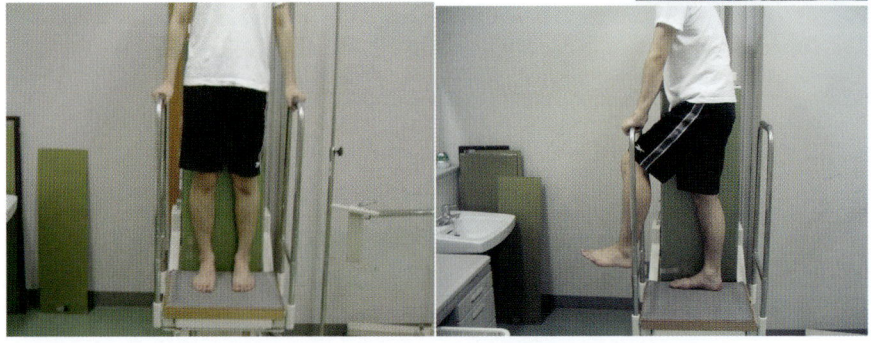

カセッテサイズは大角長尺（増感紙感度はHIGHが上）

■画像評価

> X線画像のポイント

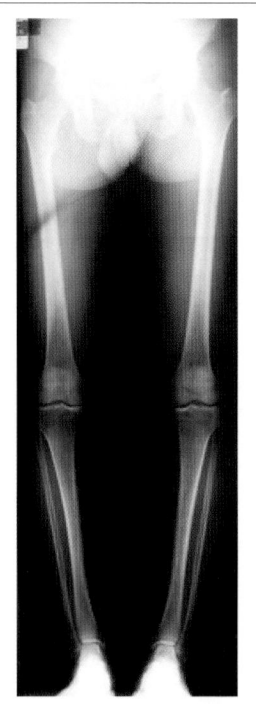

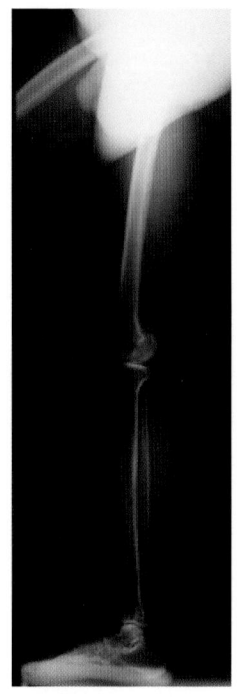

下肢全長立位正面　股関節から足関節まで撮影する．
下肢全長立位側面　股関節から足関節まで撮影する．

> 撮影技術ポイント

①適正な撮影条件にて撮影する（条件，マーク位置）
②股関節から足関節まで描出する
③正面，側面は荷重にて撮影（立位）する

臥位のポジションでは

大腿骨側面

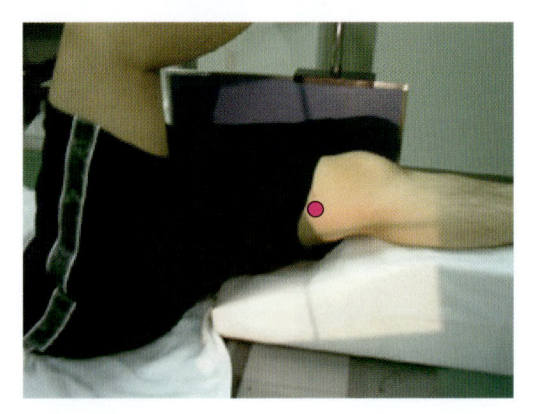

体幹を斜位にできないときは補助具を使用する

膝関節側面

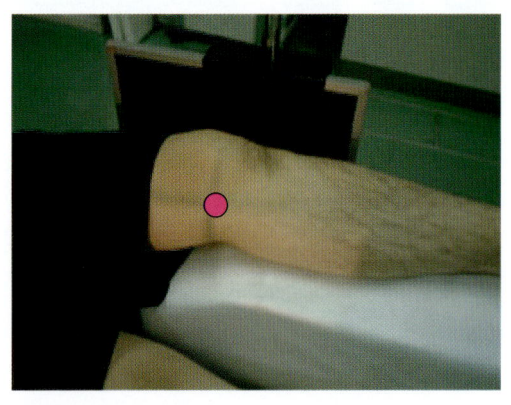

体幹を斜位にできないときは補助具を使用する

下腿骨側面

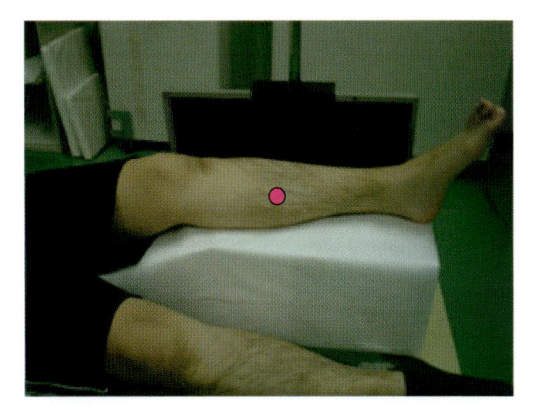

体幹を斜位にできないときは補助具を使用する

足関節側面

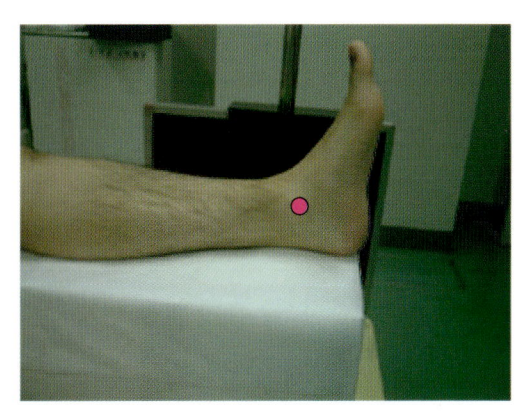

体幹を斜位にできないときは補助具を使用する

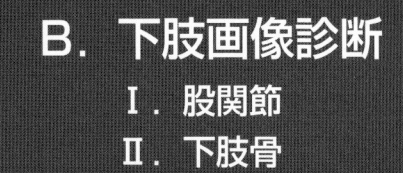

B．下肢画像診断
Ⅰ．股関節
Ⅱ．下肢骨

Ⅰ. 股関節

■股関節の解剖

　股関節は肩部と同様に可動域が広いため，強固な靭帯によって大腿骨骨頭を守るように囲まれている．まず，前面側の靭帯は腸骨大腿靭帯，恥骨大腿靭帯に，背面は坐骨大腿靭帯によって関節を包むように構成され，大腿骨骨頭は輪帯によって守られている．関節包外なのか関節包内の骨折なのかによって予後が大きく変わる．

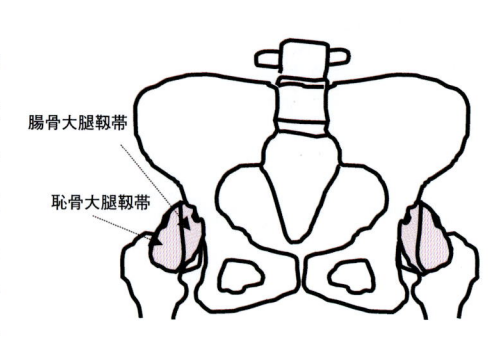

・内側骨折（関節包内）：骨頭下骨折，中間部骨折
・外側骨折（関節包外）：転子間

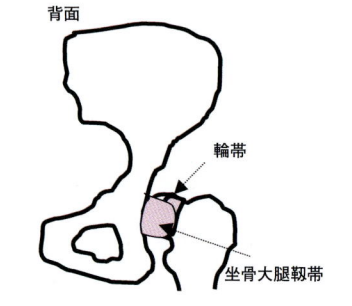

■骨折部位ごとの名称

　①の線に近い骨折：骨頭下骨折
　②の部位における骨折：中間部骨折
　③の線に近い骨折：転子間骨折
　④の部位における骨折：転子部骨折
　⑤の線に近い骨折：転子下骨折
　①，②＝内側骨折：栄養する血管損傷されやすいので骨壊死になることがある．
　③，④，⑤＝外側骨折：海面骨は血流豊富なので固定術などが良好であるなら予後は良好である．

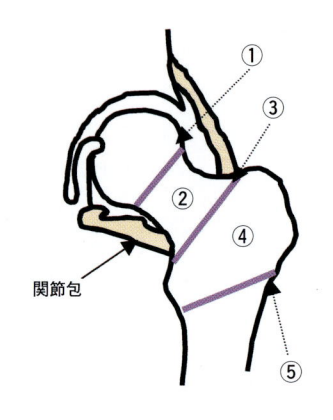

■大腿動脈の支配血管

関節包を越えているかどうかが問題．

内側骨折

大腿骨骨頭を栄養する血管が損傷しやすく，骨癒合を見た後も壊死に陥ることが多い．

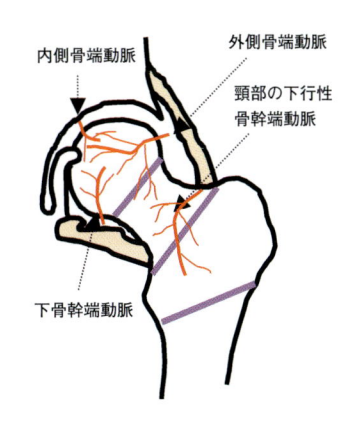

外側骨折

豊富な血流を持つ海綿骨からなり，確実な固定が保障されるならば骨治癒後は良好である．

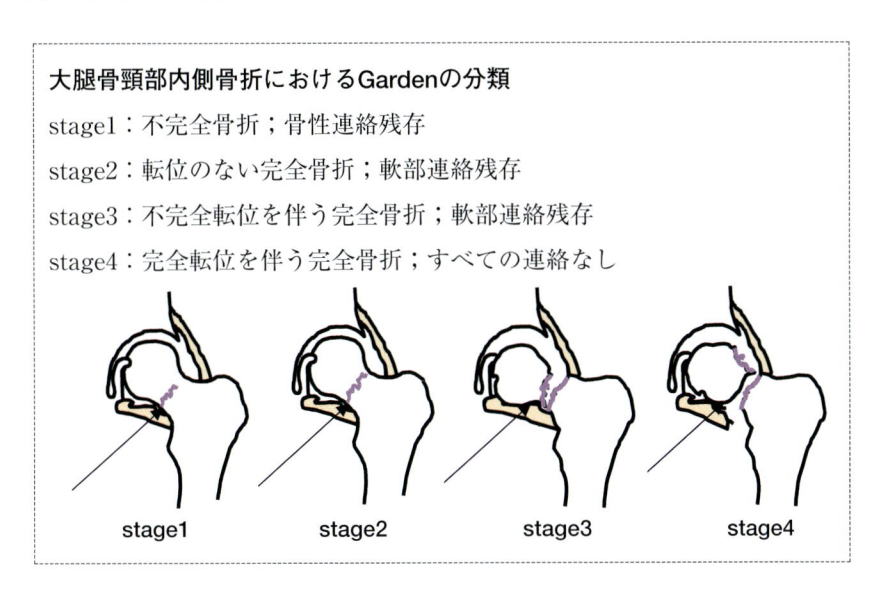

大腿骨頸部内側骨折におけるGardenの分類

stage1：不完全骨折；骨性連絡残存
stage2：転位のない完全骨折；軟部連絡残存
stage3：不完全転位を伴う完全骨折；軟部連絡残存
stage4：完全転位を伴う完全骨折；すべての連絡なし

〈症例〉**右股関節頸部骨折（stage2）**
交通外傷．自転車にて転倒し受傷（→）．骨性連絡残存している．保存的加療．

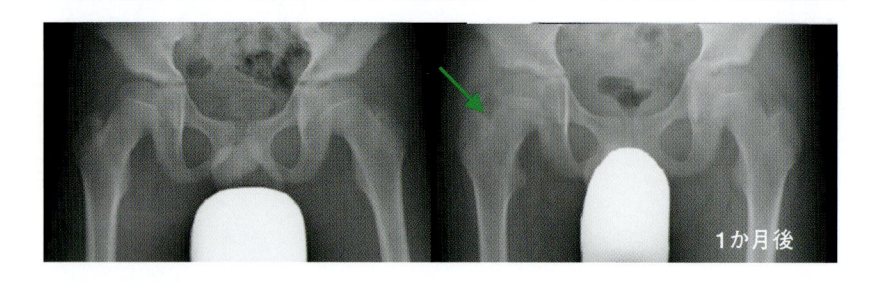

〈症例〉**右股関節頸部骨折（stage3）**　テニスを行っているときに靴の紐を踏んで転倒し受傷（→）．転位のない骨折を認め，軟部連絡残存．CCS固定術．

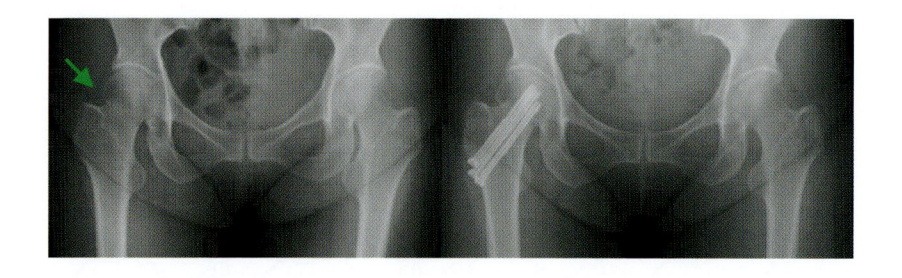

〈症例〉**右股関節頸部骨折（stage4）**　転倒し受傷．関節窩を超えた部位に骨折を認める（→）．軟部連絡残存．CHS固定術．

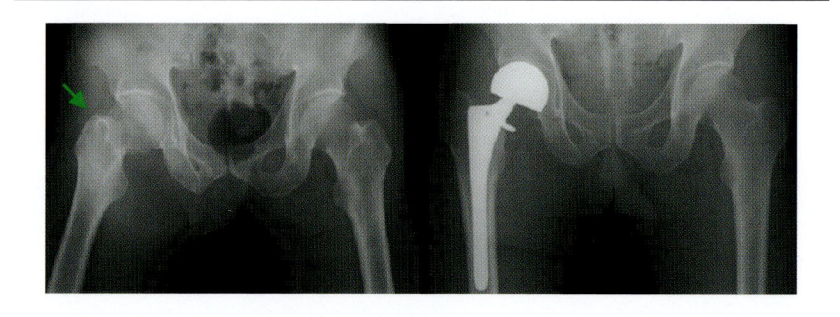

> 〈症例〉右股関節転子下骨折（stage5）　転倒し受傷．転子下に骨折を認める（→）．CHS固定術．

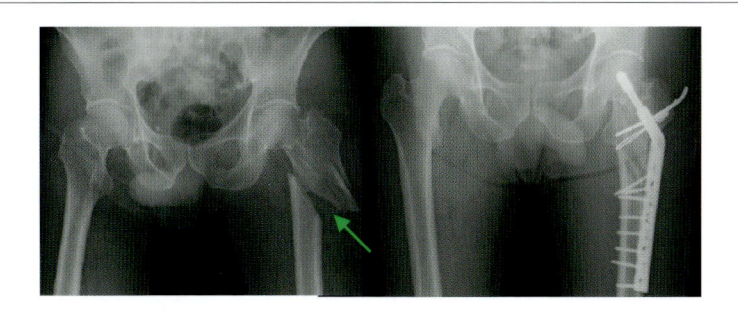

■ 股関節脱臼による肢位の変化

　肢位の変化は脱臼を示唆し，その体位によってある程度どの方向に脱臼をしているか予測できる．股関節が大きく外転・外旋しているときは前方下方脱臼を，股関節が外旋するが外転の大きくないときは前方後方脱臼を，股関節が内転・内旋しているときは後方脱臼を示唆する．

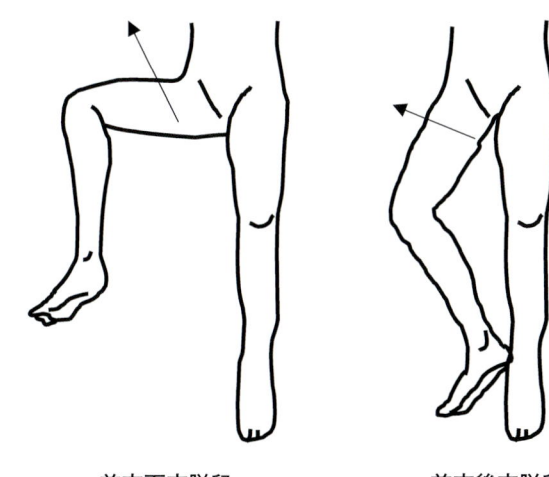

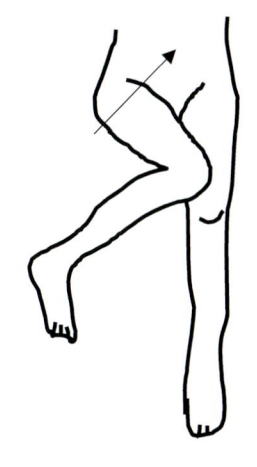

前方下方脱臼　　　前方後方脱臼　　　後方脱臼

〈症例〉**右股関節後方脱臼**　交通外傷．助手席にて受傷．車のダッシュボードに膝を強くぶつけた．来院時の患者の肢位は特徴的な体位をなしており股関節の脱臼を強く疑った．X線検査により右股関節臼蓋部骨折．股関節骨頭は損傷なし．

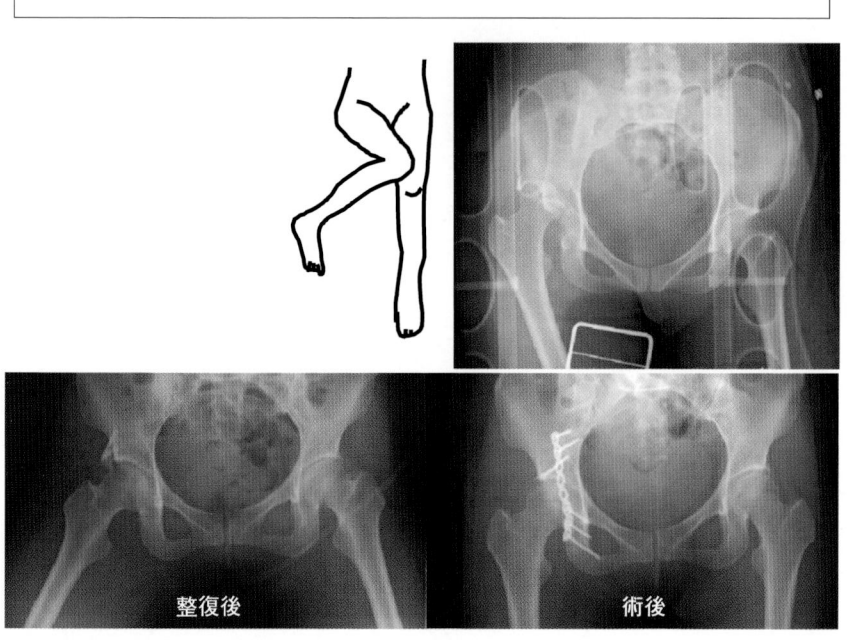

整復後　　　　　　　　　術後

■外傷時の股関節XP画像上でのチェックポイント

- ☞ 左右対称に撮影する
- ☞ 骨盤との関連において，大腿骨頭の位置異常を見るうえで反対側を含めた正面像を撮影する
- ☞ 側面方向撮影は臨機に考え撮影する
- ☞ 肢位の変化によって脱臼は予測できる
- ☞ 外傷などでの脱臼は全身に強い力が加わらないと発生しないので，他の部位での副損傷が多く見られる場合がある（多量出血，頭部外傷，尿路系損傷など）

Ⅱ. 下肢骨

■長幹骨への外力

　骨折の形状によりどのような外力が加わったかを推測できる．長幹骨への外力は次の3パターンに分けられる．

　粉砕骨折：圧縮…押しつぶされた状態
　横骨折：一方向…片側より外力が加わった状態
　螺旋状骨折：回転…骨折面が鋭く尖った状態

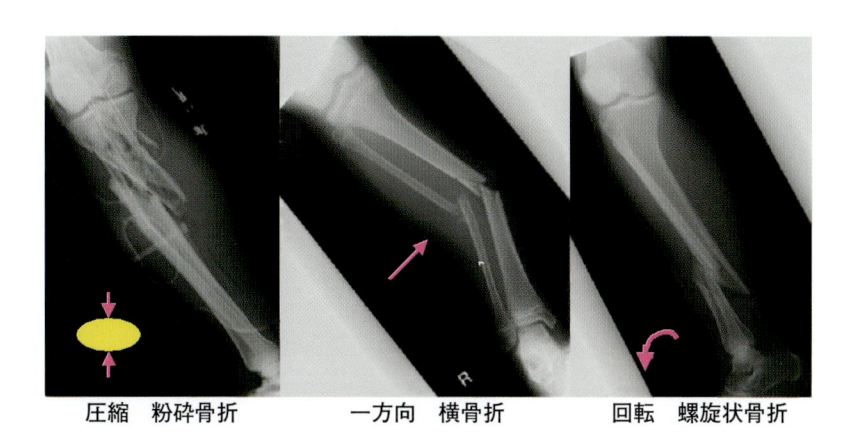

圧縮　粉砕骨折　　　一方向　横骨折　　　回転　螺旋状骨折

〈症例〉大腿骨骨折（横骨折）　トレーラーに衝突後ダッシュボードに挟まれる．髄内釘術を行う．骨折面を観察することで，外力がどのように伝わったかおおよその予測ができる．

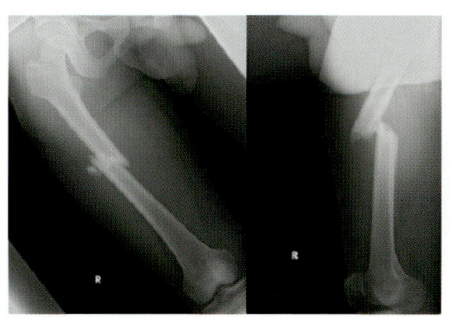

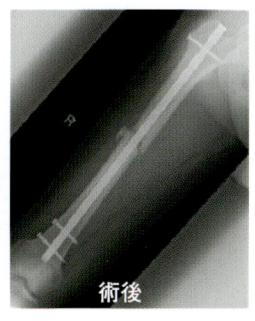

術後

〈症例〉大腿骨骨折（螺旋骨折）　自宅にて転倒し受傷．大腿骨が螺旋状に骨折．体をひねった状態で受傷したと思われる．

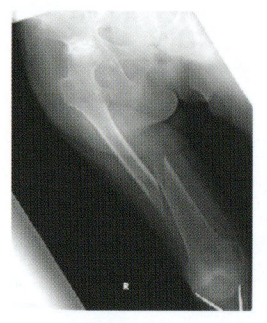

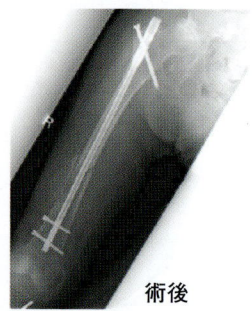

術後

■ 臥位のポジションでの撮影（撮影補助具を有効に使用する）
　⇒p306〜307参照

■ 外傷時の下肢骨，足X線写真上でのチェックポイント
　☞ 変形を伴っていたらならばそのままの体位で撮影する
　☞ 側面方向撮影は臨機に撮影する
　☞ AP-PA撮影により左右間違って撮影していないか？
　☞ 開放骨折などがあるので，撮影室は清潔度を保つ

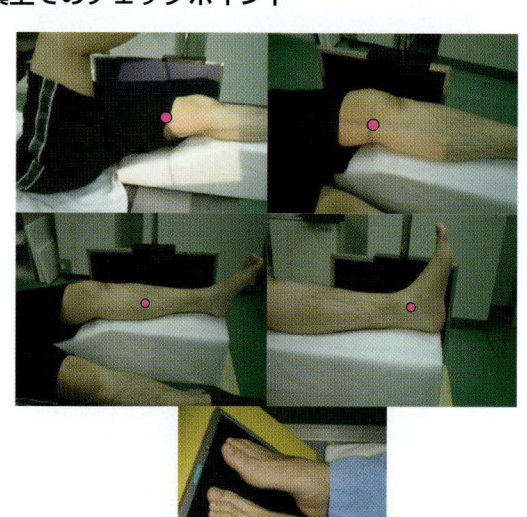

資　　料

救急医療における診療放射線技師の役割
ペイシェント・ケア
安全管理
救急カート
装置・機器故障時の対応
インシデント・アクシデント
地震防災システムにおける放射線科の対応
造影剤の副作用
造影剤投与時の注意と対応方法
診療フローチャート
　　　頭部疾患（意識障害）
　　　頭部疾患（外傷）
　　　多発外傷疾患
　　　胸部，心疾患
　　　急性腹症：上腹部（肝，胆嚢，膵臓，脾臓，
　　　　　　　　腎臓）
　　　急性腹症：下腹部（消化器，骨盤腔）

■救急医療における診療放射線技師の役割

　救急患者が搬送されてきたとき，医師，看護師らは状態把握のために，①見て（顔色，全身の状態，傷の有無など），②聞いて（本人が話せるか，救急隊からの情報，患者家族からの情報など），③感じて（重篤な病変が潜んでいないかなど），迅速に行動しなければならない．特に体の内部の状態などは放射線診断分野でなければわからない情報がたくさんある．放射線機器の進化はめざましく，それらを取り巻く画像情報は年々データ量が大幅に増えていく傾向にあり，当直や救急医療の現場においても同じことがいえる．

　診療放射線技師は現在のチーム医療のなかでの責任と役割を常に頭に入れ，救急医療に対する理解と自覚を養い，画像に対して自分の持っている能力を最大限に発揮するようにしなければならない．そのためには，日頃から機器などの手入れはもちろん，業務（機器状態）申し送りなどを行うことが大切である．また，作業環境を整えることは重大な医療事故を未然に防ぐ効果もあり，勤務体制など無理しない人員配置（適正）にて臨みたい．

　救急医療における診療放射線技師は，チーム医療の一員としての責任と役割を明確にし，同じ目的を持つよう日頃からの研鑽が大切である．まず，自分の仕事に誇りを持ち，得られた画像に責任を持って対応できるようにしたい．そのためには熱意を持ち続けて仕事ができるようにしたい．定期的な画像勉強会などを企画することや，疑問に思ったことなどをすぐに調べることができるような体制づくりも必要と思われる．また，常に最高の撮影技術を発揮できるよう，撮影手順や予期せぬトラブルの対処法など，事前に考えられることを技師間で話し合っておくことも大切である．機器の大きな故障は，小さな不具合を前ぶれに起こることが多々あるので，機器の取り扱いには十分に気を付け，トレーニング期間を設けるなど，機器操作に熟知する必要がある．

　救急医療の放射線業務を以下に示す．
(1) 放射線機器などの設備，取り扱いの熟知
(2) 作業環境の整備

(3) 救急医療に対する理解と自覚を持つ
(4) チーム医療の職責と役割を考えて行動する
(5) 撮影技術を十分に発揮できるようなトレーニング体制づくり

■ ペイシェント・ケア

　当直や救急医療時の撮影などでは，患者は話すことや立つこと，ましてやうつ伏せになることなど到底できない状態が多く，患者への配慮と心づかいを要求される．患者が望んでいることを察し，できるだけ患者にやさしく接して対応するために以下のことを心がける．
(1) 目配り，気配り，心づかいに注意する
(2) プライバシーを守る
(3) 礼儀正しく，清潔に
(4) 慌てず，焦らず，正確な判断ができるようにする
(5) 役割を考えてチーム医療に徹する

　ローテーションにより救急撮影が常態でない場合，機器の取り扱いに熟知するため普段からのトレーニングが必要である．1分1秒を争っているとき，特に患者が不安になるような言葉は口に出してはならない．また，検査室内の更衣室の設置や衣服の脱衣には十分に配慮が必要で，バスタオルや検査着の準備を行って対応する．検査時には撮影補助具など活用し，患者の痛みを極力緩和するような配慮が重要である．

　図1，図2に用意しておきたい備品を，図3に汚染予防の検査着を示す．

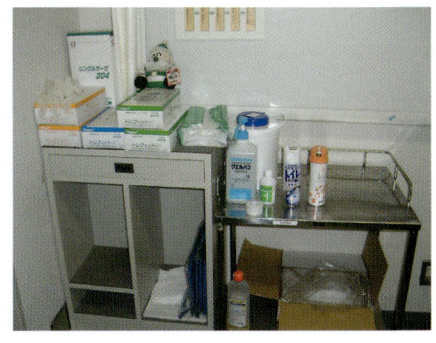

図1　各物品棚

手袋，マスク，ガーゼ，ちり紙，バスタオル，消毒液（手指用），除菌ウエットティッシュ，オキシドール，匂い消し，テープ，検査着，ビニール袋

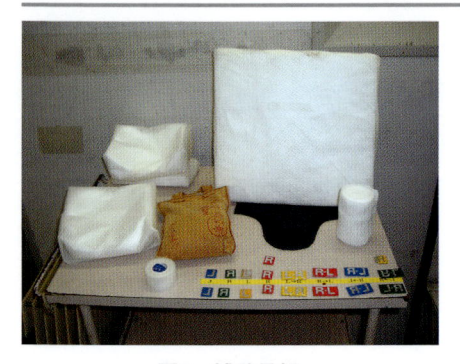

図2　補助具棚
各マーカー，枕，テープ，包帯，生殖腺防護板，砂袋，発泡スチロール（大中小），リスホルム棚

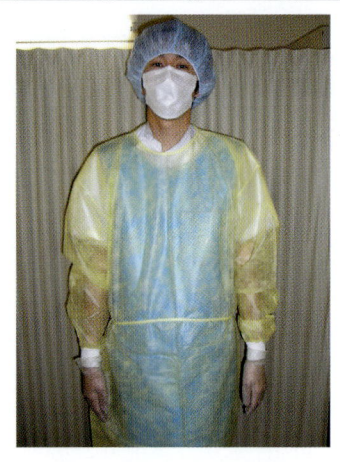

図3　汚染予防の検査着
手袋，マスク，帽子，汚染予防衣，プロテクタの着用

■ 安全管理

　安全管理者は放射線業務が円滑に行われるよう常に全体の把握と融和を図り，日常業務が適切に行われるような体制づくりをする．大まかな安全管理は，①放射線の適正な安全管理，②放射線機器の安全管理，③感染症に対する安全管理，の3つの項目に分けられる．

　これらの項目を放射線部門内で定期的に管理できるよう，マニュアルの整備や教育指導を行うことが大切である．機器を安全に正しく使用し，性能の保守や管理を徹底し，機器の持っている最良の画像を引き出せるようにしなければならない．

（1）放射線の適正な安全管理

　撮影法の統一化や技師間でのトレーニングは，再撮を防ぐことができるためそれぞれの施設で取り決めを話し合うことが重要である．また，撮影条件が適正に使用されていることを確認し合う．患者の被ばく線量の低減を常に考え，放射線検査に対する恐怖心，不安感を和らげるようにやさしい医療の実践に心がけたい．術者の被ばく線量の低減も同様に考え，放射線防護の三原則（距離・時間・遮へい）に努め，被ばく線量の管理（透視

時間の記載,撮影条件の記載など),安全教育の定期的な実施が必要となる.安全管理者は管理体制の確立に努める.

(2) 放射線機器の安全管理

　始業時点検,終業時点検,機器申し送り事項,日常点検チェックシートの作成など,記録に残し管理することが重要である.その他,管電圧,管電流,撮影時間など表示された数値が正しいか,光照射野と実照射野のずれはないか,X線絞りは適正に動作するかなど,放射線が適正に出力されていることを定期的にチェックする必要がある.また,想定される訓練を実施する.たとえば,取り扱いマニュアル,緊急時マニュアルの作成,緊急時の待避手順や故障時の連絡方法の確認を行い,非常事態になっても慌てないよう組織的な管理体制を整えることが大切である.

(3) 感染に対する安全管理

　感染の予防として,手袋,マスク,予防着,予防シーツ,予防袋や手の消毒(水洗＋消毒液)の準備,汚染された場合の消毒準備など,感染に対する正しい予防知識の教育を定期的に行う.感染予防対策委員会の設置が望まれる.

■救急カート

　救急医療に臨む診療放射線技師は,チーム医療の一員として活躍しなければならないため,救命用機材や薬剤についての知識が必要となる.災害医療センターでの救急カートの機材定数,薬剤定数について紹介する(図4).

使用上の取り決め

　①各棚に入っている品類の名前がわかるようにシールで表記する.
　②各棚の全リストがわかるようにする.
　③定数を決め欠品がないよう管理者は定期的にチェックし,終了時に黄テープにて封帯する.
　④鍵をかけて保管する.

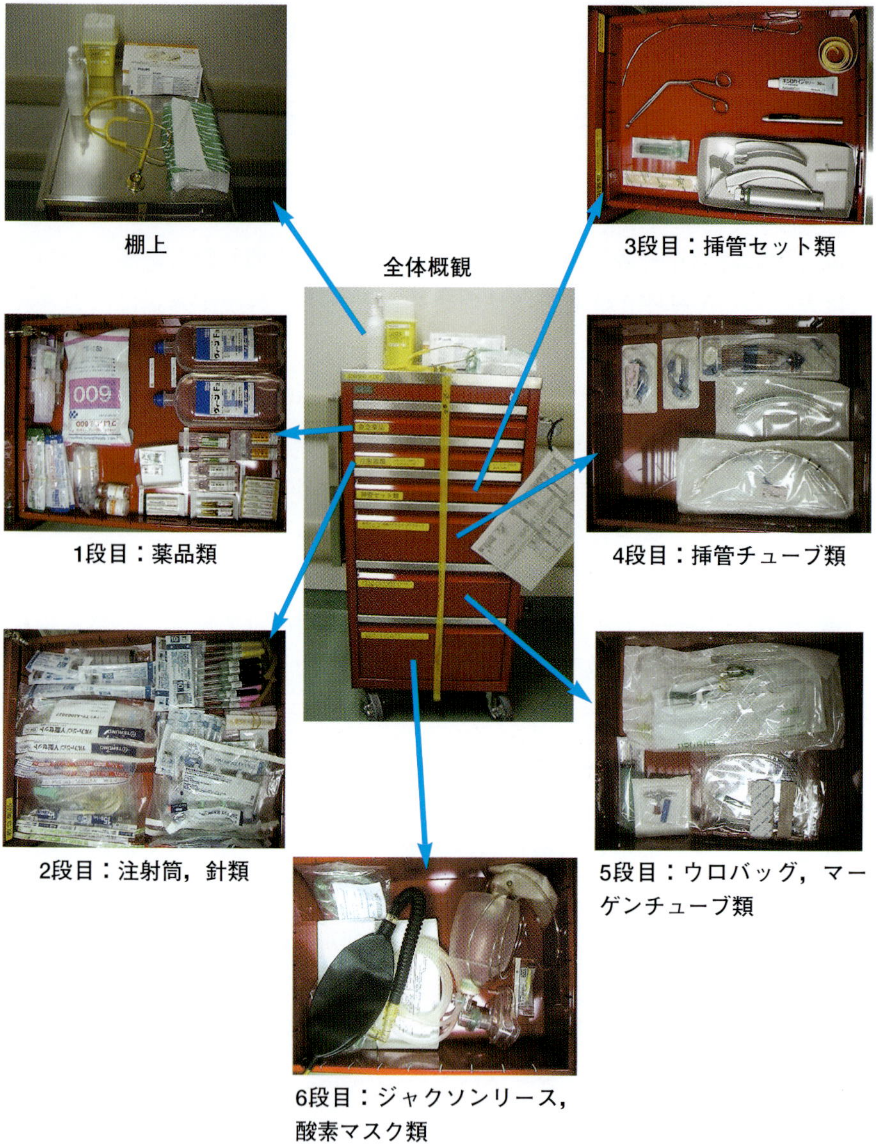

棚上

3段目：挿管セット類

全体概観

1段目：薬品類

4段目：挿管チューブ類

2段目：注射筒，針類

5段目：ウロバッグ，マーゲンチューブ類

6段目：ジャクソンリース，酸素マスク類

図4　救急カート

次に紹介するように，救急カートの定数表を作成するとよい．

【カート上】

ワンショットプラス		1
針ポイ		1
モニター電極		1
ヒビスコールジェル		1
プラスチック手袋	S	1
	M	1
ステート		1

【カート横】

吸引カテーテル	適
蘇生板	1

【1段目】

大塚生食注	20mL	2
大塚蒸留水注	20mL	2
大塚糖液50%	20mL	
7%メイロン	20mL	2
ペルジピン	2mg	2
ノルアドレナリン	1mg	2
ボスミン	1mg	5
エピネフリン注0.1%シリンジ	1mg/1mL	5
アトロピン注0.05%シリンジ	0.5mg/1mL	2
リドカイン静注用2%シリンジ	100mg/5mL	2
ソルメドロール	500mg	1
ニトロペン舌下錠		2
バファリン	81mg	2
ヴィーンF	500mL	2
プレドパ600	200mL	1

資料

【2段目】

注射器	1mL	5
	2.5mL	5
	5mL	5
	10mL	5
	20mL	5
	50mL	1
血ガスキット		3
成人用輸液セット		2
ポンプ用輸液セット		2
輸血用Y型セット		2
サーフロー	18G	5
	20G	5
	22G	5
JMS注射針	18G	5
JMS注射針	26G	5
3方活栓		2
3方活栓	3連	2
3活付延長チューブ		2
JMS延長チューブ		4
サフィード延長チューブ		2
保護栓		5
駆血帯		1

【3段目】

喉頭鏡		1
ブレード	3号	1
	4号	1
マギール		1
スタイレット	大	1
開口器		1
キシロカインゼリー		1

カフ用・緑シリンジ	10mL	1
バイドブロック		1
ペンライト		1
固形用テープ		1
舌圧子		1
【4段目】		
挿管チューブ	6.0	2
	7.0	2
	8.0	2
ボーカレート	6.0	1
	7.0	1
経鼻エアウェイ	7.0	1
ミニトラック		1
【5段目】		
胃管カテーテル	14Fr	1
	16Fr	1
	18Fr	1
胃管用3方活栓		1
50ccカテーテルチップ		1
ウロバッグ	ショート	1
固定用テープ		適
【6段目】		
バッグバルブマスク		1
ジャクソンリース		1
フィルタ		1
酸素延長チューブ		2
サフィードコネクタ		1
リザーバーマスク		1

■装置・機器故障時の対応（図5）

```
                    装置の故障
                   ↙        ↘
          平日の対応         休日・当直時の対応
              ↓                   ↓
   1. モダリティの担当主任に報告する    1. メーカーに連絡する
              ↓                   ↓
   2. モダリティの担当主任は，技師    2. 技師長・副技師長に報告し
      長・副技師長に報告し指示を仰ぐ      指示を仰ぐ
              ↓                   ↓
   3. モダリティの担当主任がメーカー   3. 後日，モダリティの担当主
      に連絡する                         任に報告する
```

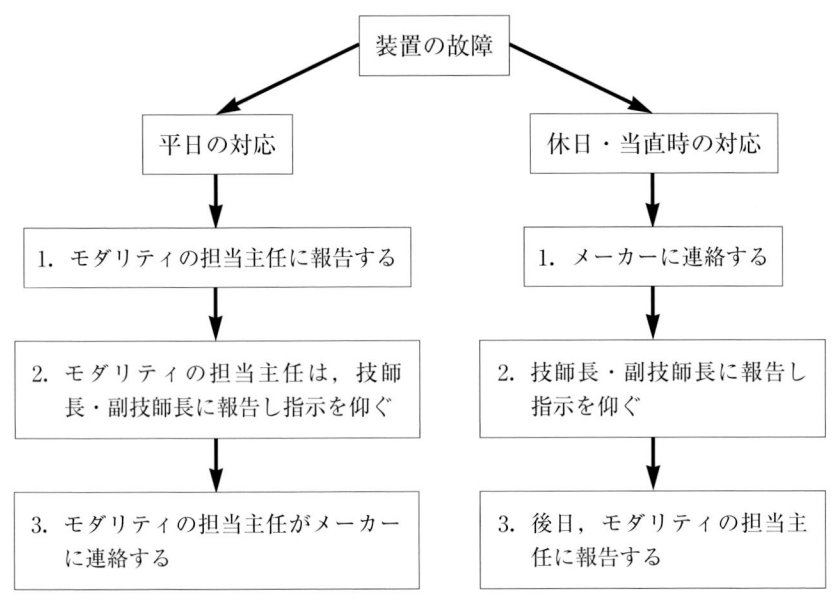

図5 装置・機器故障時の対応

（1）装置・機器の故障時の初期対応
　①まず始めに装置・機器の動作確認を行う．
　②動作確認後，装置・機器が復帰しない場合，モダリティ担当主任に連絡する．
　③モダリティ担当主任はもう一度動作確認を行い，故障の場合メーカーに連絡し電話対応で装置・機器の復帰が可能かどうか確認する．
　④電話対応での復帰が無理な場合，技師長・副技師長に報告し指示を仰ぐ．
　⑤モダリティ担当主任は，技師長・副技師長の指示によりもう一度メーカーに連絡し修理依頼を行う．
　⑥可能であれば，修理費の見積もりを聞く．

(2) 装置・機器の故障修理中の対応
　①故障時のモダリティ担当者もしくは担当主任が修理の立ち会いをする．
　②修理時間が長くかかり最後まで立ち会えない場合，夜勤者に申し送る．申し送る場合，装置・機器の（故障発生日時・故障内容・故障処置など）について詳しく申し送ること．
　③故障修理完了後，サービスマンから報告を受ける．報告内容については，（故障原因，修理内容，交換部品，修理完了か様子見かどうか，修理費）などについて詳しく聞くこと．
　④使用工具の確認（サービスマンが機器の上などに忘れないために）
　⑤修理報告書にサインする．
　⑥技師長に報告する．

■インシデント・アクシデント

　インシデントとは，事故には至らないまでも「ひやり」もしくは「はっと」したこと．つまり未遂で終わった事故のことである．きわめて重大なミスや致命的な過失を犯していたとしても，結果として事故に至らなければ，それはインシデントになる．医療現場では，対象者に傷害が発生してしまうなど，事故に至ってしまったことをいわゆる医療事故としている．
　インシデントの発生状況は，身体的・精神的に分類される．それぞれの具体例を紹介する．
(1) 身体に及ぼすもの
　①検査時の転倒，転落
　②使用機器の接触，挟み込み，衝突
　③検査対象患者取り違え，検査手技間違え
　④針刺し，造影剤使用によるトラブル
　⑤誤照射，事故被ばく，その他
(2) 精神に及ぼすもの
　①検査機器故障，使用薬品不備による検査中止
　②予約上の手違い，システム障害による検査遅延および延期

③検査開始遅延によるトラブル
④接遇トラブル
⑤盗難，紛失，その他

図6にインシデント・アクシデントの対応方法を示す．

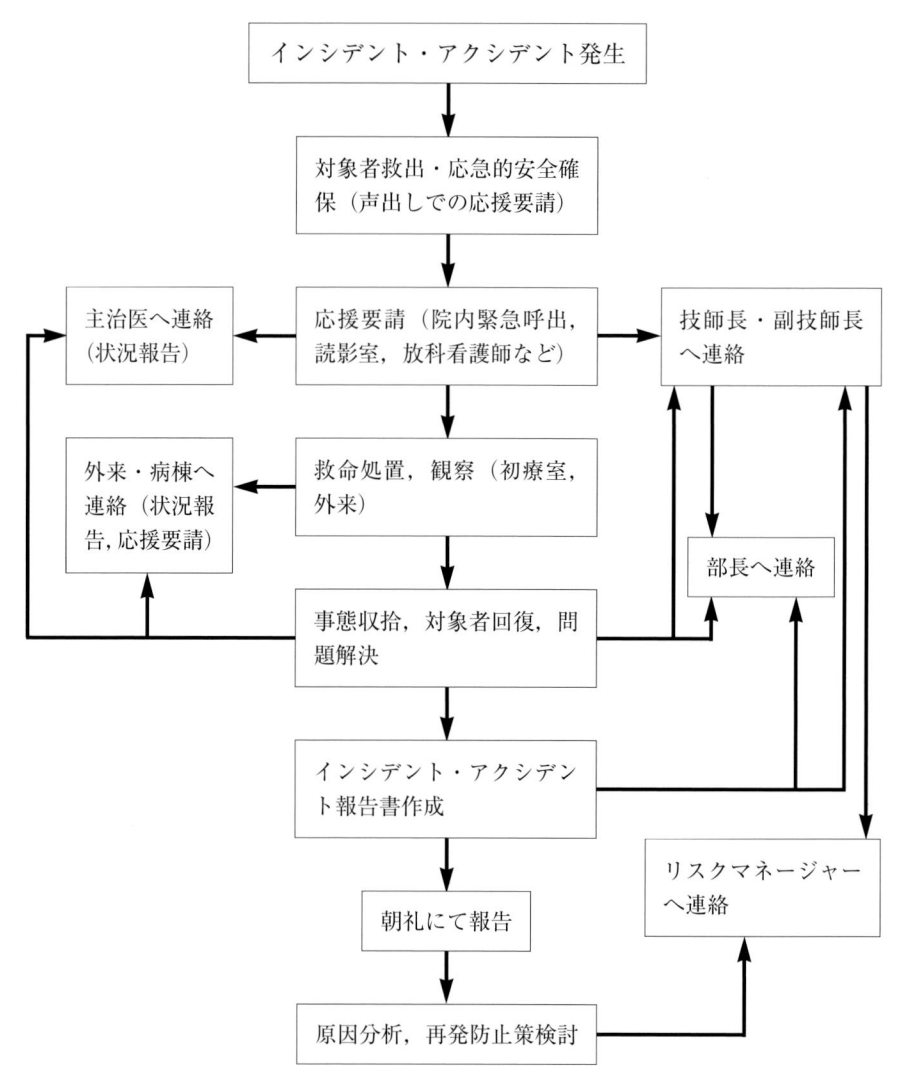

```
                インシデント・アクシデント発生
                            ↓
                対象者救出・応急的安全確
                保（声出しでの応援要請）
                            ↓
  主治医へ連絡  ← 応援要請（院内緊急呼出， →  技師長・副技師長
  （状況報告）     読影室，放科看護師など）    へ連絡
                            ↓
  外来・病棟へ  ← 救命処置，観察（初療室，
  連絡（状況報     外来）                    部長へ連絡
  告,応援要請）              ↓
                事態収拾，対象者回復，問
                題解決
                            ↓
                インシデント・アクシデン
                ト報告書作成
                            ↓
                朝礼にて報告               リスクマネージャー
                            ↓              へ連絡
                原因分析，再発防止策検討
```

図6　インシデント・アクシデント対応フローチャート

■地震防災システムにおける放射線科の対応

(1) 地震防災システム

　気象庁から配信される緊急地震速報を利用し，設定震度以上の揺れが予測される地震のときに，主要動（S波）到達前に「非難モード」を起動し，院内放送を通じて病院職員向けに地震情報の自動放送を行い，地震防災を支援するシステムである．

(2) 緊急地震速報

　地震が発生すると震源からP波とS波が同時に放出されるが，速度の速いP波が先に地震計に到達する．これを気象庁のコンピュータが震源位置，マグニチュード，発震時刻を計算しユーザーに配信する．新たに到着したP波情報を加えて次々と震源情報を配信する．

(3) 緊急地震速報の院内における活用

　①エレベーターの最寄り階での緊急停止と開扉，②院内放送：警報音に続いて「まもなく揺れます」，「あと10秒で揺れます」等，③パトライト，④職員召集．

(4) 放射線科における対応

　緊急地震速報の放送があった場合は速やかに検査を緊急停止し，ドアを開け，ベッドの退避などにより患者の転落防止の措置を講ずる．このとき患者には地震速報による措置である旨を説明しながら行うこと（図7）．

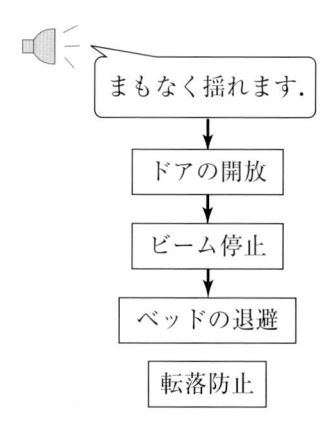

図7　緊急地震速報後の対応

■ 造影剤の副作用

不測の事態に備え，必ず救急処置の準備セットを常備しておく．造影剤により，①脳・脊髄腔内に投与すると重篤な副作用が発現する場合，②ショック等の重篤な症状（0.04％）が現れることがある．

最近の造影剤はほとんど非イオン性造影剤なので，副作用の発現は少なくなった．しかし，副作用は造影剤の量に関係なく発現する（約3％）．

副作用には，大きく分けると2種類のタイプがある．

(1) 即時性副作用

ショック症状で，死に至る場合がある．造影剤のショック症状は，悪心，嘔吐などの軽度なものから，重篤なものでは血圧低下，呼吸抑制が起き，発見・手当が遅れると死亡の可能性もある．

(2) 遅発性副作用

造影剤を投与して数時間経過（場合によっては数日）して起こるもので，ショックを示す場合や発疹，浮腫，蕁麻疹，掻痒感，悪心，嘔吐などが起こる場合がある．

■ 造影剤投与時の注意と対応方法

検査前の説明ではできるだけ食止めにする．食べ物が消化管に残っているときれいな画像が得られないこと，加えて思わぬ嘔吐物による窒息を防ぐためである．食べたばかりの患者には造影を施行しないようにする．

(1) 造影剤投与前の説明

アレルギーの既往がないか検査直前にもう一度確認する（アレルギーがある人は，ない人に比べて約2倍リスクが高くなるため再確認が必要）．特に，喘息がないことを確認する（喘息がある人は，ない人に比べて約8倍リスクが高くなる）．「造影剤を注入すると体の芯が熱くなることがありますよ」と十分説明する（もし，造影剤禁忌の疾患なのに，医師がそれと知らずに造影CTをオーダーしてきているなら，ここで造影検査を中止にする．医師の出す指示は必ずしも正しくないこともあるので確認する）．特に，CT撮影時に問題となるのは即時性副作用である．撮影時に患者の状態をよ

く観察する．少しでも不穏な状況，呼吸の乱れがあったら声がけをする．また悪心，嘔吐のため，胃の内容物が気管に詰まって窒息する場合もあるので注意が必要である．

(2) 造影剤の注入に際して

血管の破綻に注意し，かつ患者の容態に十分注意する．吐き気や呼吸の乱れはないか，十分に観察する．なおインジェクタの取り扱いが正しいか確認する．

もし副作用が起きても決して慌てない．医師や看護師などに連絡が取れるよう，院内の緊急連絡先をあらかじめ整備しておく．造影剤の注入をただちにストップし，原因薬物のそれ以上の体内流入を防ぐ．静脈に入っているライン自体は決して抜かないようにする（副作用が発症している場合に静脈を確保するのは困難なので絶対に抜かない．そこから昇圧剤やステロイド剤をすぐに注入できる）．

呼吸停止しているようなら，心肺蘇生術，人工呼吸を，一番近くにいる検者である"あなたが"行うべきである．「診療放射線技師は，医療行為はできません」などといって逃げないようにする．副作用の起きている患者の運命は検者が握っている．心肺蘇生術は，数分呼吸が止まっていたら，蘇生率はきわめて低い．医師が来るまで，診療放射線技師は，薬剤の注入や挿管など，直接の医療行為はできないが，救急医療具の準備，周りの整理，連絡係など協力できることは協力する．医師に造影剤の注入量や，そのときの状態も伝える．発見・処置が早いことが，救命につながる．

近年の問題として，遅発性副作用というものがある．CT撮影時に具合が悪くなるのではなく，外来診察棟に帰る途中や帰宅時，あるいは検査翌日に症状が出ることもある．放射線部の廊下で気分が悪い人がいたときには，造影剤を投与したか（形跡があるか）どうかも確認する．

(3) 造影剤の皮下への大量流出

ダイナミックCTなど，造影剤の急速注入が必要とされる場合は，留置針での血管確保をする．注入時には，穿刺部をモニタで，インジェクタ圧を観察する．異常があったらインジェクタをすぐに停止する．インジェクタ

が動いているのに，造影効果がない（あるいは弱い）なら穿刺部に漏れている可能性があるので確認する．

　もし造影剤の皮下への大量漏出が起こったら，急いで造影剤の注入を停止する．患部の様子を観察し，大量に漏れているようなら，すぐに医師に連絡する．皮下に相当量の造影剤が漏出し，患者が疼痛を訴えた場合は，①局所を圧迫すると同時に，局所を数分間暖める（浸透性を高める），②局所を1時間程度冷却する（局所の炎症を抑える）．まったく疼痛が引かない場合，手関節に腫脹が及んでしまった場合は，減張切開などの方法を取らねばならないため，医師に連絡する．

　図8に造影剤使用時の注意を，図9に造影剤副作用発現時の対応方法をそれぞれ示す．

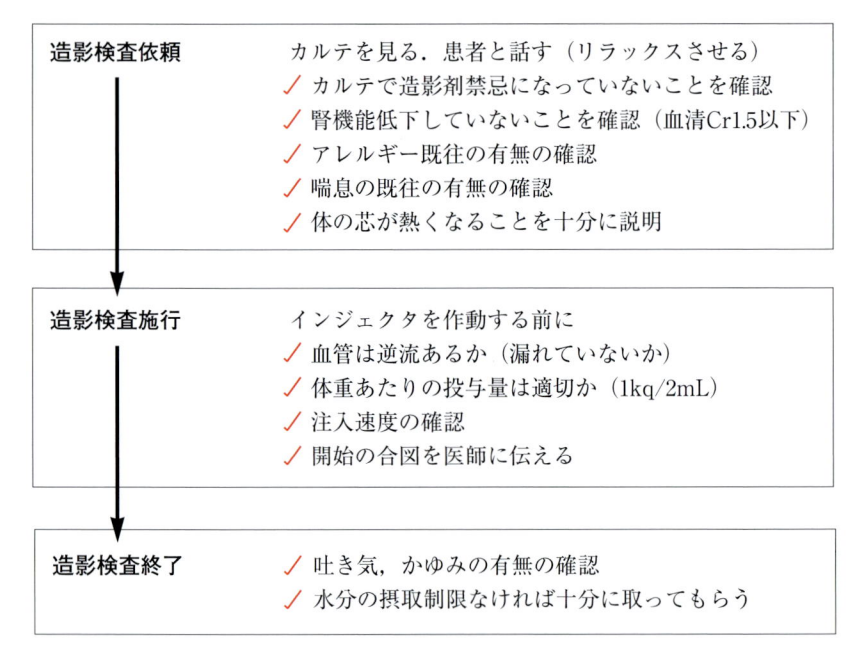

造影検査依頼	カルテを見る．患者と話す（リラックスさせる） ✓ カルテで造影剤禁忌になっていないことを確認 ✓ 腎機能低下していないことを確認（血清Cr1.5以下） ✓ アレルギー既往の有無の確認 ✓ 喘息の既往の有無の確認 ✓ 体の芯が熱くなることを十分に説明
造影検査施行	インジェクタを作動する前に ✓ 血管は逆流あるか（漏れていないか） ✓ 体重あたりの投与量は適切か（1kg/2mL） ✓ 注入速度の確認 ✓ 開始の合図を医師に伝える
造影検査終了	✓ 吐き気，かゆみの有無の確認 ✓ 水分の摂取制限なければ十分に取ってもらう

図8　造影剤使用時の注意

軽症：放射線科　注射当番医	✓ かゆみ，蕁麻疹の有無 ✓ くしゃみの有無 ✓ 吐き気の有無 ✓ カルテに記載する 　30分から1時間ほど様子を注意深く見守る

重症：院内緊急呼出 　　　放射線科　注射当番医	嘔吐，悪心，顔面蒼白，血圧低下などが起きたら ✓ 造影剤の注入ストップ ✓ 救急カートの準備 ✓ 院内緊急コール ✓ 医師，看護師，とにかく人を集める

軽症，重症にかかわらず副作用報告書の作成を行うこと

図9　造影剤副作用発現時の対応方法

■診療フローチャート

【頭部疾患（意識障害）】

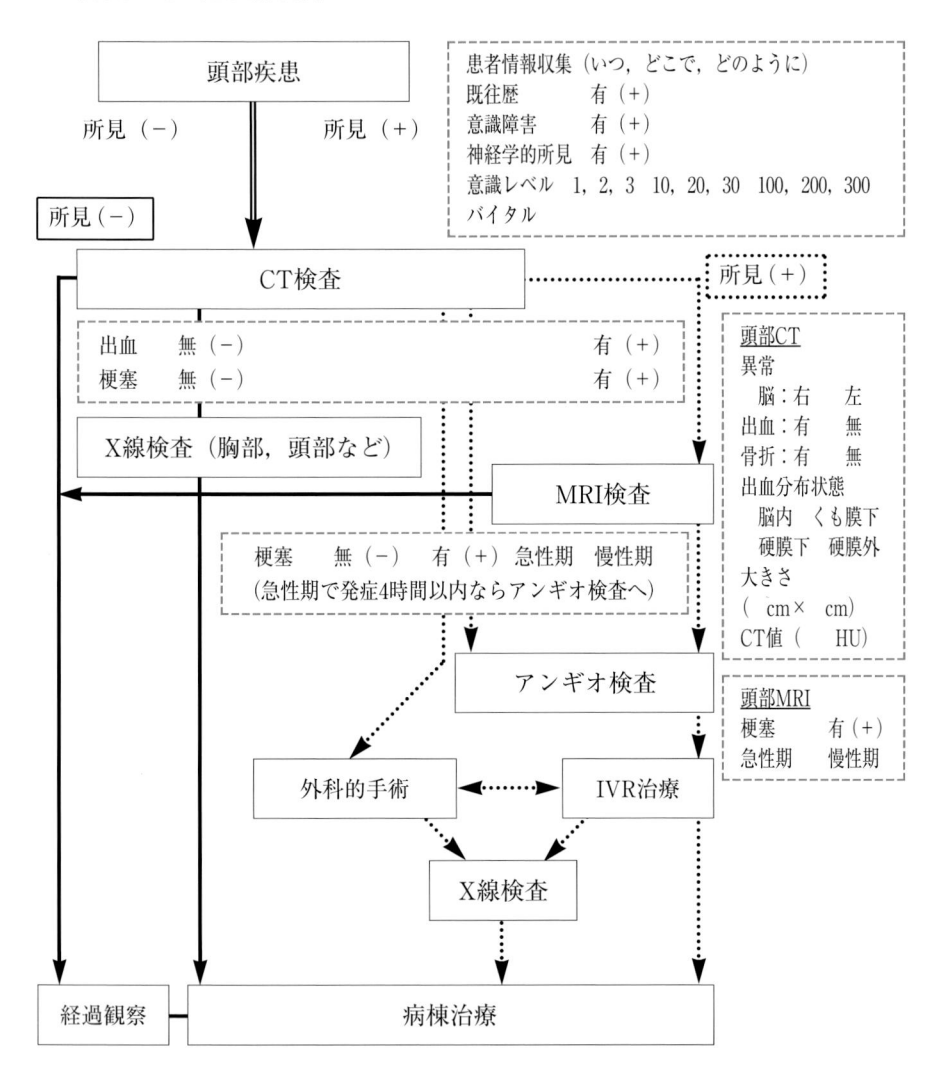

```
                    頭部疾患
        所見（-）  ↓↓  所見（+）
所見（-）           ↓
    ↓              CT検査 ········ 所見（+）
    ↓
    出血  無（-）           有（+）
    梗塞  無（-）           有（+）

    X線検査（胸部，頭部など）
                    MRI検査
    梗塞  無（-）  有（+）  急性期  慢性期
    （急性期で発症4時間以内ならアンギオ検査へ）

                    アンギオ検査
        外科的手術  ⇔  IVR治療
                    X線検査

    経過観察        病棟治療
```

患者情報収集（いつ，どこで，どのように）
既往歴　　　　有（+）
意識障害　　　有（+）
神経学的所見　有（+）
意識レベル　1，2，3　10，20，30　100，200，300
バイタル

頭部CT
異常
　脳：右　　左
　出血：有　無
　骨折：有　無
出血分布状態
　脳内　くも膜下
　硬膜下　硬膜外
大きさ
（　cm×　cm）
CT値（　HU）

頭部MRI
梗塞　　　有（+）
急性期　慢性期

所見（-）　——→
所見（+）　········▶

【頭部疾患（外傷）】

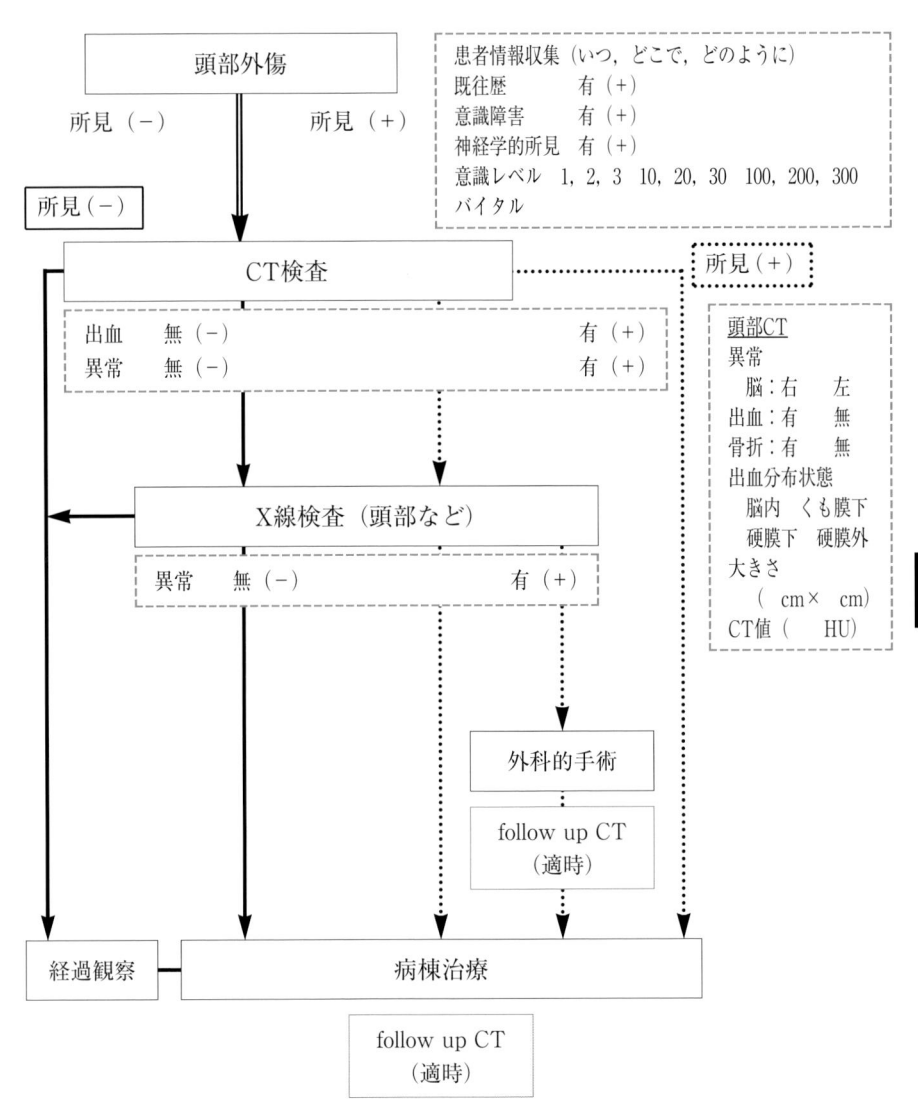

```
          頭部外傷
       ↙         ↘
  所見（−）      所見（+）
                    ↓
所見（−）       CT検査 ················ 所見（+）
     ↑    ┌─────────────────────────┐
     │    │ 出血  無（−）    有（+）│
     │    │ 異常  無（−）    有（+）│
     │    └─────────────────────────┘
     │           ↓         ↓
     │      X線検査（頭部など）
     │    ┌─────────────────────────┐
     │    │ 異常  無（−）    有（+）│
     │    └─────────────────────────┘
     │           ↓         ↓
     │                 外科的手術
     │                     ↓
     │                follow up CT
     │                  （適時）
     ↓           ↓         ↓
  経過観察    病棟治療
                ↓
          follow up CT
            （適時）
```

患者情報収集（いつ，どこで，どのように）
既往歴　　　　　有（+）
意識障害　　　　有（+）
神経学的所見　　有（+）
意識レベル　1, 2, 3　10, 20, 30　100, 200, 300
バイタル

頭部CT
異常
　脳：右　　左
　出血：有　　無
　骨折：有　　無
　出血分布状態
　　脳内　くも膜下
　　硬膜下　硬膜外
　大きさ
　　（　cm×　cm）
CT値（　HU）

【多発外傷疾患】

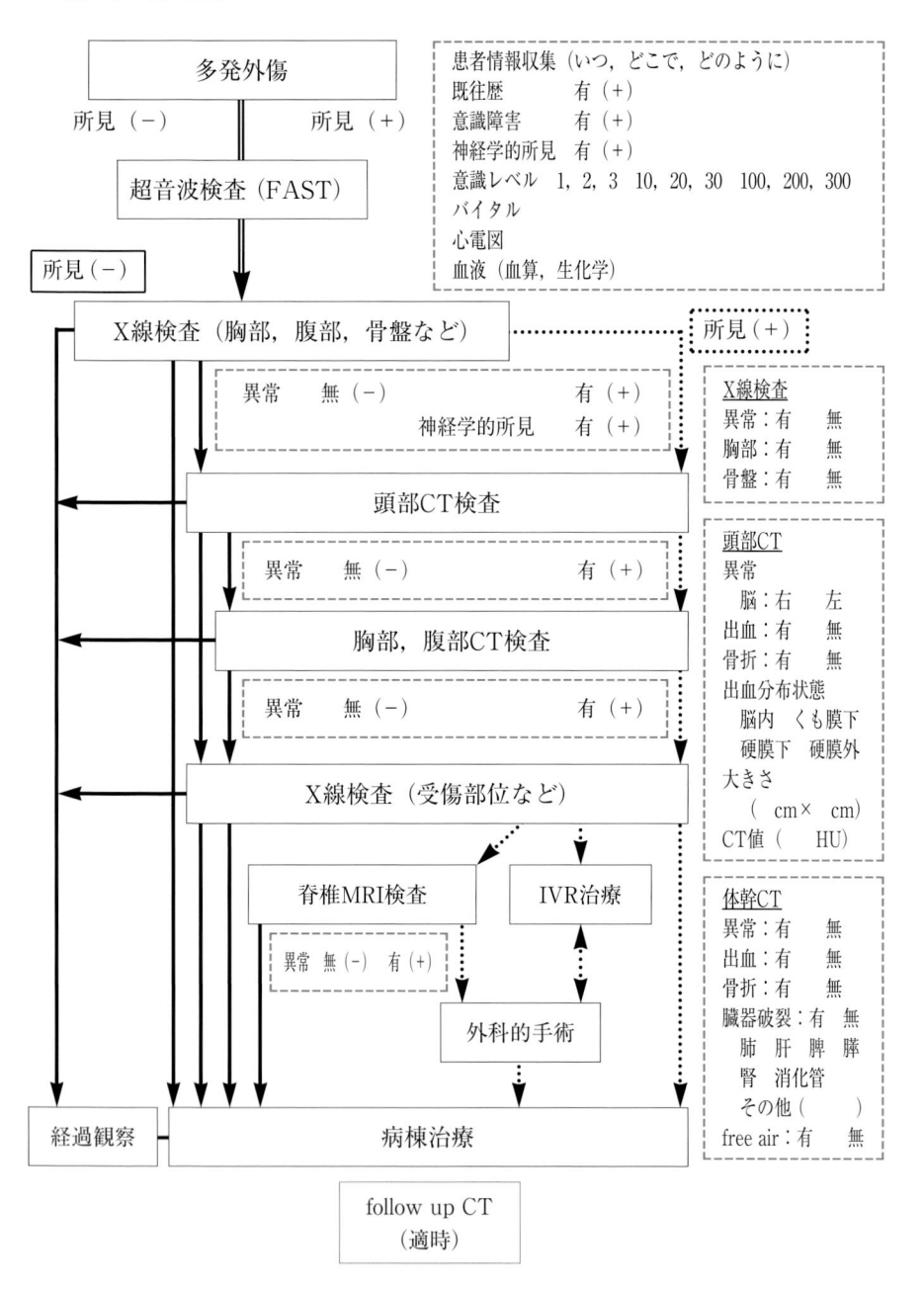

```
                多発外傷
     所見（−）  ┃   所見（＋）
              ┃
       超音波検査（FAST）
              ┃
所見（−）     ┃
              ▼
       X線検査（胸部，腹部，骨盤など） ·········→ 所見（＋）
              ┃
       ┌─────────────────────────┐
       │ 異常  無（−）       有（＋） │
       │       神経学的所見  有（＋） │
       └─────────────────────────┘
              ▼
           頭部CT検査
       ┌─────────────────────────┐
       │ 異常  無（−）       有（＋） │
       └─────────────────────────┘
              ▼
        胸部，腹部CT検査
       ┌─────────────────────────┐
       │ 異常  無（−）       有（＋） │
       └─────────────────────────┘
              ▼
       X線検査（受傷部位など）
              ┃
     ┌────────┴────────┐
     ▼                  ▼
  脊椎MRI検査         IVR治療
  異常 無(−) 有(+)       │
                         ▼
                      外科的手術
                         │
     経過観察         病棟治療
                         │
                         ▼
                   follow up CT
                     （適時）
```

患者情報収集（いつ，どこで，どのように）
既往歴　　　　　有（＋）
意識障害　　　　有（＋）
神経学的所見　　有（＋）
意識レベル　1，2，3　10，20，30　100，200，300
バイタル
心電図
血液（血算，生化学）

X線検査
異常：有　無
胸部：有　無
骨盤：有　無

頭部CT
異常
　脳：右　左
出血：有　無
骨折：有　無
出血分布状態
　脳内　くも膜下
　硬膜下　硬膜外
大きさ
　（　cm×　cm）
CT値（　　HU）

体幹CT
異常：有　無
出血：有　無
骨折：有　無
臓器破裂：有　無
　肺　肝　脾　膵
　腎　消化管
　その他（　　　）
free air：有　無

【胸部，心疾患】

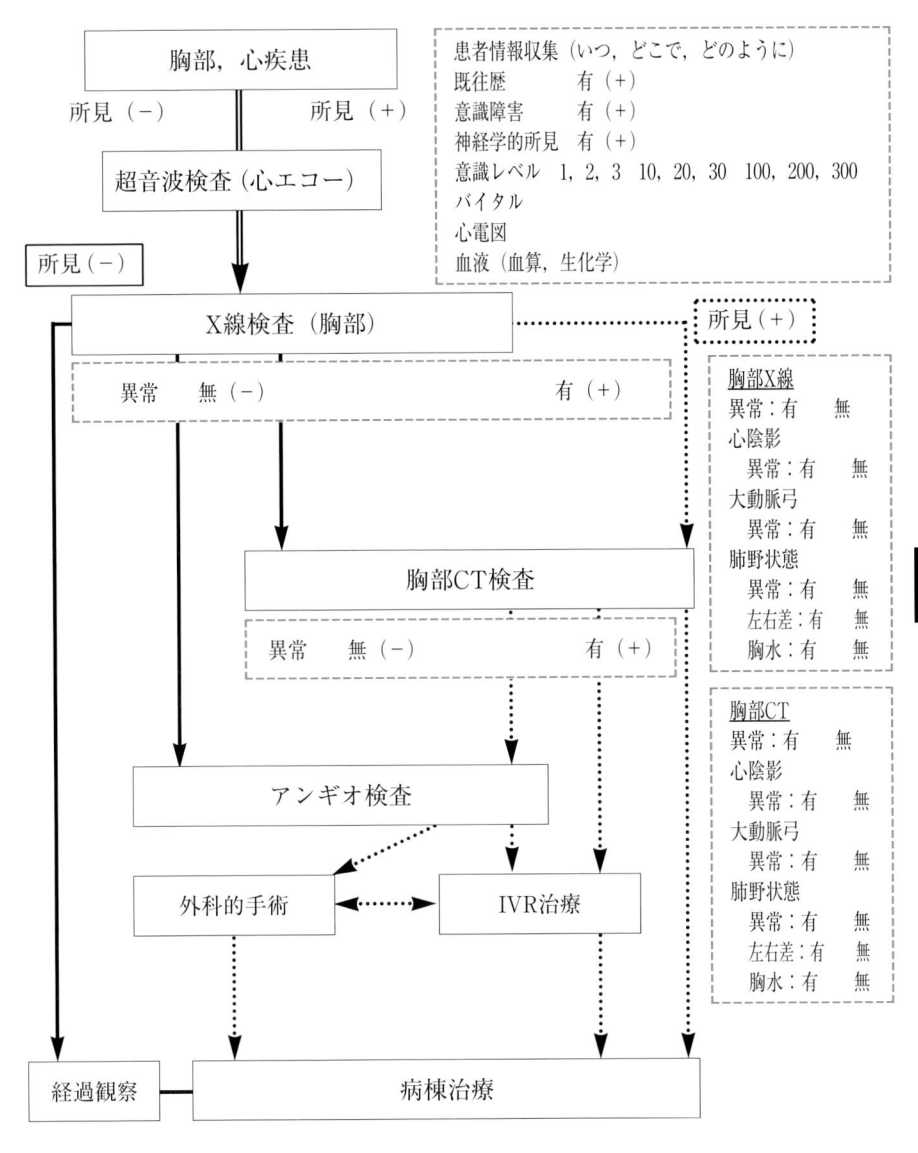

```
                胸部，心疾患
         ┌──────────┴──────────┐
       所見（−）              所見（+）
         │                      │
         │              超音波検査（心エコー）
         │                      │
    所見（−）                    │
         └──────────┬───────────┘
                    ↓
              X線検査（胸部）  ·········→  所見（+）
         ┌──────────┴──────────┐
      異常　無（−）           有（+）
         │                      ↓
         │                 胸部CT検査
         │              ┌────┴────┐
         │          異常　無（−）   有（+）
         │              │          │
         ↓              ↓          │
              アンギオ検査          │
         ┌────┴────┐               │
         ↓         ↓               │
     外科的手術 ←·····→ IVR治療
         │         │               │
         ↓         ↓               ↓
     経過観察       病棟治療
```

患者情報収集（いつ，どこで，どのように）
既往歴　　　　　有（+）
意識障害　　　　有（+）
神経学的所見　　有（+）
意識レベル　1, 2, 3　10, 20, 30　100, 200, 300
バイタル
心電図
血液（血算，生化学）

胸部X線
異常：有　　無
心陰影
　異常：有　　無
大動脈弓
　異常：有　　無
肺野状態
　異常：有　　無
　左右差：有　　無
　胸水：有　　無

胸部CT
異常：有　　無
心陰影
　異常：有　　無
大動脈弓
　異常：有　　無
肺野状態
　異常：有　　無
　左右差：有　　無
　胸水：有　　無

【急性腹症：上腹部（肝，胆嚢，膵臓，脾臓，腎臓）】

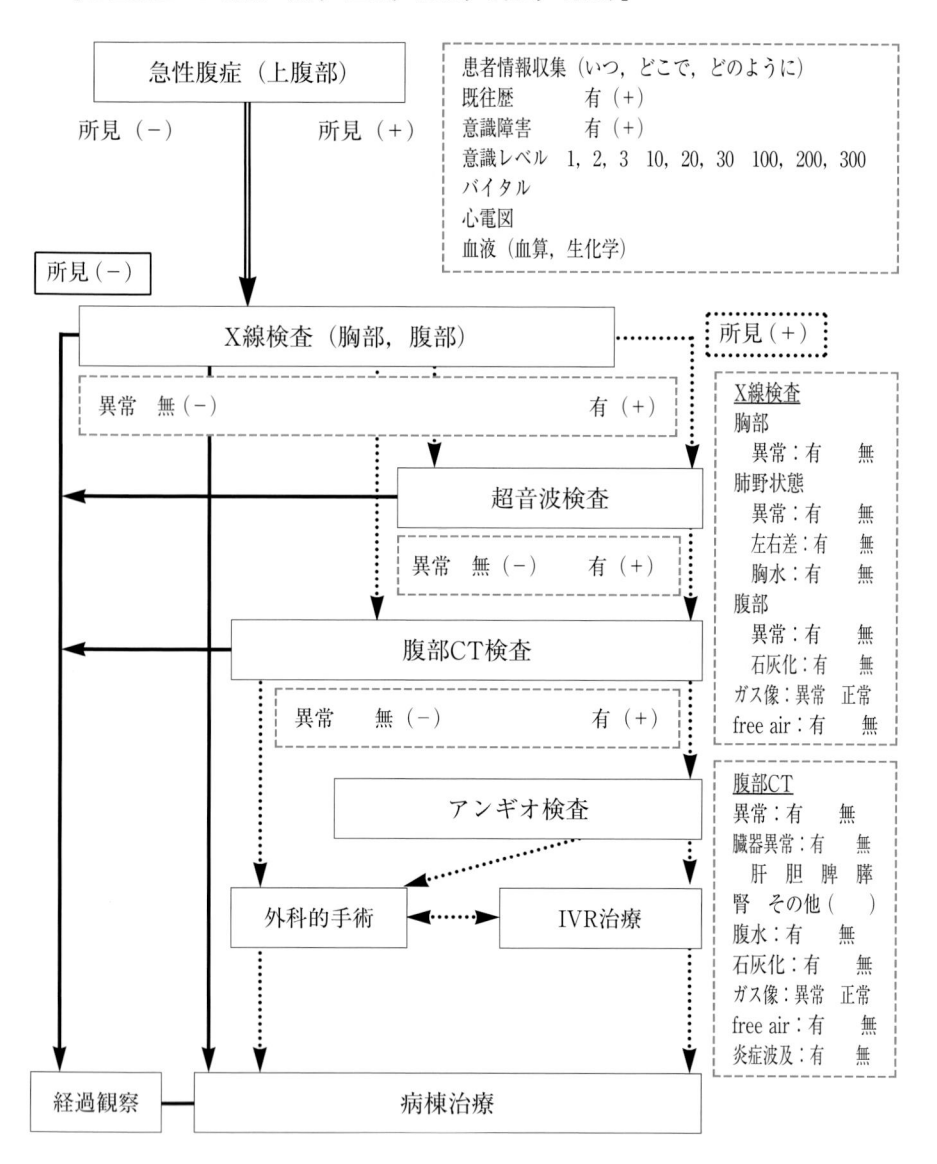

```
急性腹症（上腹部）
  │
  ├─所見(-)      所見(+)─→
  │              │
  │              ↓
  ↓         X線検査（胸部，腹部）……→ 所見(+)
所見(-)         │
  │        異常 無(-)   有(+)
  │              │
  │              ↓
  │         超音波検査
  │              │
  │        異常 無(-)   有(+)
  │              │
  │              ↓
  │         腹部CT検査
  │              │
  │        異常 無(-)   有(+)
  │              │
  │              ↓
  │         アンギオ検査
  │              │
  ↓         ↓    ↓
  経過観察  外科的手術 ←→ IVR治療
           │
           ↓
         病棟治療
```

患者情報収集（いつ，どこで，どのように）
既往歴　　　有（+）
意識障害　　有（+）
意識レベル　1，2，3　10，20，30　100，200，300
バイタル
心電図
血液（血算，生化学）

X線検査
胸部
　異常：有　無
肺野状態
　異常：有　無
　左右差：有　無
　胸水：有　無
腹部
　異常：有　無
　石灰化：有　無
　ガス像：異常　正常
　free air：有　無

腹部CT
異常：有　無
臓器異常：有　無
　肝　胆　脾　膵
　腎　その他（　）
腹水：有　無
石灰化：有　無
ガス像：異常　正常
free air：有　無
炎症波及：有　無

【急性腹症：下腹部（消化器，骨盤腔）】

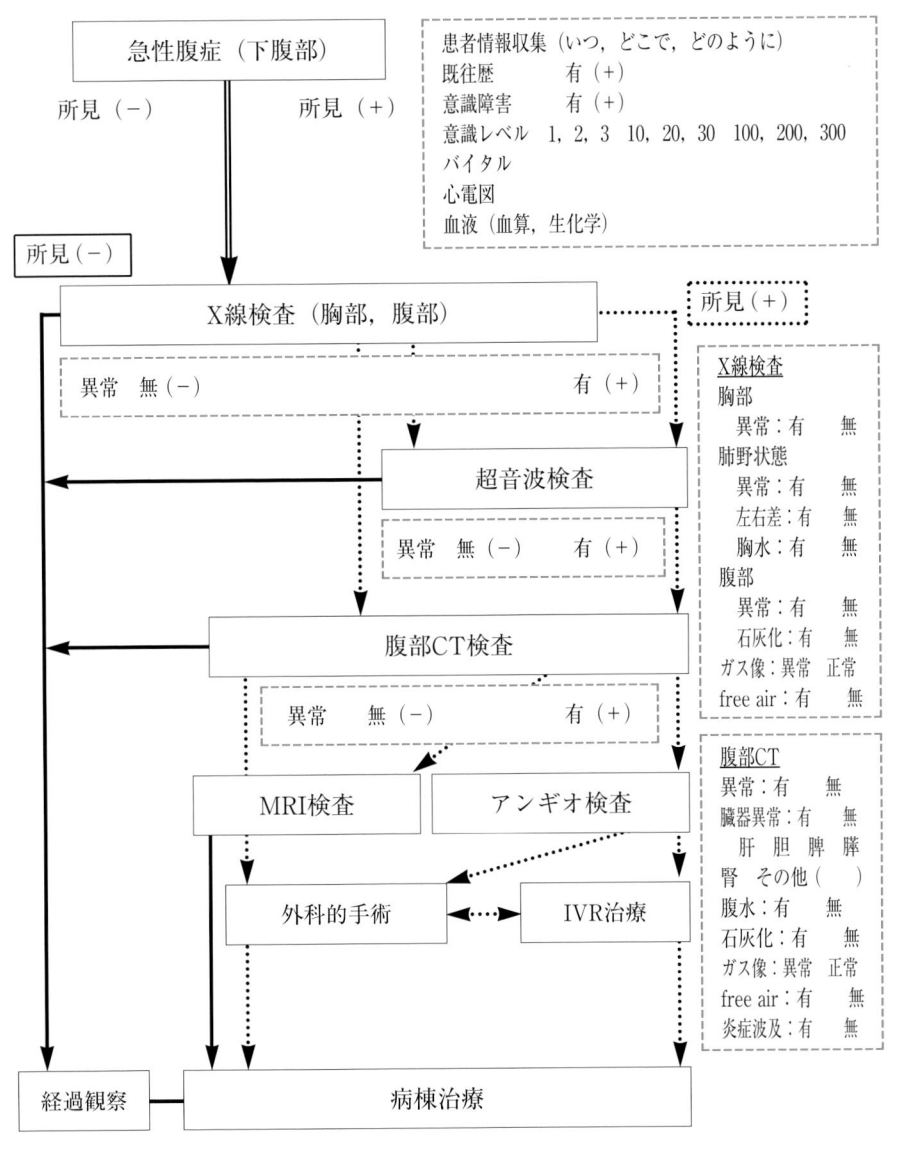

```
急性腹症（下腹部）
   │
  所見（−）    所見（+）
   │            ║
   ▼            ▼
[所見（−）]

X線検査（胸部，腹部）  ……→ [所見（+）]

   異常 無（−）    有（+）
                    │
                    ▼
               超音波検査
               異常 無（−）  有（+）
                             │
                             ▼
                        腹部CT検査
                        異常 無（−）  有（+）
                                      │
                             ┌────────┴────────┐
                             ▼                 ▼
                         MRI検査          アンギオ検査
                             │                 │
                             ▼                 ▼
                         外科的手術 ←…→ IVR治療

経過観察          病棟治療
```

患者情報収集（いつ，どこで，どのように）
既往歴　　　　有（+）
意識障害　　　有（+）
意識レベル　1, 2, 3　10, 20, 30　100, 200, 300
バイタル
心電図
血液（血算，生化学）

X線検査
胸部
　異常：有　無
　肺野状態
　異常：有　無
　左右差：有　無
　胸水：有　無
腹部
　異常：有　無
　石灰化：有　無
　ガス像：異常　正常
　free air：有　無

腹部CT
異常：有　無
臓器異常：有　無
　肝　胆　脾　膵
　腎　その他（　）
腹水：有　無
石灰化：有　無
ガス像：異常　正常
free air：有　無
炎症波及：有　無

■ 索　引 ■

〔あ〕

アウトレット ……………… 178, 179, 202
アクシデント ……………………… 327, 328
圧迫骨折 ……………………………… 171, 172
アデノイド ………………………………………… 96
アテローム血栓性梗塞 ……… 126, 128
安全管理 ……………………………… 320, 321
胃十二指腸潰瘍穿孔 ……………………… 45
胃損傷分類 …………………………………… 70
異物（誤嚥） ………………………………… 21
イヤーロッド ……………………………… 100
インシデント ……………………… 327, 328
インレット ………………… 178, 179, 202
ウォーターズ（Waters） … 80〜83, 85, 112
横骨折 ………………………………………… 315

〔か〕

外傷性くも膜下出血 …………………… 120
外傷性大動脈損傷 ………………………… 22
外側骨折 ……………………………………… 311
開放性気胸 …………………………………… 20
開離骨折 ……………………………………… 119
解離性大動脈瘤 …………………………… 24
下顎骨骨折 ………………………… 131, 132
顎骨折 ………………………………………… 133
下大静脈フィルタ ………………………… 27
肩関節脱臼 ………………………………… 231
ガレアッチ（Galeazzi）骨折 ……… 267

眼窩骨折 …………………………………… 130
冠状縫合 …………………………………… 119
肝臓損傷 ………………………………… 60, 62
陥没骨折 …………………………………… 119
気胸 …………………………………………… 20
気道閉塞 …………………………………… 21
救急カート ……………………… 321, 322
急性硬膜外血腫 ………………………… 120
急性硬膜下血腫 ………………………… 120
急性膵炎 …………………………………… 43〜45
急性胆嚢炎 ………………………………… 42
急性虫垂炎 ………………………………… 48
急性腹症 ………………………… 338, 339
頬骨骨折 …………………………………… 130
胸部，心疾患 …………………………… 337
胸部大動脈瘤 …………………………… 24
緊急地震速報 …………………………… 329
緊張性気胸 ………………………………… 18
グースマン ………………………… 36, 37
くも膜下出血 …………………………… 124
憩室炎 ……………………………………… 50
血気胸 ……………………………… 18, 19
肩鎖関節損傷の分類 ………………… 232
誤嚥 ………………………………………… 21
コールドウェル（Caldwell） … 82, 83, 86
コーレス骨折 …………………………… 269
骨転移 ……………………………………… 173
骨盤骨折 ………………………… 197〜201, 203

340　チェックポイント　X線撮影と画像評価

骨盤骨折の分類 …………………… 198
コレステロール結石 ………………… 43

〔さ〕

鎖骨遠位端骨折の分類 ……………… 232
鎖骨骨折 ……………………………… 233
ジェファーソン（Jefferson）骨折 … 164
軸椎骨折 ……………………………… 165
矢状縫合 ……………………………… 119
地震防災システム …………………… 329
刺創 …………………………… 73，74
視束管 ……………… 86，87，108，113
歯突起骨折 …………………………… 165
尺骨神経溝 …………………………… 242
銃創 …………………………………… 74
十二指腸損傷分類 …………………… 70
手根管 ………………………………… 250
シュラー（Schuller）… 90，91，103，104
消化管穿孔 …………………………… 46
消化管損傷 …………………………… 69
上顎骨骨折 …………………………… 131
小腸損傷分類 ………………………… 71
上腕骨骨頭骨折 ……………………… 231
食道損傷分類 ………………………… 69
ショパール関節 ……………………… 297
腎溢流 ………………………………… 55
腎結石 ………………………………… 54
心原性脳塞栓症 ……………………… 126
人字縫合 ……………………………… 119
腎臓損傷 ………………………… 65，67

心タンポナーデ ………………… 17，18
診療放射線技師の役割 ……………… 318
膵臓損傷 ……………………………… 68
スカプラY …………………………… 220
ステンバース ……………… 102，104
ストライカー法 …………… 222，223
スミス骨折 …………………………… 269
石灰化 ………………………………… 117
切創 …………………………………… 73
セファロ …………………… 100，101
線状骨折 ……………………………… 119
喘息発作 ……………………………… 23
造影剤の副作用 …………… 330，333
即時性副作用 ………………………… 330
ゾンネンカルプ …………… 102，104

〔た〕

大腿骨骨折 …………………………… 315
大腸憩室炎 …………………………… 49
大腸損傷分類 ………………………… 72
大動脈解離 …………………………… 25
大動脈損傷 …………………………… 22
タウン（Towne）………………… 78，79
脱臼骨折 …………………… 171，172
多発外傷疾患 ………………………… 336
胆石 …………………………………… 43
遅発性副作用 ………………………… 330
虫垂炎 ………………………………… 49
チョコレート嚢腫 …………………… 56
チョコレート嚢胞 …………………… 57

椎体損傷	165	腹部大動脈瘤	24
ティアードロップ骨折	166	粉砕骨折	119
デクビタス	12	ペイシェント・ケア	319
デクビタス	34	ペディクルサイン	173
デクビタス	45, 47		
転倒事故	118	〔ま〕	
頭部規格	100	マルゲーニュ（Malgaigne）骨折	197
頭部疾患	334, 335	マルチウス	36, 37
ドッグサイン	150, 151	慢性硬膜下血腫	122
		モンテジア（Monteggia）骨折	267, 268
〔な〕			
内側骨折	311	〔ら〕	
尿管結石	54	ラウエンシュタイン	274, 275
脳梗塞	126, 127, 129	ラクナ梗塞	126
脳挫傷	118	螺旋骨折	316
脳挫傷	120	卵巣嚢腫茎捻転	58, 59
脳出血	123	燐状縫合	119
		ルシュカ関節	137
〔は〕		肋骨骨折（胸壁動揺）	20
バートン骨折	269		
肺挫傷	20	〔欧文〕	
肺出血	20	DeBakeyの分類	26
肺静脈血栓塞栓症	27	Le Fort（ルフォー）の分類	131
肺塞栓症	27	SAH	124
肺内血腫	20	Stanfordの分類	26
破裂骨折	171		
ハングマン（Hangman）骨折	164		
パントモ	98		
鼻骨骨折	131		
脾臓損傷	63, 64		

後　記

　救急患者が搬送されてきたとき，医師，看護師らは状態把握のために，
　　見て（顔色，全身の状態，傷の有無など）
　　聞いて（本人が話せるか，救急隊や患者家族からの情報など）
　　感じて（重篤な病変がひそんでいないかなど）
迅速に行動しなければなりません．特に体の内部の状態などは放射線診断分野でなければわからない情報がたくさんありますので，診療放射線技師の役割は重要です．

　放射線機器の進化はめざましく，それらをとりまく画像情報は年々データ量が大幅に増えていく傾向にあり，当直や救急医療の現場においても同じことがいえる状態です．しかし画像に関するさまざまな医学書は多いのですが，当直や救急医療時の撮影法などの成書はほとんどない状態です．

　患者の多くは，話すこと，立って撮影できること，ましてやうつ伏せになることなど到底できない状態が多く，多くの新人技師は，救急撮影においてのちょっとした工夫や救急患者への"目配り，気配り，心づかい"などを先輩技師から口伝えに教わるような現状です．救急医療時の画像についても"感じて撮影すること（重篤な病変がひそんでいないかなど）"と，ただ検査依頼されたからと普通に撮影した画像との差は歴然としています．

　今回は一歩先を行く診療放射線技師になるために，救急医療での撮影法や代表的な疾患について，チェックポイント形式で疾患別にまとめることができました．1分1秒を争っているとき，ローテーションや久しぶりに救急撮影を行おうとするときに，最初につまずいてしまわないために役に立つよう解りやすく構成しました．各々の施設で撮影への決めごとがあるとは思いますが，災害医療センターでの撮影条件や方向について参考にしていただけたら幸いに思います．

　私自身，多くの病院を経験したなかで，私の周りには手本となるような先輩技師や放射線科医師がたくさんおりました．そうした方々に画像をど

のように見ていくか，何を考えて依頼医は検査依頼してくるのかなど，細かいところまで教えていただきました．この場をお借りしまして感謝申し上げます．

2007年2月吉日
独立行政法人国立病院機構災害医療センター
中央放射線部　　谷崎　洋

【編著者略歴】

谷崎　洋（たにざき　ひろし）
　1965年　　岩手県久慈市生まれ
　1987年　　城西医療技術専門学校卒業
　現　在　　独立行政法人病院機構災害医療センター　中央放射線部特殊撮影主任技師

大棒　秀一（だいぼう　しゅういち）
　1951年　　岩手県宮古市（旧田老町）生まれ
　1971年　　駒沢X線技師学校卒業
　現　在　　独立行政法人病院機構災害医療センター中央放射線部技師長
　　　　　　独立行政法人病院機構災害医療センター地域研修センター・研修室長
　著　書　　『図譜による注腸X線撮影』KKカイゲン出版　1981年
　　　　　　『核医学・治療の基礎』メジカルビュー社（分担）　2000年
　　　　　　『大腸撮影技術』メジカルビュー社　1984年
　　　　　　『消化管検査マニュアル』医療科学社（分担）　1998年
　　　　　　『消化管臨床実習マニュアル』医療科学社（分担）　1999年
　　　　　　『注腸X線検査の標準化』医療科学社（分担）　2002年
　　　　　　『医学・医療用語ハンドブック』建帛社（分担）　2005年

【編集協力者】

　服部　一宏　：独立行政法人病院機構災害医療センター　　副技師長
　松永　　太　：独立行政法人病院機構災害医療センター　　主任技師
　宮城　賢治　：独立行政法人病院機構災害医療センター　　主任技師
　関　　交易　：独立行政法人病院機構災害医療センター　　主任技師
　麻生　智彦　：独立行政法人病院機構災害医療センター　　主任技師
　小林　幸史　：独立行政法人病院機構災害医療センター　　技師
　田村　正樹　：独立行政法人病院機構災害医療センター　　技師
　佐々木美和　：独立行政法人病院機構災害医療センター　　技師
　坂本　英行　：独立行政法人病院機構災害医療センター　　技師
　今井　恵子　：独立行政法人病院機構災害医療センター　　技師
　秋林　法美　：独立行政法人病院機構災害医療センター　　技師
　北川　智彦　：独立行政法人病院機構災害医療センター　　技師
　金井　悟史　：独立行政法人病院機構災害医療センター　　技師
　金子万幾子　：独立行政法人病院機構災害医療センター　　技師
　小西英一郎　：独立行政法人病院機構災害医療センター　　技師
　原田　　潤　：独立行政法人病院機構災害医療センター　　技師
　立道　信弘　：国立精神・神経センター武蔵病院　　副技師長
　佐藤　哲也　：独立行政法人病院機構松本病院　　主任技師
　柏崎　清貴　：独立行政法人病院機構下志津病院　　技師
　矢島　徳和　：独立行政法人病院機構東京医療センター　　技師
　坂本　恵美　：国立がんセンター中央病院　技師

チェックポイント
X線撮影と画像評価　　　　　価格はカバーに
　　　　　　　　　　　　　　表示してあります

2007年3月19日　第一版　第1刷　発行
2018年12月19日　第一版　第3刷　発行

編　著　　谷崎　洋・大棒　秀一　ⓒ
　　　　　（たにざき　ひろし・だいぼう　しゅういち）
発行人　　古屋敷　信一
発行所　　株式会社 医療科学社
　　　　　〒113-0033　東京都文京区本郷3-11-9
　　　　　TEL 03（3818）9821　　FAX 03（3818）9371
　　　　　ホームページ　http://www.iryokagaku.co.jp
　　　　　郵便振替　00170-7-656570

ISBN978-4-86003-366-8　　　　（乱丁・落丁はお取り替えいたします）

本書の複製権・翻訳権・上映権・譲渡権・公衆送信権（送信可能化権を含む）は（株）医療科学社が保有します。

JCOPY　＜(社)出版者著作権管理機構 委託出版物＞

本書の無断複写は著作権法上での例外を除き，禁じられています。複写される場合は，そのつど事前に（社）出版者著作権管理機構（電話 03-3513-6969，FAX 03-3513-6979，e-mail: info@jcopy.or.jp）の許諾を得てください。

医療科学社
診療放射線学辞典

総編集：渡部　洋一・金森　勇雄

― 推薦の辞 ―

公益社団法人　日本診療放射線技師会
会長　中澤靖夫

　この『診療放射線学辞典』は、診療放射線分野で活躍する診療放射線技師、医師、看護師、臨床検査技師、臨床工学技士、学生等が、診療・教育・研究分野で使用する用語18,200語を編纂した診療放射線学におけるわが国初の大辞典です。
　本書は長い間、診療放射線分野で活躍するメディカルスタッフに求められてきた辞典であり、その要望に応えることのできる素晴らしい『診療放射線学辞典』であると確信して本書の推薦をいたします。

放射線診療業務や学習に必須の専門用語、18,200語を掲載。診療放射線分野の広範囲な領域を簡素にズバリと解説。

診療画像検査にかかわる基礎から臨床分野はもとより、放射線に関連する物理、計測、生物、管理などの分野を、解剖図譜、臨床画像、撮影ポジショニング、その他の図表などを豊富に掲載し、わかりやすく解説。その他、全用語検索可能な付録CD付（Windows用）。

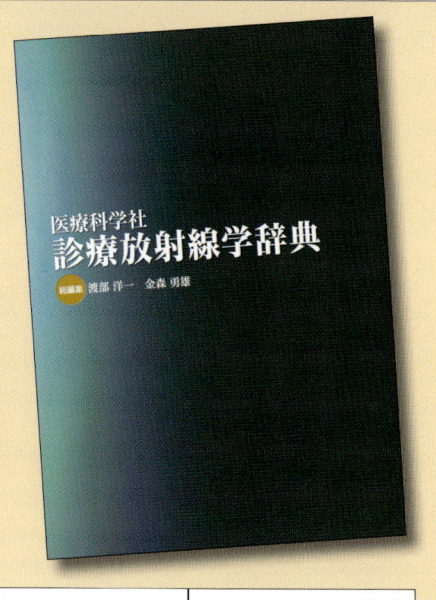

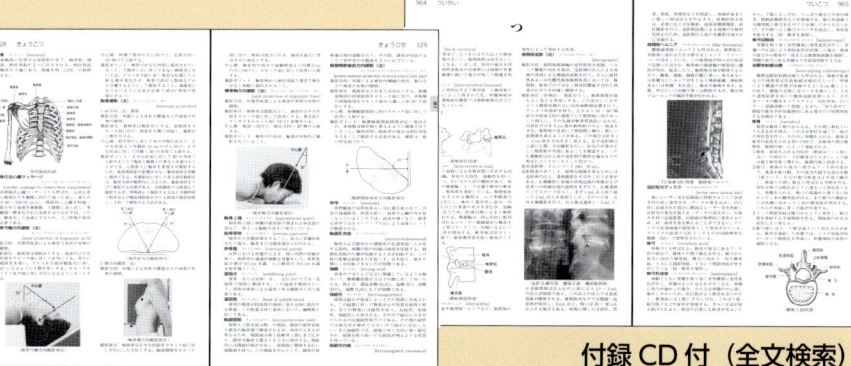

付録CD付（全文検索）

● A5判・1,704頁・箱装　　● 定価（本体 15,000 円＋税）　　● ISBN978-4-86003-492-4

本書の内容はホームページでご覧いただけます

IK 医療科学社

〒113-0033　東京都文京区本郷 3丁目 11-9
TEL 03-3818-9821　FAX 03-3818-9371　郵便振替 00170-7-656570
ホームページ　http://www.iryokagaku.co.jp

本書のお求めは
WEB書店、最寄りの書店にお申し込みください。